产科典型病例分析

主编　武海英

河南科学技术出版社
·郑州·

图书在版编目（CIP）数据

产科典型病例分析/武海英主编.—郑州：河南科学技术
出版社，2020.12
ISBN 978-7-5349-9839-3

Ⅰ.①产… Ⅱ.①武… Ⅲ.①妇产科病–病案–分析 Ⅳ.①R71

中国版本图书馆CIP数据核字（2019）第293622号

出版发行：河南科学技术出版社
　　　　　地址：郑州市郑东新区祥盛街27号　　邮编：450016
　　　　　电话：(0371) 65788613　　65788628
　　　　　网址：www.hnstp.cn
策划编辑：李喜婷　任燕利
责任编辑：任燕利
责任校对：邓　为
封面设计：张　伟
责任印制：朱　飞
印　　刷：河南博雅彩印有限公司
经　　销：全国新华书店
开　　本：720 mm×1 020 mm　1/16　印张：24　字数：350 千字
版　　次：2020年12月第1版　　2020年12月第1次印刷
定　　价：78.00元

如发现印、装质量问题，影响阅读，请与出版社联系并调换。

本书编写人员名单

主　编　武海英

副主编　王　莉　刘　侃

编　委（按姓氏笔画排序）

丁　楠　王秋明　王焕萍　牛蕾蕾

孔凡静　闫　珺　苏莉军　杜趁香

李冉红　李林源　宋婉玉　张敬丽

陈　睿　武文娟　赵　琳　祝　参

徐亚辉　陶　涛　梁　菲

前　言

随着全面两孩政策的实施，高龄及高危孕产妇明显增多，发生孕产期合并症、并发症及出生缺陷的风险明显升高，加强孕产期保健管理，降低孕产妇死亡率是我国实施两个《中国妇女发展纲要》《中国儿童发展纲要》目标的重要指标之一，更是当前妇幼保健的主要任务。另外，随着社会经济文化的发展，民众对母婴安全期望值也进一步升高，产科医务工作者面临着前所未有的挑战。

经过多年的不懈努力，全球孕产妇的死亡率已大幅度下降。据2017年《中国妇女发展纲要（2011—2020）》统计监测报告，我国孕产妇死亡率从2010年的30／10万下降到2017年的19.6／10万，但如何进一步降低孕产妇死亡率及围产儿死亡率仍是产科临床面临的艰巨任务。全面推行分级诊疗措施，加强各级医疗卫生机构孕产妇急危重症救治能力，加强孕产期管理，是降低孕产妇及新生儿死亡率的关键。近年来尽管已经有了常见妊娠合并症和并发症的诊治策略与规范，使其得到了有效的防治，但是一些急危重症及罕见疾病引起的孕产妇死亡占比却相应提高，因此必须重视此类疾病的诊治。

河南省人民医院产科集临床、教学、科研为一体，分为三个亚专科，即产科重症、胎儿医学、普通产科，为首批获得批准的"河南省高危孕产妇救治中心"，承担着全省产科合并症和并发症的预防、监护及诊治工作，以及产科急危重症的抢救和产科疑难杂症的诊治工作。胎儿医学是新

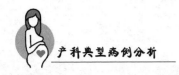

兴学科，目前我科是河南省内为数不多的为胎儿提供全面检查、诊断和治疗"一站式"服务的胎儿医学科之一。我科与小儿外科、小儿心脏外科、小儿神经外科、超声科、影像中心、麻醉科、新生儿科、生殖医院、遗传所组成胎儿医学多学科合作团队（MDT），为胎儿宫内异常的孕妇提供专业、有效、前沿的诊疗措施。目前开展的遗传咨询、产前诊断、胎儿宫内治疗和产时手术等均处于省内领先水平。

在长期的临床工作中，我科在疑难急危重症孕产妇救治及胎儿医学方面积累了丰富的经验，现将诊治过的急危重症罕见疑难病例进行总结归纳，并结合最新的指南进行解析，目的有以下几点：①帮助读者掌握疾病所涵盖的基础理论知识、诊治要点与难点，培养在临床中分析问题、解决问题的能力，并了解国内外最新诊治进展；②提高基层医务人员规范有序地诊治疾病的能力及对疑难急危重疾病的早期识别能力，强化分级诊疗措施；③加强孕产妇的围产期管理意识，做好风险防范，以期能及时发现、早期干预影响妊娠的风险因素，防范不良妊娠结局，这也是我们以后工作的重点。

本书分为三章，分别介绍孕产期并发症、妊娠期合并症及胎儿疾病，内容注重实用性，包含基础理论知识、诊治要点，并结合国内外最新进展进行经验总结与关注要点的分析，最后为临床中容易忽略的孕产期管理及风险防范要点，适合各级医疗卫生机构母胎医学专业的临床医护人员、进修医生、规培医生、在校医学生阅读和参考。

在此感谢所有编写人员在繁忙的临床工作之余为本书所做的巨大努力及无私付出。

各位读者在阅读过程中如发现欠妥之处，敬请不吝指正，以便我们再版时修订。

武海英

2020年5月26日

目 录
CONTENTS

第一章　孕产期并发症

第一节　妊娠期并发症

一、妊娠期糖尿病

（一）病历汇报

病例一

患者，张某，35岁。

主诉：停经9月余，要求入院待产。

现病史：患者平素月经规律。末次月经（LMP）：2017年11月16日。预产期（EDC）：2018年08月23日。停经40余天时自测尿妊娠试验阳性，停经4个多月时自觉胎动，活跃至今。停经26周行口服葡萄糖耐量试验（OGTT），检查结果为空腹血糖5.8 mmol/L，餐后1小时血糖10.5 mmol/L，餐后2小时血糖8.7 mmol/L。于我院定期围保，通过运动、饮食控制血糖，现血糖控制可，近预产期，行彩超检查示"宫内晚孕、羊水指数260 mm"，遂入院。

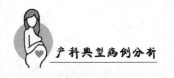

既往史： 否认糖尿病、高血压、肾病病史。否认其他手术史、外伤史、食物药物过敏史。

家族史： 父亲患有"糖尿病"10余年，规律服用二甲双胍控制血糖，母亲体健；独生女。

婚育史： 孕2产0。

专科检查： 胎位LOA（左枕前位），宫高33 cm，腹围102 cm，估计胎重3 550 g，胎心率137次/分，头位，无宫缩。骨盆外测量：IS-IC-EC-TO为25-29-21-8.5 cm。阴道无流血、无流液。消毒内诊：外阴发育正常，阴道畅，宫颈管质软，位置居后，宫颈未消，宫口未开，胎头S-2，骨产道无异常。

辅助检查： 彩超（2018年08月22日，我院）示头位，胎儿双顶径98 mm、腹围353 mm、股骨长76 mm，胎心率约130次/分，羊水指数260 mm。

初步诊断： ①妊娠期糖尿病（GDM）；②孕2产0，宫内孕39^{+6}周，头位；③羊水过多。

诊疗经过： 入院后完善糖化血红蛋白、肝肾功能、凝血功能等相关检查均未见明显异常。入院行空腹及三餐后2小时血糖测定，监测空腹血糖（FPG）波动在4.4~5.0 mmol/L，餐后2小时血糖波动在5.9~6.6 mmol/L。向患者及其家属交代病情，患者现孕40周，妊娠期糖尿病，评估宫颈及骨盆条件可，可行阴道试产。内诊检查，Bishop评分：宫颈管消失30%，宫口未开，质软，宫颈后位，胎头S-2，宫颈评4分，建议行水囊引产促宫颈成熟及诱发宫缩。入院第2天行水囊引产，第3天取出水囊后内诊评估宫颈成熟度，评分6分，无有效宫缩，给予缩宫素诱导宫缩。于静脉滴注缩宫素当天经阴道分娩一活男婴，体重3 840 g，Apgar 1分钟、5分钟、10分钟，均评10分，无新生儿并发症，胎盘、胎膜娩出完整，产后予以促进子宫收缩药物等应用，产后3天出院。

出院诊断： ①妊娠期糖尿病；②孕2产1，宫内孕40^{+1}周，头位，自然分娩后；③羊水过多。

病例二

患者，胡某，38岁。

主诉： 停经9个月，发现血糖升高4月余，胎动减少1天。

现病史： 患者平素月经不规律。LMP：2018年04月05日。EDC：2019年01月12日。停经30余天测尿妊娠试验阳性。孕期定期产检，无创DNA低风险，行OGTT结果提示空腹血糖4.95 mmol/L，餐后1小时血糖10.29 mmol/L，餐后2小时血糖7.59 mmol/L。建议饮食控制血糖，效果欠佳。后患者不规律皮下注射胰岛素控制血糖，空腹血糖维持在5.3~6 mmol/L，餐后2小时血糖维持在6.0~7.8 mmol/L。孕期监测血压正常，现因胎动较前明显减少，要求入院。

既往史： 否认高血压、心脏病病史。否认其他手术史、外伤史、食物药物过敏史。

婚育史： 孕1产0。

家族史： 父母均体健；同胞2人，1姐体健。否认家族性遗传病史。

专科检查： 胎位LOA，宫高35 cm，腹围105 cm，估计胎重3 850 g，胎心率121次/分，头位，无宫缩。骨盆外测量：IS-IC-EC-TO为25-29-21-8.5 cm。阴道无出血、无流液。消毒内诊：外阴发育正常，阴道畅，宫颈质软，位置居后，宫颈未消，宫口未开，胎头高浮。

辅助检查： 彩超示胎位头位，胎儿双顶径约90 mm、头围约317 mm、腹围约313 mm、股骨长约67 mm，胎盘附着于子宫前壁，羊水指数125 mm。提示宫内晚孕，单胎，头位。

胎心监护： 无反应型。吸氧后复查无反应型。

初步诊断： ①胎儿窘迫；②妊娠期糖尿病；③孕1产0，宫内孕36^{+2}周，头位；④高龄初产。

诊疗经过： 入院后完善血常规、凝血功能、肝肾功能、糖化血红蛋白等相关检查，与患者及其家属沟通病情，目前患者宫内孕36^{+2}周，尚未足月，胰岛素控制血糖效果欠佳，入院后无刺激胎心监护（NST）无反应型，

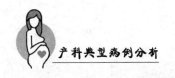

考虑急性胎儿窘迫，建议急诊手术终止妊娠，患者及其家属表示理解并要求手术。于入院当天于蛛网膜下隙麻醉（俗称腰麻）下行子宫下段剖宫产术终止妊娠，头位剖宫产一活男婴，脐带绕颈一周，体重2 550 g，Apgar 1分钟、5分钟、10分钟，均评10分，新生儿因"早产儿"转入新生儿重症监护室观察。术中可见羊水Ⅰ度污染，量约600 mL。术后第3天，病情平稳，出院。

出院诊断：①妊娠期糖尿病；②胎儿窘迫；③羊水污染；④早产儿；⑤脐带绕颈；⑥孕1产1，宫内孕36^{+2}周，头位，剖宫产分娩；⑦高龄初产。

（二）诊治要点

1. 诊断依据

（1）育龄期女性，年龄≥35岁，有糖尿病家族史。此为妊娠期糖尿病（GDM）高危因素，其他高危因素包括：①自身因素：年龄≥35岁、妊娠前超重或肥胖［体重指数（BMI）≥24 kg/m^2］、妊娠期体重增加过多、多囊卵巢综合征、饱和脂肪酸摄入过高等。②家族史或既往孕产史：糖尿病家族史、不良孕产史、不明原因胎死宫内、先天畸形分娩史、巨大儿分娩史、前次GDM史。③本次妊娠因素：妊娠期反复尿糖阳性、羊水过多、大于胎龄儿、反复外阴阴道念珠菌病。

（2）否认既往糖尿病史，孕期无特殊，行OGTT出现血糖异常。75 g口服葡萄糖耐量试验（OGTT）的诊断标准：空腹及服糖后1小时、2小时的血糖值分别低于5.1 mmol/L、10.0 mmol/L、8.5 mmol/ L。任何一点的血糖值达到或者超过上述标准即诊断为GDM。

（3）专科检查：宫高＞35 cm，腹部明显膨隆，先露部高浮，听诊时胎心清晰，位置较高。

2. 鉴别诊断

（1）糖尿病合并妊娠：指在孕前糖尿病的基础上合并妊娠。而妊娠期糖尿病指妊娠前糖代谢正常，可以通过患者妊娠前有无病史来鉴别。

（2）肾脏相关糖尿：肾糖阈降低、慢性肾功能不全、Fanconi（范可尼）综合征，少数妊娠妇女血糖正常，肾小管回收葡萄糖障碍，尿糖阳性，可通过检测血糖或OGTT鉴别。

3. 治疗要点

一旦确诊GDM，应及时对患者进行医学营养治疗和运动指导，并进行监测血糖的教育等。维持血糖正常范围，可以减少母儿并发症。

（1）妊娠期血糖自我监测：自我血糖监测是指采用微量血糖仪自行测定毛细血管全血血糖水平。新诊断的高血糖孕妇、血糖控制不良或不稳定者以及妊娠期应用胰岛素治疗者，应每天监测血糖7次，包括三餐前30分钟、三餐后2小时和夜间血糖。血糖控制稳定者，每周至少应做血糖轮廓试验1次，根据血糖监测结果及时调整胰岛素用量；不需要胰岛素治疗的GDM孕妇，在随诊时建议每周至少监测1次全天血糖，包括末梢空腹血糖及三餐后2小时末梢血糖，共4次。连续动态血糖监测可用于血糖控制不理想的孕前糖尿病患者或血糖明显异常而需要加用胰岛素治疗的GDM孕妇。大多数GDM孕妇并不需要连续动态血糖监测，不主张将其作为临床常规监测血糖的手段。

（2）妊娠期血糖控制目标：国际妇产科联盟（FIGO）指南建议妊娠期血糖控制目标为空腹血糖FPG≤5.3 mmol/L，餐后1小时血糖≤7.8 mmol/L，餐后2小时≤6.7 mmol/L，夜间血糖不低于3.3 mmol/L；孕期糖化血红蛋白（glycohemoglobin，HbAlc）宜＜5.5%。分娩时血糖4.0~7.0 mmol/L。

（3）分娩方式及分娩时机：病例一是无须胰岛素治疗而血糖控制达标的GDM孕妇，在严密监测下（充分评估骨盆条件及胎儿大小）可等待至预产期，产程中监测血糖、宫缩及胎心率变化，可经阴道分娩。病例二则是孕期需要胰岛素治疗的孕妇患者，且血糖控制不满意，孕期出现胎动减少，入院后NST无反应型，考虑胎儿窘迫，这种血糖控制不满意或者出现母儿并发症，且孕周接近足月者，应急诊行子宫下段剖宫产术终止妊娠。

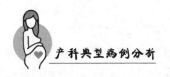
（三）经验总结与关注要点

1. 处理原则

妊娠期糖尿病孕妇要维持血糖在正常范围，以减少胎儿畸形、自然流产和胎儿死亡的发生，进一步减少母儿严重并发症的发生。由于妊娠期糖代谢发生一定变化，所以妊娠期血糖控制方法及标准与非妊娠期糖尿病不完全相同，妊娠合并糖尿病患者的血糖应由糖尿病专家、产科医生、营养师和糖尿病专科护士共同管理。基本治疗方案也应遵循"五驾马车"的原则，即糖尿病教育、医学营养治疗、运动治疗、药物治疗及糖尿病监测。目的是使孕妇在妊娠期无明显饥饿感的情况下，血糖控制达到下述目标（表1-1），同时糖化血红蛋白小于5.5%，酮体阴性。

表1-1　妊娠期血糖控制标准

时间	血糖（mmol/L）	时间	血糖（mmol/L）
空腹	3.3~5.3	餐后2小时	4.4~6.7
餐前30分钟	3.3~5.3	睡前	4.4~6.7
餐后1小时	5.6~7.8	凌晨2点至4点	4.4~5.6

2. 治疗方法

（1）营养治疗：75%~80%的GDM患者仅需要控制饮食即能维持血糖在正常范围。应根据不同妊娠前体重和妊娠期的体重增长速度而定。FIGO指南推荐孕妇热量摄入应基于孕前的体重指数（BMI）：①低体重者（BMI<18.5 kg/m^2）热量摄入为35~40 kcal/ kg；②正常体重者（BMI 18.5~24.9 kg/m^2）热量摄入为30~35 kcal/ kg；③超重者（BMI：25~29.9 kg/m^2）热量摄入为25~30 kcal/kg；④肥胖者（BMI≥30 kg/m^2）其总热量的摄入较孕前减少30%，但每天不应低于1 600~1 800 kcal。热量分配：糖类占50%~60%，蛋白质15%~20%，脂肪25%~30%；早餐摄入10%~15%的热量，午餐和晚餐各30%，每次加餐（共3次）可各占5%~10%。

（2）运动疗法：妊娠期的运动疗法是配合饮食治疗GDM的另外一种措

施。运动改善胰岛素抵抗，运动可以通过糖酵解产生乳酸，使血糖下降。可于每餐30分钟后进行一次低至中等强度的有氧运动，可自10分钟开始，逐步延长至30分钟，适宜每周3~4次，运动后休息30分钟，并注意有无宫缩，监测血糖。血糖水平＜3.0 mmol/L或＞13.9 mmol/L时停止运动。避免清晨空腹未注射胰岛素之前进行运动。

（3）药物治疗：

1）胰岛素治疗：胰岛素不通过胎盘，不会对胎儿造成不良影响，而且妊娠期应用胰岛素对孕妇内源性胰岛素分泌无远期影响，所以经饮食控制和运动疗法，血糖仍达不到理想状态时应该及时加用胰岛素。FIGO 建议下列情况首选胰岛素治疗：孕周＜20 周已诊断为糖尿病、需要药物治疗的疗程＞30 周、FPG＞6.1 mmol/ L、餐后1小时血糖＞7.8 mmol/ L和孕期体重增加＞12 kg。药物治疗首选胰岛素。

2）口服降糖药：美国食品药品监督管理局（FDA）妊娠期药物安全性分级系统中提出，在口服降糖药中，格列本脲、二甲双胍为B级药物，同胰岛素一样是GDM患者妊娠中晚期安全有效的治疗方法。但我国尚缺乏相关研究，尚未纳入中国妊娠期治疗糖尿病的注册适应证，在患者知情同意的基础上，部分患者可谨慎使用。①格列本脲：是目前研究最为成熟的治疗GDM的口服降糖药，作用于胰岛B细胞刺激胰岛素分泌，研究发现，其与胰岛素治疗控制血糖效果一致。优点是方便、经济、依从性好，但用药后发生子痫前期和新生儿黄疸需治疗的风险增加，少部分孕妇有恶心、轻微头痛、低血糖等副作用。②二甲双胍：是双胍类降糖药，作用靶器官为肝脏、肌肉和脂肪组织，增加周围组织对胰岛素的敏感性，对正常人无明显降糖作用。二甲双胍分子量低，可通过胎盘屏障，FDA将它列为B类药物，但临床研究较少，目前在妊娠期使用的资料大多来自治疗合并多囊卵巢综合征（PCOS）孕妇的研究，持续服用二甲双胍，PCOS患者孕早期自然流产率下降。有人提出使用二甲双胍存在严重的胰岛素抵抗，需要大剂量胰岛素治疗的GDM孕妇应用二甲双胍可能会增加对胰岛素的敏感性，以减少胰

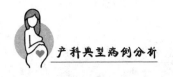

岛素的用量，这种方法的安全性有待进一步的研究。

3. 分娩时机及分娩方式的选择

（1）分娩时机：对不需要胰岛素治疗的GDM孕妇，在无母儿并发症的情况下及严密监测下，等到预产期仍未自然临产，则采取措施终止妊娠。孕前糖尿病及应用胰岛素治疗的GDM患者，如果血糖控制良好，在严密监测下，于孕38~39周终止妊娠；血糖控制不满意者及时收入院，根据病情决定终止妊娠时机。有母儿合并症者，在严密监护下，适时终止妊娠，必要时完成促胎儿肺成熟。一旦发现胎盘功能不良、胎儿窘迫，应立即终止妊娠。

（2）分娩方式：糖尿病本身不是剖宫产指征。决定阴道分娩者，应制订分娩计划，产程中密切监测孕妇的血糖、宫缩、胎心率变化，避免产程过长。剖宫产的手术指征为糖尿病伴严重微血管病变，或其他产科指征。妊娠期血糖控制不好、胎儿偏大（尤其估计胎儿体重>4 250 g）或既往有死胎、死产史者，应适当放宽剖宫产指征。连续硬膜外麻醉和局部浸润麻醉对糖代谢影响小，乙醚麻醉可加重高血糖，应慎用。

4. 围分娩期管理要点

（1）产时或术中胰岛素的使用方法：严格控制分娩期及剖宫产围手术期孕妇的血糖、尿糖和尿酮体，保持血糖正常，预防发生糖尿病酮症酸中毒（DKA）和新生儿低血糖。美国妇产科医师学会（ACOG）建议：①产前需胰岛素控制血糖者计划分娩时，引产或手术前一天睡前的中效胰岛素正常使用；②引产当天停用三餐前胰岛素；③给予静脉内滴注生理盐水；④血糖水平降低至3.9 mmol/L以下时，将滴注的生理盐水改为5%葡萄糖注射液，以100~150 mL/h的速度给予，以维持血糖在5.6 mmol/L左右；⑤若血糖>5.6 mmol/L，则采用5%葡萄糖注射液加短效胰岛素，按1~4 U/h的速度滴注。

（2）产褥期胰岛素的应用：分娩后随着胎盘的娩出，体内拮抗胰岛素的激素急剧减少，胰岛素用量减少，大部分GDM孕妇在分娩后血糖恢复正常，仅少数产妇仍需要用胰岛素控制血糖，方法如下：①剖宫产术后禁食或未能恢复正常饮食期间，予静脉输液，胰岛素与葡萄糖比例为1：（4~6），同时监测血糖水平及尿酮体，根据监测结果决定是否应用或调整胰岛素用量。②产妇正常饮食时，监测血糖大轮廓，若产后血糖仍增高，应皮下注射胰岛素，但剂量减到孕前的1/3~1/2。随着产后康复和母乳喂养，大部分GDM无须继续胰岛素治疗。

（3）新生儿处理：新生儿均按高危儿处理，仔细进行新生儿查体，及时发现新生儿畸形。新生儿出生30分钟内行末梢血糖监测，防止新生儿低血糖。足月新生儿血糖小于2.2 mmol/L，可诊断为新生儿低血糖。注意保暖、吸氧，提早喂糖水，早开奶。新生儿娩出后30分钟开始定时滴服葡萄糖液。注意防止低血糖、低血钙、高胆红素血症及新生儿呼吸窘迫综合征（neonatal respiratory distress syndrome，NRDS）的发生。

（四）孕产期管理及风险防范

1. 孕前预防

（1）有GDM史者再次妊娠时发生GDM的可能性为33%~69%，因此在计划妊娠前行OGTT，或至少在妊娠早期行OGTT。如果血糖正常，也仍需要在妊娠24~28周再行OGTT。

（2）妊娠前及妊娠期除需要控制血糖，以防高血糖外，也要防止早孕反应引起的摄食异常增加低血糖的风险。

2. 孕期监测

（1）孕妇一般情况监护：除一般的产前检查内容外，GDM患者在妊娠早、中孕期应2~3周产检1次，28周后每1~2周进行一次产检，还需进行下列监测。

1）肾功能检查：GDM被诊断后，每1~2周进行一次尿常规检查，必要时检测血尿素氮、肌酐、尿酸等。

2）眼底检查：PGDM初诊时行眼底检查，若有增生新生血管或伴玻璃

体积血，应及早行激光治疗，定期随访观察。GDM孕妇高血糖时间短，一般不会引起眼底的改变，可酌情进行眼底检查。

3）妊娠期高血压的监测：每次孕期检查时监测血压及尿蛋白，一旦并发子痫前期，按子痫前期处理原则。

4）羊水过多及其并发症的监测：注意患者的宫高曲线及子宫张力，如宫高增长过快，或子宫张力增大，及时行B超检查，了解羊水量。

5）DKA症状的监测：孕期出现不明原因恶心、呕吐、乏力、头痛甚至昏迷者，注意检查患者血糖、尿酮体，必要时行血气分析，明确诊断。

6）感染的监测：注意有无白带增多、外阴瘙痒、尿急、尿频、尿痛及腰痛等表现，定期行尿常规检测。

7）甲状腺功能监测：必要时行甲状腺功能监测，了解患者的甲状腺功能。

（2）产程中的监护：除一般产程监测外，GDM孕妇产程中还需要血糖监测，每1~2小时监测末梢血糖1次，根据血糖值，给予小剂量胰岛素静脉滴注，及时调整血糖，适当补充能量，维持孕妇血糖在4.4~6.7 mmol/L。

（3）胎儿监测：

1）胎儿发育异常的检查：在孕中期应用彩色多普勒超声对胎儿进行产前筛查，尤其要注意中枢神经系统和心脏的发育情况（有条件者推荐做胎儿超声心动图检查）。

2）胎儿生长速度的监测：孕中、后期应每月进行1次超声检查，监测胎儿发育，了解羊水量及胎儿血流情况等。

3）胎儿宫内发育状况的评价：需要应用胰岛素或口服降糖药物的糖尿病患者，孕32周起注意胎动，每周1次NST；必要时行超声多普勒检查了解脐动脉血流情况。

4）促胎儿肺成熟：孕期血糖控制不满意以及需要提终止妊娠者，应在计划终止妊娠前48小时促胎儿肺成熟。有条件者行羊膜腔穿刺术取羊水了解胎儿肺成熟度，同时羊膜腔注射地塞米松10 mg。

3. 产后随访

（1）产后6~12周复查OGTT，产后血糖正常者每3年至少检查一次血糖，若有症状，提前检查。

（2）OGTT确诊糖尿病者应转内分泌科进行专科治疗。

（3）建议对糖尿病患者的子代进行随访以及健康生活方式的指导，可进行身长、体重、头围、腹围的测定，必要时检测血压及血糖。

二、重度子痫前期

（一）病历汇报

患者，杨某，32岁。

主诉： 停经7月余，发现血压升高20天，加重4天。

现病史： 患者平素月经规律。LMP：2019年05月30日。EDC：2020年03月06日。停经30余天自测尿妊娠试验弱阳性，孕早期无明显早孕反应，孕4月余自觉胎动，活跃至今，孕期定期产检，行NT超声、唐氏筛查、四维彩色超声、糖耐量试验未见明显异常，20天前产检时测血压145/101 mmHg，之后间断测血压在正常范围。近半月无明显诱因出现双下肢水肿，休息后缓解，未处理。4天前测血压180/120 mmHg，无头痛，头晕，眼花，胸闷等不适，无腹痛、无阴道出血流液，就诊于当地医院。入院后测血压、血糖偏高，给予胰岛素皮下注射（具体不详），血糖控制可，给予静脉滴注"地塞米松"促胎肺成熟、"硫酸镁"解痉治疗（具体剂量不详），给予口服"拉贝洛尔"2片，每8小时一次，降压治疗，效果欠佳。现患者为求进一步诊治急诊入院。自发病以来，神志清，精神可，饮食、睡眠尚可，二便正常，体重增加15 kg。

既往史： 2008年孕8月余因"重度子痫前期"于当地医院行"子宫下段剖宫产术"，产后12周血压维持在正常范围。2012年孕足月因"瘢痕子

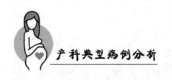

宫"于当地医院行"子宫下段二次剖宫产术"。2016年因"异位妊娠"于当地医院行"腹腔镜下左侧输卵管开窗取胚术"。余无特殊。

婚育史：适龄结婚，孕7产2，剖宫产分娩2次，异位妊娠1次，人工流产3次，育有2女，均体健。

个人史、月经史、家族史：均无特殊。

入院查体：体温36.5 ℃，脉搏92次/分，呼吸19次/分，血压162/108 mmHg，身高160 cm，体重87.5 kg。宫高27 mm，腹围98 mm，估计胎重2 800 g，胎心率140次/分，头位、无宫缩。阴道无流血及流液。心、肺听诊无异常，双下肢凹陷性水肿。

辅助检查：血常规示白细胞13.04 × 10⁹/L、血小板226 × 10⁹/L。肝功能检查示白蛋白25.1 g/L。空腹血糖6.1 mmol/L。凝血六项：D-二聚体0.71 mg/L，FDP 6.40 μg/mL。尿常规：蛋白质（+++），24小时尿蛋白9.36 g。糖化血红蛋白6.5%。肾功能、BNP、心肌酶谱、眼底检查未见明显异常。彩超（2019年12月28日，本院）：胎儿双顶径68 mm，头围250 mm，腹围228 mm，股骨长43 mm，胎心率129次/分，羊水指数124 mm，估计胎儿体重1 013 g ± 148 g。提示：①宫内晚孕，单活胎，头位；②胎儿宫内发育迟缓并各生长参数均小于−2SD；③胎儿大脑中动脉流速达1.46Mom（考虑轻度贫血）；④母体左侧子宫动脉阻力增高。心脏彩超示三尖瓣轻度反流。腹部及泌尿系彩超未见明显异常。

初步诊断：①重度子痫前期；②妊娠期糖尿病；③孕7产2，宫内孕30⁺¹周，头位；④瘢痕子宫；⑤胎儿轻度贫血；⑥低蛋白血症。

诊疗经过：入院完善相关检查，给予心电监护，严密监测血压、血糖、胎心率变化，低盐低脂低糖高蛋白饮食。给予硫酸镁1~2 g/h 静脉滴注维持治疗；盐酸拉贝洛尔50 mg，每8小时一次，口服；硝苯地平控释片30 mg，每次2次，口服；胰岛素 6 IU、4 IU、6 IU，分别于早、中、晚餐前皮下注射。血糖控制理想，血压控制在130~155/90~105 mmHg，1周后患者血压控制不佳，偶有头痛、胸闷，24尿蛋白12.53g，肝肾功能及心肌酶谱指标异常，彩超提示母体双侧子宫动脉舒张期可见浅切迹。向患者及家属交代病情，告知继续妊娠有病情加重、胎儿窘迫、子痫抽搐、昏迷、多器官功能衰竭、胎盘早剥、HELLP综合征等风险，患者及家属要求行剖宫产终止妊娠，早产分娩1活男婴，早产儿体重1 120g，Apgar评分1分钟5分、5分钟8分、10分钟7分，转入NICU监护治疗。术后给予产妇预防感染、降压、降糖、促子宫复旧等对症支持治疗。术后5天，患者血压、血糖控制可，生命体征平稳，无头痛、头晕、胸闷等不适，准许出院。

出院诊断： ①重度子痫前期；②妊娠期糖尿病；③孕7产2，宫内孕31^{+1}周，头位，剖宫产分娩；④早产；⑤瘢痕子宫；⑥胎儿生长受限；⑦胎儿轻度贫血；⑧低蛋白血症。

（二）诊治要点

1. 诊断依据

（1）患者，32岁，停经7月余，发现血压升高20天，加重4天。

（2）孕期定期产检，未见明显异常。20天前产检时测血压145/101 mmHg。近半月出现双下肢水肿。4天前测血压180/120 mmHg，当地医院测血压、血糖偏高，给予对症支持治疗，效果欠佳。既往"重度子痫前期"剖宫产分娩病史，产后12周血压维持在正常范围。

（3）辅助检查：尿常规示蛋白质（+++），24小时尿蛋白9.36 g。白蛋白25.1 g/L，空腹血糖6.1 mmol/L，糖化血红蛋白6.5%。彩超提示：①宫内晚孕，单活胎，头位；②胎儿宫内发育迟缓并各生长参数均小于-2SD；③胎儿大脑中动脉流速达1.46 Mom（考虑轻度贫血）；④母体左侧子宫动脉阻力增高。

（4）查体：血压162/108 mmHg，体型肥胖（BMI 34.2 kg/m^2）。宫高27 mm，腹围98 mm，估计胎重2 800 g，胎心率140次/分，双下肢凹陷性水肿。

（5）诊断要点：妊娠期高血压疾病（hypertensive disordersof pregnancy，HDP）是全球范围内严重威胁母婴健康的疾病，分为5大类，即

妊娠期高血压（gestational hypertension）、子痫前期（preeclampsia）、子痫（eclampsia）、妊娠合并慢性高血压（chronic hypertension）、慢性高血压并发子痫前期（chronic hypertension with superimposed preeclampsia）；也可根据子痫前期程度不同，将其分为轻度子痫前期和重度子痫前期。子痫前期–子痫是妊娠期特有的疾病，"轻度"子痫前期只代表诊断时的状态，任何程度的子痫前期都可能导致严重不良预后，因此不再诊断为"轻度"子痫前期，而诊断为子痫前期，以免造成对病情的忽视；将伴有严重表现的子痫前期诊断为"重度"子痫前期（重度子痫前期发生在34周以前者为早发型，发生在34周以后者为晚发型），以引起临床重视。

1）妊娠期高血压：妊娠20周后出现高血压，收缩压≥140 mmHg和（或）舒张压≥90 mmHg，于产后12周内恢复正常；尿蛋白（-）；产后方可确诊。

2）子痫前期：妊娠20周后出现收缩压≥140 mmHg和(或)舒张压≥90mmHg，伴有24小时尿蛋白≥0.3 g，或随机尿蛋白（+），或虽无蛋白尿，但合并下列任何一项者：血小板减少（血小板<100×10^9/L）；肝功能损害（血清转氨酶水平为正常值2倍以上）；肾功能损害（血肌酐水平大于1.1 mg/dL或为正常值2倍以上）；肺水肿；新发生的中枢神经系统异常或视觉障碍等。

3）子痫：子痫前期基础上发生不能用其他原因解释的抽搐。

4）慢性高血压并发子痫前期：慢性高血压妇女妊娠前无蛋白尿，妊娠20周后出现蛋白尿；或妊娠前有蛋白尿，妊娠后蛋白尿明显增加，或血压进一步升高，或出现血小板减少（<100×10^9/L），或出现其他肝肾功能损害、肺水肿、神经系统异常或视觉障碍等严重表现。

2.鉴别诊断

（1）慢性肾炎合并妊娠：二者均可表现为高血压、水肿、蛋白尿。但慢性肾炎合并妊娠一般在妊娠前有肾炎病史，妊娠早期尿中可出现蛋白，随妊娠进展为颗粒管型，妊娠20周后蛋白尿、高血压加重，易出现肾功能障碍。而子痫前期患者无肾炎病史，妊娠20周后出现高血压、蛋白尿，一般尿中仅有蛋白，无颗粒管型。

（2）慢性高血压合并妊娠：孕前或妊娠20周前出现高血压（原发性或继发性），随着妊娠的进展，高血压可持续至产后12周以上。而子痫前期为妊娠20周后出现的血压异常升高，合并尿蛋白阳性或其他脏器如心、肝、肾、脑、眼底等结构或功能异常。

3.治疗要点

子痫前期的治疗基本原则为休息、镇静、预防抽搐、有指征地降压和利尿、密切监测母儿情况、适时终止妊娠。同时应根据病情的轻重缓急和分类进行个体化治疗。

（1）降压治疗：目的为延长孕周和改变围生期结局，常用口服降压药物有拉贝洛尔、硝苯地平，静脉用药包括拉贝洛尔、酚妥拉明等。大多数指南均推荐静脉用拉贝洛尔作为急性、重度妊娠高血压的一线用药，血压维持在140~155 mmHg/90~105 mmHg，不低于130/80 mmHg。

（2）解痉治疗：目的是解除全身小血管痉挛，硫酸镁为子痫治疗的一线药物，是重度子痫前期预防子痫发作的关键药物。其效果优于地西泮、苯巴比妥钠、冬眠合剂等镇静药物。常规用法：硫酸镁4~6 g溶于25%葡萄糖注射液20 mL静脉注射（15~20分钟），继而以每小时1~2 g静脉滴注维持。

（3）扩容、利尿：患者出现低蛋白血症，给予人血白蛋白等静脉滴注扩容治疗，注意避免水肿、心力衰竭（以下简称心衰）、肺水肿的发生，必要时给予呋塞米等利尿治疗。

（4）促胎肺成熟：孕周小于35周，预计1周内可能分娩者均应给予糖皮质激素促胎肺成熟。地塞米松注射液6 mg 肌内注射，每12小时一次共4次；或倍他米松注射液12 mg肌内注射，24小时重复一次。如果用药后超过2周，仍存在<34周早产可能者，可重复一个疗程。

（5）子痫前期合并胎儿生长受限者、胎儿贫血：定期复查胎儿生长

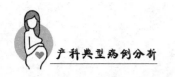

发育彩超，严密监测胎心率、胎儿大脑中动脉血流峰速、脐动脉S/D值、头围、腹围、股骨长等指标，监测胎儿宫内生长发育情况，必要时可给予胎儿宫内输血或适时终止妊娠，低分子肝素可减轻血管阻力、预防血栓、改善胎盘血供、降低血液黏稠度及高凝状态，对于子痫前期合并胎儿生长受限者具有一定效果。

（三）经验总结与关注要点

妊娠期高血压疾病的高危因素：多胎妊娠、子痫前期病史、慢性高血压、孕前糖尿病、妊娠期糖尿病、易栓症、系统性红斑狼疮（SLE）、孕前BMI＞30 kg/m^2、抗磷脂抗体综合征、高龄（≥35岁）、肾脏疾病、辅助生殖技术、梗阻性睡眠呼吸暂停。2015年中国妊娠期高血压疾病诊治指南推荐，子痫前期高危因素者可以在妊娠 12~16周起服用小剂量阿司匹林（50～100 mg/d），可维持到孕28周。2018年ISSHP指南推荐钙摄入量不足的人群（＜600 mg/d）应该给予1.2~2.5 g/d钙剂预防子痫前期。肥胖、糖尿病、多囊卵巢综合征、颈围较大、胎次较多、高龄和慢性高血压等患者孕前应减重，以降低子痫前期的发生及预防病情进展。妊娠期高血压疾病根据分类诊断不同，其处理措施如下。

1. 妊娠期高血压

建议家庭随访或住院监护治疗：

（1）一般处理：保证充足睡眠，左侧卧位，间断吸氧，优质蛋白饮食，不建议严格限盐。

（2）镇静：对焦虑或精神紧张的孕妇可给予适当镇静剂，如地西泮、冬眠药物、苯巴比妥钠等，可缓解症状、降低血压、预防和控制子痫的发作。

（3）密切监护母儿状况：严密监护孕妇血压变化、胎儿生长发育、胎心率等变化，控制体重，定期复查尿蛋白，了解有无头晕、头痛、胸闷、视物模糊、全身水肿等症状。

2. 子痫前期

建议住院治疗：

（1）降压：主要目的为控制血压、延长孕周、改变围生期结局。当收缩压≥160 mmHg和（或）舒张压≥110 mmHg的高血压孕妇应进行降压治疗；收缩压≥140和（或）舒张压≥90 mmHg的高血压患者也可应用降压药。孕妇未并发器官功能损伤，目标血压应控制在130～155/80～105 mmHg；孕妇并发器官功能损伤，则血压应控制在130～139/80～89 mmHg。且血压不可低于130/80 mmHg。常用药物为拉贝洛尔、硝苯地平、酚妥拉明、甲基多巴等。

（2）解痉：首选药物为硫酸镁，对硫酸镁禁忌者，可用地西泮、冬眠药物、苯巴比妥钠等，预防重度子痫前期病情进展和控制子痫发作。

（3）扩容：一般不建议常规扩容，对于低蛋白血症、贫血患者可在解痉的基础上给予扩容，如静脉输注白蛋白、血浆、全血、右旋糖酐及平衡液等，严密观察呼吸、脉搏、血压、尿量，防止肺水肿和心衰的发生。扩容指征：血细胞比容≥0.35，全血黏稠度≥3.6，血浆黏度比值≥1.6，尿比重≥1.020等。

（4）利尿：一般不主张常规利用利尿剂，常用药物为呋塞米20~40 mg缓慢静脉注射或20%甘露醇250mL快速静滴，仅限于全身性水肿、心衰、肺水肿、脑水肿及血容量过高伴潜在肺水肿风险时应用，甘露醇用于脑水肿、肾功能不全、少尿、无尿或需降颅压时效果较佳。 （5）促胎肺成熟：孕周小于35周，预计1周内可能分娩者均应给予糖皮质激素促胎肺成熟。

（5）子痫：主要控制抽搐：①首选硫酸镁（25%硫酸镁20 mL溶于25%葡萄糖溶液20 mL，静脉注射＞5分钟，随后以1~2 g/h的速度静脉滴注维持），必要时加用强镇静药如哌替啶；②血压过高时给予降压药物静脉滴注降压治疗；③20%甘露醇250mL快速静脉滴注降低颅内压；④肺水肿患者给予呋塞米20～40 mL静脉推注；⑤使用抗生素预防感染；⑥注意纠正缺氧和酸中毒；⑦抽搐控制后2小时，可考虑终止妊娠。

（6）妊娠合并慢性高血压：降压目标和降压药物选择原则同子痫前期，终止妊娠时机取决于有无其他并发症，如无其他并发症，妊娠38~39周应终止妊娠。

（7）慢性高血压合并子痫前期：如母儿情况稳定，可在严密检测下期待至37周终止妊娠，如若合并重度子痫前期，则按上述子痫前期标准进行管理。

（8）终止妊娠时机和指征：终止妊娠是治疗妊娠期高血压疾病最有效的方法，应遵循母胎利益最大化，结合母体、胎盘-胎儿方面、孕龄和家庭、所在地区医疗诊治能力等因素。单纯妊娠期高血压或轻度子痫前期可期待至妊娠37周。重度子痫前期患者孕周＜24周经治疗病情严重难以控制者建议终止妊娠；孕24~28周者根据母胎情况及当地医疗单位救治能力及家庭对后代的期待值共同决定是否期待治疗；孕周28~34周，经积极治疗24~48小时病情加重，具有母亲与胎儿两方面指征（母亲方面：合理应用降压药物血压仍控制不佳；持续性头痛，视物障碍，眼底出血，上腹部不适；进行性肾功能不全；血小板计数进行性下降；肝脏ALT和AST升高超过正常参考值上限的2倍以上；肺水肿；心衰；子痫。胎儿方面：严重胎儿生长受限；羊水过少；超声多普勒提示脐动脉舒张期血流断流或反流；反复的变异减速或晚期减速；胎儿死亡）者应终止妊娠，并建议转至早产儿救治能力较强的机构；孕周≥34周患者应考虑终止妊娠。

（9）终止妊娠方式：妊娠期高血压疾病不是剖宫产的绝对指征，如无产科剖宫产指征，原则上考虑阴道试产，但妊娠期高血压疾病的患者大多数宫颈不成熟，再加上其全身小动脉痉挛，导致其子宫胎盘血流减少严重，容易导致胎儿发生胎儿窘迫。如不能短时间内阴道分娩，病情有可能加重，应放宽剖宫产指征。

（四）孕期管理及风险防范

1. 孕期管理

重度子痫前期的诊治需多学科综合管理。除了降压之外，生活方式干预、危险因素控制、合并疾病的治疗、远期心血管疾病的预防等都很关键。针对具有高危因素的孕妇，孕前及孕早期应做好预防措施，孕期规律产检，严密监测母体及胎儿各项指标变化，如有异常，及时处理并适时终止妊娠，以达到母胎利益最大化。

2. 风险防范

子痫前期的早期筛查和干预是女性孕期心血管风险防范的关键之一，由于子痫前期及子痫亦可在产后首次出现，因此，无论在孕期血压是否升高，产后持续测量血压亦是女性常规产后检查的一部分。

三、妊娠期肝内胆汁淤积症

（一）病历汇报

患者，李某，36岁。

主诉： 停经9月余，皮肤瘙痒3周。

现病史： LMP：2017年11月26日。EDC：2018年09月03日。停经30余天查尿妊娠试验阳性，孕期定期产检，无明显异常。3周前无明显诱因出现手掌、脚掌、腹部等部位皮肤瘙痒，就诊于某市中医院，查肝功能示胆汁酸11 μmol/L，未给予药物治疗，建议定期复查；10余天前复查肝功能提示胆汁酸20 μmol/L，至我院就诊，给予降胆汁酸治疗，下降至正常后出院，院外继续口服"熊去氧胆酸1片，每日3次"。5天前在当地复查胆汁酸30 μmol/L，来我院住院治疗。入院后查肝功能，胆汁酸13.9 μmol/L，给予 S–腺苷蛋氨酸1.0 g静脉滴注，每日1次，以及口服降胆汁酸药物，好转后

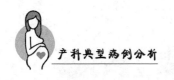

出院。昨日复查肝功能，胆汁酸45 μmol/L。现因胆汁酸治疗后升高就诊我院。孕期饮食、睡眠好，大小便正常，孕期体重增加12 kg。

既往史： 乙型病毒性肝炎2年，未治疗。否认糖尿病、高血压、肾病病史。否认其他手术史，否认食物药物过敏史。

家族史： 父母体健；独生女。否认家族性遗传病史。

孕产史： 孕2产0，人流1次。

入院查体： 生命体征平稳，心、肺听诊未闻及明显异常，腹部膨隆如孕周，未触及明显宫缩，无明显黄疸，四肢、脐周可见皮肤抓痕。

专科检查： 胎位LOA，宫高27 cm，腹围101 cm，估计胎重2 900 g，胎心率140次/分，头位，无宫缩，跨耻征阴性。阴道无出血、无流液。消毒内诊：外阴发育正常，阴道畅，宫颈质软，位置居后，宫颈未消，宫口未开，胎头S-3。

辅助检查：

（1）肝功能：总胆汁酸45 μmol/L。传染病：乙肝表面抗原（+），乙肝表面e抗原（+），乙肝病毒核心抗体IgG（+）。

（2）彩超（2018年08月09日，我院）：头位，胎儿双顶径91 mm、腹围305 mm、股骨长71 mm，胎心率约130次/分，羊水指数135 mL，胎儿颈部可见一"U"形压迹。

初步诊断： ①妊娠期肝内胆汁淤积症（ICP）；②孕2产0，宫内孕36+4周，头位；③乙型肝炎大三阳；④脐带缠绕。

诊疗经过： 入院后完善血常规、肾功能、凝血功能等相关检查项目均未见明显异常。综合评估病情，诊断为妊娠期肝内胆汁淤积症，经治疗胆汁酸反复升高，可导致无任何征兆的胎死宫内，综合患者孕周，建议尽早终止妊娠，患者及其家属表示理解，要求急诊行子宫下段剖宫产术。术程顺利，以头位助娩一活男婴，体重3 000 g，Apgar 1分钟8分，5分钟10分，因新生儿为高危儿，转入新生儿科观察。术后给予生命体征监测，营养、预防感染、促进子宫收缩、降胆汁酸等对症治疗。术后第6天恢复良好，出院。

出院诊断：①妊娠期肝内胆汁淤积症；②孕2产1，宫内孕36^{+4}周，头位，剖宫产分娩；③乙型肝炎大三阳；④脐带缠绕；⑤早产儿。

（二）诊治要点

1. 诊断依据

（1）育龄期女性，36岁，具有乙型肝炎病史。

妊娠期肝内胆汁淤积（intrahepatic cholestasis of pregnancy，ICP）的高危因素：孕妇年龄＞35岁；具有慢性肝胆基础疾病，如乙型病毒性肝炎、非酒精性肝硬化、胆结石和胆囊炎、有口服避孕药诱导的肝内胆汁淤积病史；家族中有ICP者；前次妊娠有ICP病史。双胎妊娠者ICP患病率高于单胎妊娠；人工授精后孕妇ICP发病相对危险度增加。

ICP疾病特点：①主要发生在妊娠晚期，少数发生在妊娠中期；②多数首发症状为无皮肤损伤的瘙痒，以手掌、脚掌、四肢为主，瘙痒程度不一，常呈持续性，白昼轻，夜间加剧；瘙痒症状大多在分娩后24~48小时缓解，少数在48小时以上；③患者全身情况良好，无明显消化道症状，严重瘙痒时可有恶心、呕吐及食欲减退；④可伴有转氨酶的轻、中度升高；⑤确诊依靠实验室检查，以胆汁酸的升高水平来判断严重程度。

ICP严重程度的判断：①轻度：血清总胆汁酸≥10~40 μmol/L，临床症状以瘙痒为主，无其他明显症状。②重度：血清总胆汁酸≥40 μmol/L。瘙痒严重，伴有其他症状；早发型ICP，双胎或多胎妊娠，有妊娠期高血压疾病、ICP病史。

（2）3周前无明显诱因出现手掌、脚掌、腹部等部位皮肤瘙痒。

（3）辅助检查：

1）肝功能：总胆汁酸45 μmol/L。

2）传染病：乙肝表面抗原（+），乙肝表面e抗原（+），乙肝病毒核心抗体IgG（+）。

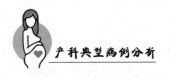

2. 鉴别诊断

（1）妊娠期皮肤疾病：需要与妊娠痒疹、妊娠湿疹等相鉴别，结合皮疹的形态、发生部位，是否伴有瘙痒及炎性渗出等。

（2）妊娠期急性脂肪肝：该病发病急，病情变化迅速，主要变现为突然出现持续性恶心、呕吐、乏力、上腹痛，出现黄疸进行性加深，不伴有皮肤瘙痒。严重者可出现精神症状及凝血功能障碍。肝脏B超可见弥漫性肝实质回声增强，回声强弱不均，呈雪花状。

3. 治疗要点

ICP治疗，主要是缓解瘙痒症状，改善肝功能，降低胆汁酸水平，在监测胎儿宫内安危的情况下，尽可能延长孕周，改善妊娠结局。

（三）经验总结与关注要点

1. 处理原则

降低胆汁酸水平，改善肝功能，延长孕周，改善妊娠结局，加强胎儿宫内安危的监护，及时发现胎儿宫内缺氧并采取措施。

2. 治疗方法

（1）一般治疗：低脂饮食；适当休息，左侧卧位为主，以增加胎盘血流量，计数胎动；每日吸氧3次，每次30分钟，以改善胎儿胎盘血供；重视其他产科合并症的治疗，如妊娠期高血压疾病、妊娠期糖尿病的治疗；局部涂抹炉甘石制剂或者含有薄荷的润肤霜，能适当缓解瘙痒的症状，无副作用，但其疗效不确切；重点监测胆汁酸水平及肝功能的变化，关注胎心监护情况。

（2）药物治疗：选择的药物尽可能安全、有效、经济，但目前尚无一种药物可以治愈ICP，药物治疗的目标只是缓解瘙痒症状，降低胆汁酸水平，延长孕周。无论选择哪种药物治疗，治疗前必须监测胆汁酸的水平、肝功能及凝血功能等情况，及时调整药物用量，避免不必要的药物不良反应。

1）熊去氧胆酸：通过保护肝细胞、减轻胆汁淤积、修复胆酸转运系统、改善胎儿胎盘单位的代谢环境等起效，是治疗ICP的一线药物。用法为15 mg/（kg·d），分3次口服。ICP的瘙痒症状及胆汁酸水平用药后会有明显改善。停药后瘙痒症状会重新出现，或生化指标回升，但再次服用可能有效。如果常规剂量疗效不佳又未出现不良反应，可以追加剂量，最大剂量为1.5~2.0 g/d，分3次口服。

2）S-腺苷蛋氨酸：临床治疗ICP的二线用药，对于瘙痒或者胆汁酸水平轻度升高的ICP患者可使用，对于重症或者反复复发性的ICP患者疗效可能不佳。推荐剂量每日1 g静脉滴注，疗程为12~14日，或者口服500 mg，每日2次。

3）地塞米松：能通过胎盘抑制胎儿肾上腺脱氢表雄酮的分泌，减少雌激素生成造成的胆汁淤积，可降低胆汁酸的浓度，减少死产的发生危险。其在缓解症状、改善生化指标的水平方面，目前疗效不确定，但其主要作用在于可以促进ICP孕妇的胎儿肺部成熟，减少早产儿发生呼吸窘迫综合征的风险。目前推荐用量为6 mg，肌内注射，每12小时一次，共4次。对于没有能力存活的胎儿，无证据说明使用激素的有效性，不推荐使用。

（3）辅助治疗：护肝治疗，可作为综合治疗的一部分，不能取代降胆汁酸的治疗。对于转氨酶升高而其他指标无明显异常的患者，可适当使用护肝药物，但不宜多种应用护肝药物，以免加重肝脏负担。

3. 分娩时机及分娩方式的选择

（1）终止妊娠时机的选择（2015年妊娠期肝内胆汁淤积综合征诊疗指南）：因ICP孕妇会发生毫无症征兆的胎儿宫内死亡，因此选择最佳的分娩时机及分娩方式、获得良好的围产结局是ICP孕妇孕期管理的最终目的。终止妊娠需考虑的因素有孕周、病情严重程度及胎儿监护等指标。妊娠晚期加强产前监护，尽可能防止胎儿宫内死亡，但无证据表明胎儿宫内死亡与胎儿监护异常之间有相关性。

ICP终止妊娠的时机：①轻度ICP：可期待治疗至孕38~39周终止妊娠；无证据表明孕37周前终止妊娠能改善ICP孕妇的不良结局，故不推荐过早终止妊娠。②重度ICP：孕34~37周终止妊娠，根据治疗后的效果、有无胎儿宫内窘迫、是否合并其他母体并发症多因素综合考虑。对于早发型ICP或者病程迁延的重度ICP不宜期待过久，应尽早终止妊娠。

（2）分娩方式的选择（2015年妊娠期肝内胆汁淤积综合征诊疗指南）：

1）阴道分娩：①轻度ICP；②不合并其他产科剖宫产指征；③孕周<40周。产程要制订计划，产程中要常规行OCT，密切关注有无产程异常及胎心变化等情况。若存在胎儿窘迫，尽快以剖宫产结束分娩。

2）剖宫产指征：①重度ICP；②既往有ICP病史，或既往有死胎、死产、新生儿窒息病史；③胎盘功能严重下降或高度怀疑胎儿窘迫；④合并双胎或多胎，或其他母体并发症（重度子痫前期）；⑤存在其他阴道分娩禁忌证。

4. 监测要点

（1）生化指标的监测：总胆汁酸水平10~20 μmol/L，或谷丙转氨酶水平<100 U/L，且无宫缩者，1~2周复查一次。对于胆汁酸>20 μmol/L，或谷丙转氨酶>100 U/L，无论孕周大小，需要1周复查一次。若治疗效果不佳，无好转，需要及时住院治疗。对于重症ICP，3天复查一次。

（2）胎动及电子胎心监护：胎动是评估胎儿宫内状态最简便的方式，当胎动明显减少甚至消失时，提示危险信号，应立即就诊。电子胎心监护，操作简便且价格低廉，是胎儿监护的首选方法，推荐33~34周，每周1次，34周后每周2次。

（3）产科B超：监测脐动脉血流分析，即胎儿脐动脉收缩期与舒张期比值（S/D），对预测胎儿预后可能有意义。建议孕周>34周后每周1次。出现S/D明显升高时，根据ICP孕周及严重程度及时处理。

（四）孕产期管理及风险防范

（1）孕期筛查与监测（2015年妊娠期肝内胆汁淤积综合征诊疗指南）：

1）对于ICP的高发地区，产前检查时需要常规询问有无皮肤瘙痒，若有瘙痒表现，应及时测定胆汁酸水平并且动态监测其变化情况。

2）对于ICP的高危人群，在孕28~30周时应常规测定胆汁酸水平及肝功能，了解有无胆汁酸水平升高或转氨酶的变化。测定结果正常者，应3~4周复查一次。对于胆汁酸水平正常，而转氨酶存在无法解释的升高，应该严密随访，每1~2周复查一次。

3）对于无瘙痒症状和非ICP的高危孕妇，也建议在32~34周常规测胆汁酸水平和转氨酶水平。尽早发现异常，尽早治疗。

（2）产后管理：

1）生化指标的复查：大部分ICP患者的瘙痒症状和生化指标在分娩后会迅速缓解，产后复查时要针对性病史询问和检查。产后10天后可复查肝功能，若分娩后症状或者生化水平无法恢复正常持续3个月以上，建议至消化内科就诊。

2）避免服用含有雌激素的避孕药：口服雌激素可增加ICP的复发风险，建议避免使用。

3）ICP病史患者，再次妊娠时要充分告知其孕前检查的重要性。

4）ICP患者要定期体检。目前ICP对于母儿的远期影响尚不确定，有研究提示，ICP患者以后易发生胆固醇结石的风险，需要定期随访。

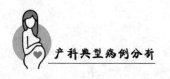

四、妊娠期急性脂肪肝

（一）病历汇报

患者，遂某，31岁。

主诉： 停经35^{+4}周，上腹不适1周，皮肤黄染3天。

现病史： 患者平素月经规律。LMP：2013年08月12日。EDC：2014年05月19日。孕期定期产检，未发现异常，1周前无诱因出现上腹不适、剑突下疼痛、纳差、乏力，未在意。3天前出现皮肤黄染。外院彩超示肝、胆、胰、脾未见异常，血常规无异常。1天前外院彩超示胎死宫内。为求进一步治疗来我院，急诊查血糖1.7 mmol/L。肝功能：谷丙转氨酶417.19 U/L，谷草转氨酶287.52 U/L，总胆红素171.22 μmol/L，直接胆红素132.04 μmol/L，间接胆红素39.18 μmol/L。肾功能：肌酐225 μmol/L，尿酸672.13 μmol/L。凝血六项：PT 51.2 s，APTT 77.7 s，TT 69.2 s，D-二聚体6.94 mg/L，FDP 69.97 mg/L。上腹部CT：重度脂肪肝征象。门诊遂收住院。

既往史： 否认糖尿病、高血压、肾病病史。否认其他手术史。

家族史： 父母均体健。

婚育史： 孕1产0。

专科检查： 胎位LOA，宫高29 cm，腹围90 cm，胎心率未闻及，头位，无宫缩。骨盆外测量：IS-IC-EC-TO为24-28-20-9 cm。阴道流液，色清，pH试纸变色。消毒内诊：外阴发育正常，阴道畅，宫颈质硬，位置居中，宫颈管长约2 cm，宫口未开，胎头S-3。

辅助检查（2014年04月18日，我院）：

（1）肝功能：谷丙转氨酶417.19 U/L，谷草转氨酶287.52 U/L，总胆红素171.22 μmol/L，直接胆红素132.04 μmol/L，间接胆红素39.18 μmol/L。

（2）血糖：1.7 mmol/L。

（3）肾功能：肌酐225 μmol/L，尿酸672.13 μmol/L。

（4）凝血六项：PT 51.2 s，APTT 77.7 s，TT 69.2 s，D-二聚体 6.94 mg/L，FDP 69.97 mg/L。

（5）上腹部CT：重度脂肪肝征象。

初步诊断：①妊娠期急性脂肪肝（AFLP）；②多器官功能衰竭；③死胎；④孕1产0，宫内孕35^{+4}周，头位；⑤胎膜早破。

诊疗经过：入院后完善检查，告病危，在备足血制品及凝血酶原复合物情况下，于4月18日凌晨5：00在全麻下行"剖宫取胎术+子宫背带式缝合术"。术中出血不多，术后给予纠正凝血功能障碍、促进子宫收缩、抗感染、保肝、利尿等对症支持治疗。术后监测患者生命体征，密切观察宫缩及阴道流血情况，及时复查血常规、凝血功能、肝肾功能、电解质等，术后2天，患者一般情况好，肝肾功能稍差，转当地医院继续治疗。

出院诊断：

①妊娠期急性脂肪肝；②多器官功能衰竭；③死胎；④孕1产1，宫内孕35^{+4}周，头位，剖宫产术后；⑤产后出血；⑥DIC。

（二）诊治要点

1. 诊断依据

（1）育龄期女性，年龄31岁。

（2）停经35^{+4}周，上腹不适1周，皮肤黄染3天。

（3）查体见：胎位LOA，宫高29 cm，腹围90 cm，胎心率未闻及，头位，无宫缩。阴道流液，色清，pH试纸变色。

（4）辅助检查（2014年04月18日，我院）：

1）肝功能：谷丙转氨酶417.19 U/L，谷草转氨酶287.52 U/L，总胆红素171.22 μmol/L，直接胆红素132.04 μmol/L，间接胆红素39.18 μmol/L。

2）血糖：1.7 mmol/L。

3）肾功能：肌酐225 μmol/L，尿酸672.13 μmol/L。

4）凝血六项：PT 51.2 s，APTT 77.7 s，TT 69.2 s，D-二聚体 6.94 mg/L，

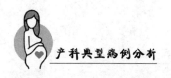

FDP 69.97 mg/L。

5）上腹部CT：重度脂肪肝征象。

2. 妊娠期急性脂肪肝的诊断

AFLP是妊娠期导致急性肝功能衰竭最常见的疾病，发病率低，约1/10 000，多发生于妊娠晚期，以明显的消化道症状、肝功能异常和凝血功能障碍为主要特征，起病急、病情重、进展快，严重危及母体及围产儿生命。

目前，腹部超声检查是诊断AFLP的常用的重要辅助方法，但是敏感性低。因射线对胎儿可能存在不利影响，故临床上CT检查并不常用。近期研究显示，以MRI为基础的肝脏脂肪量化技术可能是一种有效诊断AFLP的影像学方法，与超声检查及CT相比，MRI有检出率高以及无射线影响的优点，或将成为协助诊断AFLP的重要手段。虽然肝活检是诊断AFLP的金标准，但是这是一种侵入性检查，而患者病情往往凶险危重，因此临床上多适用于诊断困难的患者。

近期相关文献报道的Swansea标准具有较大的应用前景，其诊断AFLP的敏感度和特异度为100%和57%，对肝细胞脂肪变性的阳性预测值为85%，阴性预测值为100%。Swansea诊断标准如下：①呕吐；②腹痛；③多尿/烦渴；④脑病；⑤胆红素升高（>14 μmol/L）；⑥低血糖（<4 mmol/L）；⑦尿酸升高（>340 μmol/L）；⑧白细胞增多（>11×10^9/L）；⑨超声下可见腹水或"亮肝"；⑩ALT或AST升高（>42 U/L）；⑪血氨升高（>47 μmol/L）；⑫肾损害（肌酐>150 μmol/L）；⑬凝血异常（PT>14 s或APTT>34 s）；⑭肝活检提示微囊泡脂肪变。在无其他疾病可以解释的情况下，符合上述6项或6项以上指标即可确诊。对于疑似AFLP的患者，Swansea标准快速预测患者是否存在肝细胞脂肪变性，具有较高的阳性及阴性预测值。因此，Knight等建议将Swansea标准作为客观指标用于诊断AFLP，便于今后国内外有关AFLP的研究之间诊断标准具有一致性，从而使研究结果具有可比性。

3. 鉴别诊断

AFLP多发生于妊娠晚期，病情严重程度不同，且可与妊娠晚期其他疾病同时存在，需要与以下疾病相鉴别。

（1）子痫前期：部分AFLP患者可有子痫前期的症状，表现为高血压、水肿及右上腹疼痛等，但子痫前期起病较AFLP缓慢，无进行性黄疸及低血糖，以高血压、蛋白尿及抽搐为特点。

（2）HELLP综合征：是妊娠期高血压疾病的严重并发症，以溶血、转氨酶升高及血小板降低为特点。PT、APTT及纤维蛋白原正常，很少发生DIC，无低血糖且意识障碍较少发生。

（3）急性病毒性肝炎：容易鉴别，患者血清病毒学指标阳性，转氨酶显著升高，可>1 000 U/L。

（4）妊娠期肝内胆汁淤积症：以皮肤瘙痒、肝功能异常、血清总胆汁酸水平升高为特点，无明显腹痛、恶心、呕吐、肝肾衰竭或凝血功能障碍，无全身多脏器损害，患者预后好，终止妊娠后皮肤瘙痒及肝功能异常可迅速恢复。

（三）经验总结与关注要点

1. 产科处理

AFLP的治疗需产科、ICU、感染科、麻醉科、新生儿科等多学科合作。一旦诊断为AFLP，建议立即准备终止妊娠。早期及时诊断、确诊后及时终止妊娠，以及围产期最大限度的支持治疗是改善AFLP预后的有效方法。综合患者病情、孕周、胎儿情况及专科检查结果，产科医师须全面评估病情后制定个体化治疗方案。如诊断时为早期AFLP，孕妇已正式临产，一般情况尚可，未发现胎儿窘迫的证据，可短期阴道试产。但需在产程中严密观察母儿情况，监测凝血功能。分娩过程中尽量减少母亲体力消耗，行会阴侧切或阴道助产等方式缩短产程，放宽剖宫产指征。

目前的研究结果多倾向于确诊后24~48小时内剖宫产终止妊娠的观点。

有研究报道本病的剖宫产率超过75%。终止妊娠前，需严密监测病情变化，给予最大限度的支持治疗以维持生命体征平稳。本病常伴有严重的凝血功能障碍，对伴全身出血倾向者，应立即输新鲜全血、红细胞、血浆、冷沉淀或血小板等血液制品，预防产后大出血。同时患者可因肝糖原合成减少和消耗增多发生严重低血糖，须持续静脉滴注10%~50%葡萄糖注射液以防止低血糖昏迷，监测血糖直至肝功能恢复正常。

其他支持治疗包括补充血容量、纠正电解质和酸碱平衡紊乱、抗生素预防感染及保肝等一系列对症处理，同时准备立即行剖宫产术终止妊娠。由麻醉医师评估病情选择合适的麻醉方式；当患者有凝血功能障碍时，硬膜外麻醉有出血风险；如患者存在肝性脑病，全麻则可能加重病情。分娩时须有新生儿科医师在场，做好抢救新生儿的准备。

AFLP常有凝血功能障碍，容易发生产后出血，术中可以结扎双侧子宫动脉，也可以宫腔填塞纱条或进行B-Lynch缝合压迫止血。如果凝血功能严重障碍，或发生难治性产后出血，应适当放宽子宫切除的指征，尽早切除子宫，避免二次手术。

术后将患者转入重症监护室进一步治疗。必须意识到终止妊娠并不意味着病情好转，分娩后仍需积极预防凝血功能障碍、产后出血、感染、肝肾衰竭、肝性脑病和代谢紊乱，警惕胰腺炎、胃肠道出血等并发症的发生。如治疗有效，一般产后4周左右患者肝功能恢复正常。鉴于AFLP发病与胎儿脂肪酸氧化缺陷间的联系，母儿出院后应密切随访以便确认母亲肝功能恢复正常以及发现潜在的新生儿遗传性代谢性疾病。

2. 肝衰竭处理方案

有些患者终止妊娠后48~72小时内病情可急转直下，出现难以控制的产后出血、DIC、肝肾综合征、肝性脑病及代谢紊乱等，各项生化指标均迅速恶化。分析我院2002年至2007年间收治的15例行人工肝治疗的重症AFLP患者，发现有10例孕妇妊娠终止后肝功能损害继续加重，发展为肝衰竭；12例患者在术前或术中检查提示DIC可能，终止妊娠后凝血功能障碍进一步加重；9例患者在术后逐步发生肝肾综合征、肾衰竭。说明仅仅终止妊娠及传统内科对症支持治疗并不能阻断重症AFLP的病情进展。

在产科处理的同时，组织多学科协同诊治是抢救成功的关键。人工肝支持系统或血液净化技术对治疗AFLP合并多种并发症患者的效果显著。人工肝是通过血浆置换、胆红素吸附或持续血液滤过等方法清除循环中的有害物质，纠正电解质及酸碱平衡紊乱，补充凝血因子等多种生物活性物质，代替正常肝脏的部分功能，稳定机体内环境，为肝细胞再生及肝功能恢复争取时间。血浆置换是目前人工肝支持系统中应用广泛、疗效显著的方法之一，它是将肝衰竭患者含有大量毒素的血浆分离出来，并输入正常人新鲜血浆代替，以清除体内毒性物质，同时补充患者缺乏的凝血因子、白蛋白等多种物质，从而改善患者肝功能、肾功能、凝血功能及增加机体抵抗力，以利于各脏器功能的恢复。目前，已有几个小样本的研究报道显示，人工肝支持系统作为一种辅助治疗方法，能使AFLP患者凝血功能障碍、肝性脑病等症状好转且各项异常生化指标显著下降，提高了AFLP患者的生存率。国内有文献报道通过测定血浆置换前后AFLP患者氧化应激指标的变化及评估线粒体功能发现，血浆置换能降低氧化应激对线粒体造成的损伤，从而保护肝细胞，促进肝功能恢复。同时，他们发现AFLP患者接受血浆置换治疗后，与未行血浆置换治疗者相比，虽然两组患者死亡率并无差异，但肝功能恢复所需时间、重症监护室治疗日及总住院日都显著缩短。

然而，需要注意的是并非所有AFLP患者都需要人工肝或血液净化治疗。对轻症AFLP患者，终止妊娠和内科综合治疗就能缓解病情。而当肝损害非常严重进入不可逆期、病情危重时，即使应用人工肝短暂地代替肝脏功能也无法挽救患者生命。由于本病发病率低，现有研究报道的病例数都较少且缺乏系统的评估，因此，对于人工肝治疗AFLP的适应证、治疗时机的选择及对AFLP患者总体预后包括死亡率的改善，尚有待进一步探讨。

AFLP是严重危害母婴健康的产科危急重症，Swansea标准对早期诊断

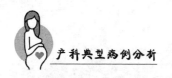

AFLP有较高的临床价值。一旦怀疑AFLP，应立即转入重症监护室治疗，下级医院则应向上级医院转诊。治疗本病的关键是早期诊断、及时终止妊娠并给予最大限度的综合治疗，需要组织多专业、多学科协助诊治。人工肝或血液净化治疗是一种有效的辅助治疗方法。

3. 分娩时机及分娩方式的选择

（1）分娩时机：如AFLP患者病情相对稳定，已临产，短期内可分娩，未发现胎儿窘迫的证据，可考虑阴道试产。但需在产程中严密观察母儿情况，监测凝血功能。分娩过程中尽量减少母亲体力消耗，行会阴侧切或阴道助产等方式缩短产程，放宽剖宫产指征。目前的研究结果多倾向于确诊后24~48小时内剖宫产终止妊娠的观点。

（2）分娩方式：建议剖宫产终止妊娠。

（四）孕产期管理及风险防范

1. 孕前预防

胎儿LCHAD缺陷是目前已知的母亲发生AFLP的高危因素。除了LCHAD缺陷外，其他被视为危险因素的临床特征如下：初产妇、男胎、多胎妊娠及子痫前期。有学者认为双胎妊娠发生AFLP的风险较单胎妊娠高14倍。AFLP的发病似乎与孕妇年龄和种族差异无关。预防措施：避免过于肥胖，控制饮食，避免吃油腻食物，控制体重增长，多吃蔬菜，定期复查肝功能和肝脏彩超。

2. 孕期监测

孕期饮食起居规律，避免劳累及睡眠质量差，孕期有消化道症状时及时医院就诊，检查肝功能、凝血功能、血糖、肝脏彩超等。

3. 产后随访

（1）因胎儿LCHAD缺陷是母亲发生AFLP的高危因素，产后注意筛查新生儿是否存在LCHAD。产后6周复查肝功能、凝血六项、肾功能。

（2）产后6周复查肝脏彩超。

五、死胎

（一）病历汇报

病例一

患者，张某，38岁。

主诉：停经7月余，胎动消失1天，不规律下腹痛2小时。

现病史：患者平素月经规律。LMP：2017年12月16日。EDC：2018年09月23日。孕早期自测尿妊娠试验阳性，孕期未建档，未行定期产检。1个月前出现双下肢水肿，无胸闷、气喘，无头痛、头晕，无恶心、呕吐、视物模糊等，未在意。1天前自觉胎动消失，双下肢水肿较前明显，伴视物模糊、头痛，无阴道流液、腹痛等不适。2小时前出现下腹不规律疼痛，10~15分钟一次，持续15~20秒，无阴道流液、出血等，遂至我院就诊。

既往史：否认糖尿病、高血压、肾病病史。10年前外院行剖宫产术。

家族史：父亲患有"高血压病"10余年，规律服用硝苯地平缓释片降压治疗，定期监测血压，控制可；母亲体健；独生女。

婚育史：孕2产1，10年前外院剖宫产分娩一足月活女婴，体重3 000 g，无产后大出血及产褥期感染史。

查体：体温36.5 ℃，脉搏108次/分，呼吸27次/分，血压168/115 mmHg。神志清，精神欠佳，双眼视物不清，球结膜水肿，巩膜无黄染。双肺呼吸音清，心率108次/分，腹部膨隆如孕周，下腹部可见一长约10 cm横行手术瘢痕，双下肢水肿（++）。

专科检查：胎位LOA，胎心未及，偶及宫缩。骨盆外测量：IS-IC-EC-TO为25-29-21-8.5 cm。阴道无流血、无流液。消毒内诊：外阴发育正常，阴道畅，宫颈质软，位置居后，宫颈管消退80%，宫口未开，胎头S-2。

辅助检查：彩超（2018年07月20日，我院）示头位，胎儿双顶径78 mm，腹围240 mm，股骨长52 mm，羊水指数130 mm，胎盘位于后壁，成熟度Ⅰ

度，胎死宫内。

初步诊断：①死胎；②妊娠期高血压疾病，重度子痫前期；③孕2产1，宫内孕29^{+4}周，头位；④瘢痕子宫。

诊疗经过：入院后心电监护，监测患者血压变化，同时给予降压、解痉、镇静等对症支持治疗，积极完善血常规、肝肾功能、凝血功能、尿常规、血气、母体心脏彩超、眼底检查等相关检查，结合辅助检查结果及积极治疗后血压控制基本稳定，波动在140~150/80~90 mmHg，余无特殊不适。向患者及其家属交代病情，患者现死胎合并重度子痫前期，但目前血压控制可，评估宫颈及骨盆条件可，可行阴道试产，告知阴道试产过程中有子痫、子宫破裂、失败等风险，表示理解。因不规律宫缩，给予缩宫素促进产程进展，后阴道分娩一男死婴，胎盘胎膜娩出完整，产后予以降压、解痉、镇静、促进子宫收缩、活血化瘀药物及补血等，产后第4天恢复良好，出院。

出院诊断：①死胎；②妊娠期高血压疾病，重度子痫前期；③孕2产2，宫内孕29^{+4}周（引产后）；④瘢痕子宫。

病例二

患者，胡某，40岁。

主诉：停经9个月，胎动消失2天。

现病史：患者平素月经不规律，有轻度痛经。LMP：2018年04月05日。EDC：2019年01月12日。停经30余天尿妊娠试验阳性，后行彩超提示宫内妊娠，早期有轻微恶心、呕吐等早孕反应。孕期未定期产检，未行OGTT检查。2天前无明显诱因出现胎动消失，无腹痛及阴道出血、流液，今来我院，门诊彩超示死胎，随机血糖21.5 mmol/L，由门诊收住院。

既往史：否认高血压、糖尿病、心脏病病史。否认其他手术史。

婚育史：孕2产1。10年前外院阴道分娩一足月活男婴，体重3 000 g，无产后大出血及产褥期感染史。

家族史：父母均体健；同胞2人，1姐体健。否认家族性遗传病史。

查体： 体温36.5 ℃，脉搏108次/分，呼吸27次/分，血压148/85 mmHg。神志清，精神欠佳。心肺听诊无异常，心率108次/分，腹部膨隆如孕周，双下肢无水肿。

专科检查： 胎位LOA，宫高33 cm，腹围103 cm，估计胎重3 400 g，胎心未及，头位，无宫缩。骨盆外测量：IS-IC-EC-TO为25-29-21-8.5 cm。阴道无出血、无流液。消毒内诊：外阴发育正常，阴道畅，宫颈质软，位置居中，宫颈管消退90%，宫口未开，胎头S-2。

辅助检查：

（1）血糖：21.5 mmol/L。

（2）彩超（2019年01月07日）：头位，胎儿双顶径约90 mm，头围约317 mm，腹围约313 mm，股骨长约67 mm，胎盘附着于子宫前壁，羊水指数125 mm，胎心未及。提示死胎。

初步诊断： ①死胎；②妊娠期糖尿病；③孕2产1，宫内孕39^{+2}周，头位。

诊疗经过： 入院后完善动脉血气、血尿常规、凝血功能、肝肾功能、糖化血红蛋白等相关检查，积极给予降血糖治疗，结合患者骨盆及宫颈条件，与患者及其家属沟通病情。因患者为经产妇，可行阴道试产，给予缩宫素促进宫缩，后阴道分娩一男死婴，胎盘、胎膜娩出完整，产后第4天病情平稳，空腹及产后血糖正常，顺利出院。

出院诊断： ①死胎；②妊娠期糖尿病；③孕2产1，宫内孕39^{+2}周，头位，自然分娩后。

（二）诊治要点

1. 诊断要点

（1）年龄≥35岁，未及胎心。患者有高血压、糖尿病，此为死胎发生的原因。主要包括：①孕妇因素：严重的妊娠合并症、并发症，如妊娠期高血压疾病、抗磷脂抗体综合征、糖尿病、心血管疾病等；子宫局部

因素，如子宫张力过大或收缩力过强、子宫畸形、子宫破裂等。②胎儿因素：如严重胎儿畸形、胎儿生长受限、双胎输血综合征、胎儿感染、严重遗传性疾病、母儿血型不合等。③胎盘及脐带因素：如前置胎盘、胎盘早剥、血管前置、急性绒毛膜羊膜炎、脐带帆状附着、脐带打结、脐带脱垂等。胎盘大量出血或脐带异常，可导致胎儿缺氧。④不明原因死胎。

（2）死胎诊断标准：①临床表现：孕妇自觉胎动消失；孕妇自觉腹部不再增大，反而缩小；子宫较应有的妊娠月份为小，腹围缩小，乳房亦缩小；听不到胎心。②辅助检查：B超提示胎心消失，胎体变形，包括颅骨重叠、脊柱成角等。

2. 治疗要点

一旦确诊死胎，首先应该详尽完善病史，包括家族史、既往史、本次妊娠情况等。

（1）尽早引产，建议尸体解剖及胎盘、脐带、胎膜病理检查及染色体检查，尽力寻找死胎原因，做好产后咨询。

（2）引产方式，原则是尽量经阴道分娩，剖宫产仅限于特殊情况下使用。

（3）胎儿死亡4周尚未排出者应行凝血功能检查，注意产后出血和感染。

（三）经验总结与关注要点

1. 处理原则

死胎的分娩时机和方式根据孕周、孕妇意愿和临床状况确定。分娩处理应当个性化，大部分孕妇会希望尽快分娩。为寻找死胎原因，建议将患者转诊到有条件的医疗机构。死胎一经确诊，应当尽早引产，死胎在宫腔内停留过久可能引起母体凝血功能障碍。

2. 死胎的相关检查

（1）分娩前：孕妇外周血红细胞涂片检查、凝血功能、宫颈分泌物培养、母血TORCH检查、甲状腺功能检查、间接抗球蛋白试验、空腹血糖或糖化血红蛋白检查、抗心磷脂抗体检查、抗核抗体等检查。

（2）分娩后：

1）母亲：评估凝血功能（血小板、APTT、纤维蛋白原）。

2）胎盘：胎儿面和母体面细菌培养、胎盘染色体核型分析、胎盘组织病理学检查、脐血培养。

3）胎儿：胎儿尸体解剖及影像学检查、胎儿咽喉部及外耳部等行细菌培养。

3. 治疗原则

（1）死胎一经确诊，首先应该详尽完善病史。术前详细询问病史，判断是否合并肝炎、血液系统疾病等，及时给予治疗，根据孕周及子宫有无瘢痕，结合孕妇意愿，知情同意下选择：①药物流产（简称药流）。应用米索前列醇，对于妊娠28周前无子宫手术史者，阴道放置米索前列醇是一种比较安全、有效的引产方式。应用方法：200~400 μg经阴道放置，每4~12小时一次。②经羊膜腔注射依沙吖啶，胎儿较大，考虑药流失败可能，可行羊膜腔注射依沙吖啶配合清宫术引产。③低浓度缩宫素，既往有阴道分娩史、宫颈成熟者，可行催产素滴注引产，引产过程中需要密切监测宫缩情况。④28周后的死胎应该按照产科指南处理，促宫颈成熟及引产的方法主要包括：机械性方法，如安置宫颈管球囊；缩宫素引产；前列腺素（PG）制剂引产。⑤死胎原则上尽量经阴道分娩，剖宫取胎术仅限于特殊情况下使用，不利于阴道分娩的因素包括肥胖、高龄、巨大儿、距前次剖宫产术时间<24个月及妊娠期糖尿病等。

（2）查找死胎原因。可行尸体解剖及胎盘、脐带及胎膜病理检查，以及染色体检测，但仍有许多病例无法明确病因，需要与患者夫妇做好沟通。

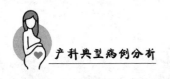

（3）胎儿死亡超过3周尚未排出者，应做凝血功能检查，除血小板计数、凝血时间、凝血酶原及凝血酶时间检查外，重点检查纤维蛋白原。应做好预防产后出血的准备，准备好治疗DIC的物品。

（4）应用抗生素预防感染。

（5）疑有宫内感染者，应对产妇、胎儿及胎盘做各种血的特殊测定及特殊的病理检查。

（6）给予死胎孕妇及其家属心理安慰。面对患者时不仅要考虑如何更合理解决死胎的后续引产等治疗，并且需要对患者及其家属提供情感上的支持，对患者的援助应包括情感上的支持和检测结果清晰的交流。

（四）孕产期管理及风险防范

1. 预防

加强对孕产妇的宣教，使孕妇了解孕期保健及自我监护的重要性，加强围产保健，特别是流动人口的围产保健管理，加强及完善产前检查、产前宣教。对高危孕妇，如双胎妊娠、急性肾衰竭、羊水过少、妊娠期糖尿病、败血症等严重妊娠合并症及并发症孕妇要实行严密监护，适时分娩，应尽量避免或减少胎儿宫内死亡的严重后果。脐带因素虽不能防止，但可通过孕期的自我监测、胎心监护、胎儿脐动脉血流监测等预测和诊断，及时处理，降低围产儿死亡率。不同的胎儿生长受限（FGR）及死胎的病因与发病危险因素不同，因此有一些有效的预防方法，如应用阿司匹林、低分子肝素等改善血栓形成倾向引起的胎盘缺血。若胎动异常或发现胎心异常，在胎儿成熟情况下，应尽早结束分娩。

2. 孕期监测

（1）孕期定期产检，按不同孕周常规行血尿常规、NT超声、唐氏筛查、四维彩超、OGTT等检查，监测患者体重、腹围、血压等变化。

（2）定期做超声检查。超声是临床上无创性诊断胎儿宫内缺氧，预测胎儿死亡风险的主要检查方法。超声通过测量子宫动脉血流，胎儿血流动力学指数如脐动脉、大脑中动脉、静脉导管、肾动脉血流动力学指数等来反映胎儿各个器官的异常。

（3）胎动计数。临床上死胎发生前后常常有迹可循，首先出现胎动增多再减少，之后孕妇常会感觉胎动消失。胎动计数是通过孕妇自测评估胎儿宫内情况最简单有效的方法。

3. 死胎后再次妊娠的处理

（1）孕前或首次产检详细的内科和产科病史；评估复发风险，具有死胎史的妇女再次发生胎儿死亡的概率是22.7%；戒烟；肥胖妇女减肥；存在家族遗传性疾病者进行遗传咨询；糖尿病筛查；血栓形成倾向检查；抗磷脂抗体检查。

（2）孕早期：妊娠相关蛋白A、绒毛膜促性腺激素、胎儿颈项透明层测定。

（3）妊娠中期：妊娠18~22周B超筛查胎儿解剖有无异常；母血胎儿甲胎蛋白筛查。

（4）孕晚期：妊娠28周B超检查筛查有无胎儿生长受限；妊娠28周开始胎动计数；妊娠32周开始进行胎儿监护，或前次死胎发生孕周前1~2周进行胎儿监护。

（5）分娩：妊娠39周选择性引产。

六、胎盘早剥

（一）病历汇报

患者，李某，35岁。

主诉： 停经7月余，发现血压升高3天。

现病史： LMP：2018年07月28日。停经30天查尿妊娠试验阳性，停经后无明显早孕反应。孕4个月时自觉胎动，活跃至今。孕4个月时建立围

保，定期产检，行NT超声、唐氏筛查、四维彩超和糖耐量试验均未提示明显异常。1个月前出现双下肢水肿，休息后减轻。3天前发现血压升高，最高达160／110 mmHg，无头晕、恶心、呕吐、视物模糊等症状，未治疗。昨日来我院查彩超示宫内晚孕、单胎、存活、头位，胎心率164~171次/分。尿常规示尿蛋白（+++）。肝功能：白蛋白29.4 g/L。现为求进一步诊治，遂就诊于我院，门诊以"①孕3产1，宫内孕30^{+6}周；②重度子痫前期；③瘢痕子宫"之诊断收住院。自停经以来，神志清、精神可，无畏寒发热，无胸闷憋气，饮食、睡眠好，大小便正常，孕期体重增加10 kg。

既往史： 2014年因"重度子痫前期"在某市级医院行"子宫下段剖宫产术"，否认其他病史。

家族史： 父亲患"高血压"20年，母亲体健；同胞2人，1哥体健。家族中无类似疾病发生，否认家族性遗传病史。

婚育史： 孕3产1。2014年足月剖一活男婴，出生体重3 000 g，体健。2012年人工流产1次。

专科检查： 胎位LOA，宫高28 cm，腹围96 cm，估计胎重2 900 g，胎心率144次/分，无宫缩，骨盆外测量：IS–IC–EC–TO为25–26–20–8.5 cm。阴道无出血、无流液。消毒内诊：外阴发育正常，阴道畅，宫颈质软，位置居后，宫颈未消，宫口未开，胎头S–2。

辅助检查：

（1）彩超（2019年02月27日，我院）：宫内晚孕，单胎，存活，头位。胎心率164~171次/分。

（2）尿常规：尿蛋白（+++）。

（3）肝功能：白蛋白29.4 g/L。

初步诊断： ①重度子痫前期；②孕3产1，宫内孕30^{+6}周，头位；③瘢痕子宫；④低蛋白血症。

诊疗经过： 入院后完善心肌酶谱、肝肾功能、凝血功能、血常规等检查，给予解痉降压、监测胎心胎动等对症治疗。夜间患者诉持续性下腹痛，急查床旁彩超结果示胎盘高回声，大小约104 mm×97 mm×84 mm，根据患者目前症状及检查结果，考虑胎盘早剥，胎儿窘迫，建议急诊手术，患者及其家属表示理解并签字。急诊在全身麻醉下行"子宫下段剖宫产术"。术中发现：子宫增大如孕周，前壁紫蓝色，子宫下段形成欠佳，羊水色清，量约600 mL。以头位助娩一活女婴，脐带绕颈一周，清理呼吸道、断脐带后交助产士和新生儿科医师处理。因新生儿为高危儿，与家属沟通后转NICU。胎盘附着于前壁，自然剥离，胎盘面积约18 cm×20 cm，厚约3 cm，胎盘剥离面积约占1/2，胎盘后血凝块量约200 mL。术中出血约1 000 mL，尿量100 mL；术中及术后输悬浮红细胞4 U、血浆300 mL，血型B，Rh（＋），无输血反应；术后血压155/90 mmHg，脉搏70次/分。胎盘经家属过目后常规送病理。术后即予以促进子宫复旧、解痉、补液、降压等对症治疗。术后6天，患者出院。

出院诊断： ①胎盘早剥；②子宫胎盘卒中；③产后出血；④孕3产2，宫内孕31^{+2}周，头位，剖宫产术后；⑤重度子痫前期；⑥脐带缠绕；⑦盆腔粘连；⑧早产儿。

（二）诊治要点

1. 诊断依据

（1）育龄期女性，停经7月余，发现血压升高3天。

（2）既往史：2014年因"重度子痫前期"在某市级医院行"子宫下段剖宫产术"。

（3）辅助检查：

1）彩超（2019年02月27日，我院）：宫内晚孕，单胎，存活，头位。胎心率164~171次/分。

2）尿常规示：尿蛋白（+++）。

3）肝功能：白蛋白29.4 g/L。

4）夜间急查床旁彩超：胎盘高回声，大小约104 mm×97 mm×84 mm

（考虑胎盘早剥）。

2. 胎盘早剥发病原因及机制

胎盘早剥的发病机制至今尚未阐明，胎盘早剥的高危因素有以下几点：

（1）血管病变：妊娠期高血压疾病时，全身小动脉痉挛，发病严重者子宫底蜕膜螺旋小动脉也可发生痉挛，底蜕膜螺旋小动脉的痉挛或者硬化都可能导致远端毛细血管破裂出血，血液积聚在底蜕膜处形成血肿，导致胎盘从子宫壁剥离。此病例属于此类别。

（2）机械性因素：腹部受到撞击、外伤、性交等都可诱发胎盘早剥。胎盘早破、羊水流出过快、双胎第一胎儿娩出后，宫腔内压力骤减，子宫突然收缩，可能导致胎盘附着处自子宫壁剥离。

（3）子宫静脉压升高：在妊娠晚期或临产后，孕妇不注意改变体位而长时间处于仰卧位，巨大的子宫可压迫下腔静脉，导致回心血量减少，血压下降，子宫静脉出现淤血，蜕膜床淤血破裂而发生胎盘剥离。

（4）其他：高龄孕妇、经产妇易发生胎盘早剥；吸烟、酗酒、吸食可卡因是国外本病发生率增高的原因；胎盘位于子宫肌瘤部位也增加剥离的风险。

3. 胎盘早剥病情轻重及临床表现不同

（1）轻型：多以显性出血为主，胎盘早期的剥离面积通常不超过1/3，多发生于分娩期。主要表现为阴道流血，出血量一般较多，多无腹痛或仅有轻微腹痛，胎心多表现正常或轻度窘迫。

（2）重型：以隐性出血为主，胎盘剥离面积超过1/3，多发生于重度子痫前期的孕妇。主要表现为突然腹痛，呈持续性，或表现为腰酸、腰背痛，腹痛的程度与胎盘后积血量成正比，严重时可出现休克现象。无阴道出血或出血不多，胎心音听不清。伴随疾病进展，常导致凝血功能障碍。

4. 超声检查在胎盘早剥中的作用

可协助了解胎盘的附着部位及胎盘早剥的严重程度，同时明确胎儿是否存活。如果超声声像图显示胎盘与子宫壁之间有界限不清的液性暗区，即为胎盘后血肿。如有胎盘绒毛凸向羊膜腔内，则表示血肿体积增大。超声诊断胎盘早剥的敏感性仅25%，即使阴性也不能完全除外胎盘早剥，但可排除前置胎盘。

5. 鉴别诊断

（1）前置胎盘：轻型胎盘早期剥离可表现为无痛性阴道出血，当胎盘附着于子宫后壁时，腹部压痛体征不明显，很容易与前置胎盘混淆。通过B超检查来确定胎盘位置，判断其下缘与宫颈内口的关系，可以鉴别。

（2）子宫破裂：当出现子宫先兆破裂或不全破裂时，孕妇常表现烦躁不安、下腹部疼痛拒按，阴道出现少量出血，胎儿出现宫内窘迫，这些临床表现与重型胎盘早期剥离很难区分。但子宫破裂常常发生于分娩过程中，因梗阻性难产引起或有瘢痕子宫病史，检查时可发现病理性缩复环。而胎盘早期剥离，多发生于重度子痫前期的孕妇中，检查子宫硬如板状腹。

6. 治疗要点

出血过多时，要积极纠正休克，给予面罩吸氧、输血。抢救能否成功，关键在于补充血容量，积极控制出血。一旦判断胎盘剥离，必须及时终止妊娠。娩出胎儿才能有效控制出血。终止妊娠的方法，根据病情轻重及孕妇的孕产次、胎儿宫内安危等综合决定。

（三）经验总结与关注要点

1. 处理原则

胎盘早剥危及母儿生命，处理要慎重。同时考虑孕周、剥离的严重程度、有无其他合并症以及宫口开大的情况、胎儿宫内安危等综合考虑，母儿的预后取决于处理是否及时又恰当。

（1）纠正休克：出血过多的患者，出现失血性休克时，应立即给予面罩吸氧，建立静脉通路。抢救的关键在于能否快速补充血容量，快速输入

新鲜血和血浆补充血容量及凝血因子。注意预防DIC，监测中心静脉压指导补液量，以免出现致命的肾衰竭。

（2）及时终止妊娠：一旦确诊胎盘早剥，及时终止妊娠，可以有效地控制子宫出血，以避免发生严重的肾衰竭及DIC。终止妊娠的方法，需综合考虑孕妇的产次、胎儿宫内安危情况还有产程的进展情况来决定。

1）阴道分娩：产妇一般情况较好，胎儿存活，且以显性出血为主，宫口已扩张，估计短时间内可经阴道分娩，在胎心监护良好的情况下，在宫缩间歇期可行人工破膜，使羊水缓慢流出，从而降低宫腔压力。同时严密监测产妇生命体征及胎心情况，备血，做好紧急剖宫产的准备，由于胎盘早剥的发展是逐渐加重的，多数产妇还是需要剖宫产终止妊娠。

2）剖宫产：出现以下情况需要剖宫产终止妊娠：胎盘早剥确诊，如果未临产，无论胎盘早剥分型轻重均需要剖宫产终止妊娠；重型胎盘早剥，不能短时间阴道分娩者；轻型胎盘早剥，出现胎儿宫内窘迫者；破膜或者静脉滴注缩宫素，产程毫无进展，均需要及时剖宫产者。剖宫产胎儿娩出后，立即给予促进子宫收缩剂，尽快人工剥离出胎盘，按摩子宫。若出现子宫胎盘卒中，给予热盐水湿敷，可促进子宫收缩好转。若不能有效控制出血，或并发DIC，快速输入新鲜血，行子宫切除术。

2. 监测要点

（1）产后出血：分娩后立即使用宫缩剂，持续按摩子宫，促进子宫收缩。若子宫出血不能控制，应立即行子宫切除术。

（2）DIC及凝血功能障碍：密切监测产妇的生命体征、出血量、尿量等，实验室检查动态观察血红蛋白、血细胞比容及凝血功能，以指导补液量及血制品的输注。出血量多，可导致血容量不足及凝血因子的消耗，输入足够量的新鲜血可以补充血容量及凝血因子。血小板减少时，可以输血小板浓缩剂。经过上述处理，凝血功能多可恢复正常。

（3）肾功能：对于胎盘早剥的患者，需要严密观察尿量情况。如果产妇出现少尿（尿量少于17 mL/L）或无尿（尿量少于100 mL/24小时）时，应该及时补充血容量，并给予呋塞米40~80 mg静脉滴注，必要时可以重复应用，多数可在1~2天内恢复。如若尿量仍不见增多，或出现血尿素氮、肌酐等升高，提示肾衰竭加重，需行血液透析治疗，多数在1周内好转。

（四）孕产期管理及风险防范

胎盘早剥的发病机制至今不完全清楚，但子痫前期是胎盘早剥的主要高危因素，所以对于子痫前期的孕妇，需要加强孕期的监测。有胎盘早剥病史的女性，再次妊娠发生胎盘早剥的风险也会提高数倍。

对于有子痫前期或者既往有子痫前期病史的孕妇，应加强孕24~28周的超声检查，包括检测是否合并有胎儿生长受限，积极控制血压，防止血压波动过大导致胎盘早剥；产检时同时对孕妇进行宣教，避免夜间长时间采取仰卧位，避免腹部外伤、不恰当的用力等有可能诱发胎盘早剥的因素。

七、凶险性前置胎盘

（一）病历汇报

患者，王某，33岁。

主诉： 停经8月余，彩超发现前置胎盘3月余。

现病史： LMP：2017年08月31日。EDC：2018年06月07日。停经30余天查尿妊娠试验阳性，停经后出现明显早孕反应，以呕吐为主，持续1个月逐渐缓解。孕5月余时自觉胎动，活跃至今。孕3月余时建立围保，定期产检，行NT超声、唐氏筛查、四维彩超和糖耐量试验均未提示明显异常。孕早期阴道出血10余天，当地医院给予口服"黄体酮胶囊3次/日，1片/次"，后出血停止（具体不详）。孕中晚期无阴道出血。3月余前查彩超提示发现前置胎盘，无阴道出血，未行特殊处理。现无腹痛及阴道出血、流液，要求入院待产，门诊以"孕3产1，宫内孕35⁺⁴周，前置胎盘"收住院。自停经

以来，神志清，精神可，无畏寒发热，无胸闷憋气，饮食、睡眠好，大小便正常，体重随孕周改变。

既往史：2010年行"子宫下段剖宫产术"。否认高血压、心脏病病史，否认糖尿病、脑血管疾病病史，否认肝炎、结核、疟疾病史（预防接种史随当地进行），否认外伤、输血、献血史，否认食物、药物过敏史。

家族史：父母体健；同胞4人，1弟2妹均体健。

婚育史：25岁结婚，配偶体健，夫妻关系和睦。孕3产1，人工流产1次。2010年剖宫产1活婴。

专科检查：胎位LOA，宫高30 cm，腹围100 cm，估计胎重3 200 g，胎心率140次/分，无宫缩。骨盆外测量：IS–IC–EC–TO为24–28–22–8.5 cm。阴道无出血、无流液。

辅助检查：2018年05月09日我院超声提示：①宫内妊娠，晚孕，单活胎，横位；②胎盘覆盖宫颈内口（考虑完全性前置胎盘）；③胎盘内液性暗区（考虑血窦）；④宫腔内带状高回声（考虑宫腔粘连带）；⑤胎儿脐带绕颈一周；⑥母体肝内钙化灶。

初步诊断：①凶险性前置胎盘；②瘢痕子宫；③孕3产1，宫内孕35^{+4}周，头位。

诊疗经过：入院后积极完善各相关检查，行盆腔磁共振检查，见"宫内孕，提示完全性前置胎盘合并胎盘植入可能；胎儿脐带绕颈"。术前准备充分后于2018年5月11日在全麻下行"子宫下段二次剖宫产术+盆腔粘连松解术+双侧子宫动脉结扎术+宫颈提拉式缝合术"，术中见，大网膜与子宫前壁轻度粘连，子宫增大如孕周，子宫前壁下段可见大量怒张血管，避开胎盘切开子宫，钝性延长，羊水色清，量约500 mL，以头位助娩一活女婴，清理呼吸道、断脐带后交助产士及新生儿科医师处理。胎盘附着于后壁，下段完全覆盖宫颈内口，胎盘娩出后查看子宫体表面可见大量粗大血管，子宫后壁下段右侧明显，胎盘剥离后出血异常汹涌，后壁右侧肌层基本缺失，给予局部缝扎。下推膀胱，行双侧子宫动脉结扎及宫颈提拉式缝合后出血明显好转，宫腔内放置球囊，注水约200 mL。术中出血约5 000 mL，尿量300 mL，输悬浮红细胞8 U、血浆800 mL、冷沉淀10 U，血型B，无输血反应，术后予以对症支持治疗，因Ⅱ类切口，术中出血多，给予头孢呋辛针1.5 g，每8小时一次静脉滴注；奥硝唑100 mL，每日2次静脉滴注预防感染，给予促进子宫复旧及补血等对症治疗。术后24小时取出宫腔球囊，无活动性出血。术后5天出院。

出院诊断：①凶险性前置胎盘；②胎盘植入；③产后出血；④孕3产2，宫内孕36⁺¹周，头位，剖宫产术后；⑤早产儿。

（二）诊治要点

1. 诊断依据

（1）育龄期女性，超声提示前置胎盘；以无诱因或者无痛性阴道间断出血为主诉入院。

（2）既往史：有剖宫产病史。

（3）超声或者磁共振提示瘢痕处有胎盘植入。

2. 诊断要点

可通过询问病史或者通过各项检查来判断。

（1）病史：妊娠晚期突然发生无痛性阴道出血。本次妊娠中期超声检查提示胎盘邻近或覆盖宫颈内口。

（2）查体：患者的全身状况和出血量密切相关，急性大量出血患者可出现休克。

（3）超声检查：可清楚显示子宫壁、宫颈、胎先露与胎盘之间的关系，是目前诊断前置胎盘最有效的方法。附着于子宫后壁的前置胎盘因胎头遮挡或者腹部超声探测深度不够，易漏诊，采用经阴道彩色多普勒可以准确判断，但操作不当可引起出血。

（4）磁共振检查：磁共振有助于了解胎盘侵入肌层的深度、有无侵入到膀胱组织、局部血管血流分布情况。超声联合磁共振可提高诊断率。

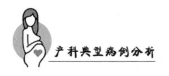

3. 鉴别诊断

（1）胎盘早剥：轻型胎盘早剥主要症状为阴道流血，出血量一般较多，色暗红，可伴有轻度腹痛或腹痛不明显。重型胎盘早剥可出现突然发生的持续性腹痛和（或）酸、腰痛，其程度因剥离面大小及胎盘后积血多少而不同，积血越多疼痛越剧烈。严重时可出现恶心、呕吐，甚至面色苍白、出汗、脉弱及血压下降等休克征象。可无阴道流血或仅有少量阴道流血，贫血程度与外出血量不相符。B超可发现胎盘增厚、胎盘后血肿，胎盘边缘窦破裂时，胎盘位置正常。

（2）胎盘边缘血窦破裂：通过B超检查及分娩后胎盘检查可协助诊断。

（3）脐带帆状附着合并前置血管破裂：主要为胎儿出血，由于血管的位置异常，在胎膜发生破裂时血管也破裂，突然出血，胎儿迅速死亡，但对母亲的危害不大。

（4）宫颈病变：如息肉、糜烂、宫颈癌等，结合病史通过阴道检查、B超检查及分娩后胎盘检查可以确诊。

4. 治疗要点

宫内晚孕前置胎盘的治疗原则是控制出血、纠正贫血、预防感染，如有宫缩，同时抑制宫缩，根据前置胎盘的分型、出血量、妊娠周数等综合考虑，在母亲安全的基础上，选择合适的分娩方式和时间。凶险性前置胎盘应当在有救治条件的医院治疗。

（三）经验总结与关注要点

1. 处理原则

总的原则是抑制宫缩、控制出血、纠正贫血、预防感染，根据前置胎盘的类型、妊娠孕周、出血量、有无休克综合考虑，正确的选择分娩的方式及时间。

2. 终止妊娠的时机及方式

（1）终止妊娠的时机：对于无症状的前置胎盘合并胎盘植入者考虑36周后终止妊娠，无症状的完全性前置胎盘者可考虑37周后终止妊娠，边缘性前置胎盘者可考虑38周后终止妊娠。部分性前置胎盘者应根据具体情况适时终止妊娠。

（2）终止妊娠的方式：

1）紧急剖宫产：对于出现大出血甚至休克的孕妇，为了挽救生命，需要及时终止妊娠。不考虑胎儿情况，在短时间内娩出胎儿及胎盘，结束分娩，保证母儿安全，是处理前置胎盘的主要手段。

2）择期剖宫产：完全性前置胎盘孕妇必须以剖宫产终止妊娠。

3）阴道分娩：适用于边缘性前置胎盘、阴道出血不多、头先露，且无头盆不称，短时间内可以结束分娩者。阴道检查需要在备血、输液的情况下进行。一旦产程停滞或阴道流血增多，及时剖宫产结束分娩。

3. 围分娩期管理要点

（1）术前评估：提前做好充足准备，对前置胎盘多倾向于剖宫产，术前尽可能完善超声及磁共振检查，确定胎盘位置及有无植入，提前做好诊疗方案，集合产科医生、新生儿科、麻醉科、输血科及放射科等多科室协助，共同降低母儿风险，同时依赖于手术医师娴熟的手术技能，确保最短时间内娩出胎儿，有效减少出血。同时备足血液制品，开放静脉通道，也可考虑术中自体输血。术前有条件的可以提前放置髂内动脉球囊。

（2）术中切口选择：可在子宫下段瘢痕上方或者瘢痕处横切口，取出胎儿，随后剥离胎盘；可在胎盘附着边缘较薄处胎盘打洞快速取出胎儿；或者避开胎盘附着位置行子宫体部剖宫产取出胎儿，但要避免切口向下延伸撕裂膀胱。

（3）术中止血：胎儿娩出后，立即给予缩宫素20 U宫体肌壁注射加强子宫收缩，若无出血，可按摩子宫底部自娩或徒手剥离胎盘。如出血增多，可用止血带捆扎子宫下段暂时压迫子宫血管，减少胎盘剥离时子宫出

血。同时可以通过手术方法止血，如胎盘附着处局部缝扎、可吸收线8字缝合血窦、宫颈提拉式缝合、双侧子宫动脉结扎以及宫腔内填塞纱条或球囊等止血。有机会者可行子宫动脉栓塞术。如果保守无效或合并胎盘植入，短时间内出血超过2 000 mL，可行子宫全切除或子宫次全切除术。

（四）孕产期管理及风险防范

孕期管理关键是早期发现前置胎盘，及时制订相应的孕期诊疗方案。推荐在孕20~24周超声着重观察胎盘位置距宫颈内口的距离。胎盘位置完全覆盖宫颈内口或者距宫颈内口的距离在2 cm之内的，禁止孕期性生活病并进行前置胎盘的宣教。以后每4周严格随访胎盘的位置。阴道超声的准确率较腹部超声更高。在孕晚期对仍为前置胎盘的孕妇进行宣教，出现阴道出血多时及时就诊。

八、早产

（一）病历汇报

患者，蔡某，29岁。

主诉：停经7月余，下腹发紧1周。

现病史：患者平素月经规律。LMP：2017年08月15日。EDC：2018年05月22日。停经40余天查尿妊娠试验阳性，停经后未出现明显早孕反应，停经4月时自觉胎动，活跃至今，未建立围保，定期产检，唐氏筛查、四维彩超及糖耐量试验均未提示明显异常。未行NT超声检查。孕中晚期无头晕、头痛、眼花、胸闷等不适，无双下肢水肿。1周前无明显诱因出现阵发性下腹发紧，轻微，无阴道流液、出血，就诊于当地人民医院，予硫酸镁保胎，现宫缩较前无明显好转，为求进一步诊治，转入于我院，急诊以"孕1产0，宫内孕29^{+3}周，头位，先兆早产"之诊断收住院。自停经以来，精神可，饮食、睡眠好，大小便正常，孕期体重增加8 kg。

既往史：10余年前献血1次，否认高血压、心脏病病史，否认糖尿病、脑血管疾病病史，否认肝炎、结核、疟疾病史（预防接种随当地进行），否认手术、外伤、输血，否认食物、药物过敏史。

家族史：父母体健；同胞5人，2哥2姐均体健。否认家族性遗传病史。

婚育史：28岁结婚，配偶体健，夫妻关系和睦。孕1产0。

专科检查：胎位LOA，宫高24 cm，腹围99 cm，估计胎重2 550 g，胎心率140次/分，头位，不规律宫缩。骨盆外测量：IS-IC-EC-TO为25-27-20-8.5 cm。阴道无流血、无流液。消毒内诊：外阴发育正常，阴道畅，宫颈软，宫颈管消退90%，宫口未开。

辅助检查：彩超（2018年02月28日，我院）示头位；胎儿双顶径77 mm，头围287 mm，腹围250 mm，股骨长55 mm；胎心率153次/分。脐动脉血流：RI 0.72，S/D 3.53。胎盘附着于后壁，厚约32 mm，位置不低。羊水指数140 mm。

初步诊断：①先兆早产；②孕1产0，宫内孕29^{+3}周，头位。

诊疗经过：入院后完善常规检查，给予连续电子胎心监护，口服硝苯地平（心痛定）片10 mg，8小时一次；吲哚美辛栓（消炎痛）25 mg，6小时一次，纳肛；硫酸镁静脉滴注，宫缩未明显减少，使用阿托西班抑制宫缩，后宫缩缓解。予以地塞米松6 mg肌内注射，每日2次，促胎肺成熟。入院第3天患者诉阴道流液，pH试纸检查变色，伴下腹部发紧，给予头孢唑林针2 g，12小时一次，静脉滴注预防感染及补液治疗；嘱患者卧床休息，自数胎动。严密监测胎心、胎动情况。同时与患者及其家属沟通病情，有保胎失败、大出血、宫内感染、胎儿窘迫、胎心和胎动异常、脐带脱垂、急诊手术等可能，患者及其家属知情理解。入院第7天宫缩渐变频，伴宫颈扩张，当日早产分娩一活男婴。婴儿出生1分钟Apgar评分4分，心率、肌张力、皮肤、喉反射各得1分，立即配合新生儿科医生给予人工正压通气、气管插管。5分钟评9分，肌张力扣1分；10分钟评9分，肌张力扣1分。吸出羊

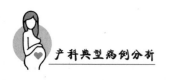

水2 mL，色清，脐带用两个脐带夹常规结扎，用2%碘酊消毒脐带残端。因"早产儿、新生儿窒息"转NICU观察治疗。产后4日恢复良好，出院。

出院诊断：①孕1产1，宫内孕30^{+3}周，头位，自然分娩后；②早产；③胎膜早破。

（二）诊治要点

1. 诊断依据

1）育龄期妇女，停经7月余，下腹发紧1周。

2）专科检查：腹部触诊可扪及不规律宫缩。消毒内诊：外阴发育正常，阴道畅，宫颈软，宫颈管消退90%，宫口未开。

2. 诊断要点

（1）早产的定义上限全球统一，即妊娠不满37周分娩；而下限设置各国不同，与其新生儿治疗水平有关。很多发达国家与地区采用妊娠满20周，也有一些采用满24周。我国仍然采用妊娠满28周或新生儿出生体重≥1 000 g的标准。

（2）早产的主要临床表现是子宫收缩，最初为不规则宫缩，常伴有少许阴道流血或血性分泌物，以后可为规律宫缩，其过程与足月临产相似。

（3）按是否临产，可将早产分为先兆早产和早产临产两个阶段。先兆早产是指有规则或不规则宫缩，伴有宫颈管进行性缩短。早产临产须符合下列条件：①出现规律宫缩（20分钟≥4次，或60分钟≥8次）伴有宫颈的进行性改变；②宫颈扩张1 cm以上；③宫颈容受≥80%。

（4）早产的分类及原因：早产可分为自发性早产和治疗性早产。前者又分为胎膜完整早产和未足月胎膜早破。

1）胎膜完整早产：是最常见的类型，约占45%。发生机制主要为：①宫腔过度扩张，如双胎或多胎妊娠、羊水过多等。②母胎应激反应，由于孕妇精神、心理压力过大，导致胎盘-胎儿肾上腺-内分泌轴紊乱，过早、过多分泌促肾上腺皮质激素释放激素（CRH）和雌激素，使宫颈过早成熟并诱发宫缩。③宫内感染，感染途径最常见的是下生殖道的病原体经宫颈管逆行而上，另外，母体全身感染病原体也可通过胎盘侵及胎儿，或盆腔感染病原体经输卵管进入宫腔。最常见的病原体有阴道加德纳菌、梭形杆菌、人型支原体、解脲支原体等。

2）未足月胎膜早破早产：病因及高危因素包括未足月胎膜早破（PPROM）史、体重指数<19.0 kg/m^2、营养不良、吸烟、宫颈机能不全、子宫畸形（如纵隔子宫、单角子宫、双角子宫等）、宫内感染、细菌性阴道病、子宫过度膨胀、辅助生殖技术受孕等。

3）治疗性早产：指由于母体或胎儿的健康原因不允许继续妊娠，在未达到37周时采用引产或剖宫产终止妊娠。

（5）早产高危人群：

1）有晚期流产及（或）早产史者：有早产史孕妇其早产的再发风险是普通孕妇的2倍，前次早产孕周越小，再次早产风险越高。如果早产后有过足月分娩，再次单胎妊娠者不属于高危人群。对于前次双胎妊娠，在30周前早产，即使此次是单胎妊娠，也有较高的早产风险（Ⅲ级）。

2）阴道超声检查：孕中期阴道超声检查发现子宫颈长度（cervical length，CL）<25 mm的孕妇。

3）有子宫颈手术史者：如宫颈锥切术、环形电极切除术（LEEP）治疗后发生早产的风险增加，子宫发育异常者早产风险也会增加。

4）孕妇年龄过小或过大者：孕妇≤17岁或>35岁。

5）妊娠间隔过短的孕妇：两次妊娠间隔如控制在18~23个月，早产风险相对较低（Ⅲ级）。

6）过度消瘦的孕妇：体重指数<19 kg/m^2，或孕前体重<50 kg，营养状况差，易发生早产。

7）多胎妊娠者：双胎的早产率近50%，三胎的早产率高达90%。

8）辅助生殖技术助孕者：采用辅助生殖技术妊娠者其早产发生风险较高。

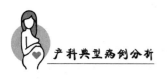

9）胎儿及羊水量异常者：胎儿结构畸形和（或）染色体异常、羊水过多或过少者，早产风险增加。

10）有妊娠并发症或合并症者：如并发重度子痫前期、子痫、产前出血、妊娠期肝内胆汁淤积症、妊娠期糖尿病、甲状腺疾患、严重心肺疾患、急性传染病等，早产风险增加。

3. 早产治疗原则

若胎膜完整，在母胎情况允许时尽量保胎至34周，监护母胎情况，适时停止早产的治疗。

（1）适当休息：宫缩较频繁，但宫颈无改变，不必卧床和住院，只需适当减少活动的强度和避免长时间站立即可；宫颈已有改变的先兆早产者，可住院并注意休息；已早产临产，需住院治疗，应卧床休息。

（2）促胎肺成熟治疗：妊娠<35周，一周内有可能分娩的孕妇，应使用糖皮质激素促胎儿肺成熟。方法：地塞米松注射液6 mg肌内注射，每12小时一次，共4次；或倍他米松注射液12 mg肌内注射，24小时后再重复一次。如果用药后超过2周，仍存在<34周早产可能者，可重复一个疗程。

（3）抑制宫缩治疗：先兆早产患者，通过适当控制宫缩，能延长妊娠时间；早产临产患者，宫缩抑制剂虽不能阻止早产分娩，但可能延长妊娠3~7日，为促胎肺成熟治疗和宫内转运赢得时机。常用的宫缩抑制剂如下。

1）钙通道阻滞剂：可选择性减少Ca^{2+}内流、降低细胞内Ca^{2+}浓度、抑制子宫收缩。常用药物为硝苯地平，其抗早产的作用安全、更有效。用法：口服。建议使用方案：起始剂量为20 mg，然后每次10~20 mg，每日3~4次，根据宫缩情况调整。应密切注意孕妇心率及血压变化。已用硫酸镁者慎用，以防血压急剧下降。

2）前列腺素合成酶抑制剂：能抑制前列腺素合成酶，减少前列腺素合成酶，减少前列腺素合成或抑制前列腺素释放，从而抑制宫缩。因其可通过胎盘，大剂量长期使用可使胎儿动脉导管提前关闭，导致肺动脉高压；且有使肾血管收缩、肾功能受损，抑制胎尿形成，使羊水减少的严重副作用，故此类药物仅在妊娠32周前短期选用。常用药物为吲哚美辛，初始剂量50~100 mg，经阴道或直肠给药，也可口服；然后每6小时予25 mg，维持48小时。用药过程中需密切监测羊水量及胎儿动脉导管血流。

3）β受体激动剂：可兴奋子宫平滑肌细胞膜上的β$_2$受体，激活细胞内腺苷酸环化酶，促使三磷腺苷合成环腺苷酸（cAMP），降低细胞内钙离子浓度，阻止子宫肌收缩蛋白活性，抑制子宫平滑肌收缩。此类药物抑制宫缩的效果肯定，但在兴奋β$_2$受体的同时也兴奋β$_1$受体，其副作用较明显，主要有母胎心率增快、心肌耗氧量增加、血糖升高、水钠潴留、血钾降低等，严重时可出现肺水肿、心衰，危及母亲生命。故对合并心脏病、高血压、未控制的糖尿病，并发重度子痫前期、明显产前出血的孕妇慎用或禁用。用药期间须密切监测患者生命体征和血糖情况。常用药物有利托君。用药期间须密切关注孕妇主诉及孕妇心率、血压、宫缩变化，并限制静脉输液量（每日不超过2 000 mL），以防肺水肿。如患者心率＞120次/分，应减慢滴速；如心率＞140次/分，应停药；如出现胸痛，应立即停药并行心电监护。长期用药者应监测血钾、血糖、肝功能和超声心动图。

4）阿托西班：是一种缩宫素的类似物，通过竞争子宫平滑肌细胞膜上的缩宫素受体，抑制由缩宫素所诱发的子宫收缩，其抗早产的效果与利托君相似。但其副作用轻微，无明显禁忌证。用法：起始剂量为6.75 mg，静脉滴注1分钟；继之以18 mg/h的速度滴注，维持3小时；接着以6 mg/h的速度缓慢滴注，持续45小时。

5）硫酸镁：高浓度的镁离子直接作用于子宫平滑肌细胞，拮抗钙离子的子宫收缩活性，有较好的抑制子宫收缩的作用。长时间大剂量使用硫酸镁可引起胎儿骨骼脱钙，因此硫酸镁用于早产治疗尚有争议。但硫酸镁可以降低妊娠32周前早产儿脑瘫的风险和严重程度，推荐妊娠32周前早产者常规应用硫酸镁作为胎儿中枢神经系统保护剂。用法：硫酸镁4~5 g，静脉注射或快速滴注，随后以1~2 g/h的速度缓慢滴注12小时，一般用药不超过48小时。

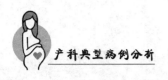

（4）控制感染：感染是早产的重要原因之一，应对未足月胎膜早破、先兆早产和早产临产孕妇做阴道分泌物细菌学检查（包括B族链球菌）。有条件时，可做羊水感染指标相关检查。阳性者选用对胎儿安全的抗生素，对胎膜早破早产者，必须预防性使用抗生素

（5）适时停止早产的治疗：有下列情况者，需终止早产治疗。①宫缩进行性增强，经过治疗无法控制；②宫内感染；③权衡利弊，继续妊娠对母胎的危害大于胎肺成熟对胎儿的好处；④妊娠≥34周，如无母胎并发症，应停用宫缩抑制剂，顺其自然，不必干预，继续监测母胎情况。

（6）产时处理与分娩方式：

1）早产儿尤其是<32孕周的早产儿需要良好的新生儿救治条件，有条件时应提早转运（宫内转运）到有早产儿救治能力的医院分娩。

2）大部分早产儿可经阴道分娩，分娩镇痛以硬脊膜外阻滞麻醉镇痛相对安全，慎用吗啡、哌替啶等抑制新生儿呼吸中枢的药物，产程中密切监护胎儿状况。不提倡常规会阴切开，也不支持使用没有指征的产钳助产术。对臀位，特别是足先露者，应根据当地早产儿救治条件，权衡剖宫产利弊，因地制宜选择分娩方式。

3）早产儿应延长至分娩60秒后断脐带。可减少新生儿输血的需要和脑室内出血的发生率。

（三）经验总结与关注要点

1. 宫缩抑制剂应用的规范化问题

宫缩抑制剂主要包括钙通道阻滞剂（如硝苯地平）、β受体激动剂（如利托君）、缩宫素受体抑制剂（如阿托西班）、硫酸镁和环氧化酶抑制剂（如吲哚美辛）等。

2014年世界卫生组织（WHO）对29个国家进行了产前糖皮质激素和宫缩抑制剂在治疗早产方面的多中心调查，结果显示总体使用规范性较差，相当一部分国家使用宫缩抑制剂不合理，甚至有风险。一项多中心随机对

照试验（APOSTEL Ⅲ试验）比较了硝苯地平与阿托西班对先兆早产的治疗效果，发现硝苯地平与阿托西班治疗先兆早产48小时后，其围产儿结局相似。未来的研究方向应侧重于目标为改善围产儿结局的大样本多中心随机对照研究。

2. 硫酸镁的应用

目前证据一致表明，妊娠32周前宫内暴露，硫酸镁可保护胎儿神经系统，预防早产儿脑瘫及其他运动功能障碍，各国正在推广硫酸镁的规范化使用。但硫酸镁应用不规范会带来风险，应根据医院和科室的情况，参考指南，制订统一具体的使用方案。

3. 产前糖皮质激素的使用

糖皮质激素用于促胎肺成熟，同时能有效降低新生儿呼吸窘迫综合征、脑室内出血、坏死性小结肠炎、脓毒症以及新生儿死亡的风险。妊娠23周前胎肺发育并未达到能对糖皮质激素产生反应的程度，故所有国家和组织机构的指南均不推荐在妊娠23周前使用。肺泡上皮细胞学研究表明，糖皮质激素产生的生化刺激似乎是可逆的，而恒河猴动物实验则与其相反，因此对于糖皮质激素重复治疗的疗程尚无定论，通常不推荐超过2个疗程的使用。另外，由于缺乏一致可靠的长期数据，对某些特殊的孕妇（如高龄、双胎妊娠孕妇等）来说，安全的疗程间隔、最佳的给药剂量及途径等尚无循证推荐，未来还需进行系列临床研究以回答这些临床困惑和争论。

4. 抗生素与早产

早产时使用抗生素颇有争议。目前较为一致的建议是胎膜早破的早产可使用抗生素，胎膜完整的早产则不用。另外B族溶血性链球菌感染和尿培养阳性的孕妇可考虑使用抗生素防治早产。

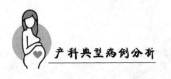

（四）孕产期管理及风险防范

1. 早产的预测及预防

早产的预测：对具有高危因素的孕妇应进行早产预测以评估早产风险。

（1）阴道超声宫颈长度测定：妊娠24周前宫颈长度<25 mm，或宫颈内口漏斗形成伴有宫颈缩短，提示早产风险增大。尤其对宫颈长度<15 mm和>30 mm的阳性和阴性预测价值更大。

（2）宫颈分泌物生化检测：超声检测宫颈长度在20~30 mm，对早产的预测价值还不确定，可进一步做宫颈分泌物的生化指标检测，以提高预测的准确性，尤其是对没有明显早产临床表现的孕妇。检测指标包括：胎儿纤连蛋白（fFN）、磷酸化胰岛素样生长因子结合蛋白1（phIGFBP-1）、胎盘α微球蛋白1（PAMG-1），其中fFN的阴性预测价值更大。

2. 早产的预防

积极预防早产是降低围产儿死亡率的重要措施之一。

（1）加强产前保健系统：孕妇尽早就诊，建围产保健卡，定期产前检查；尽早发现早产高危因素，并对存在的高危因素进行评估和处理；指导孕期卫生。

（2）集中特殊预防措施：

1）宫颈环扎术：宫颈环扎术不宜用于早产临产及存在感染证据者。目前的应用共识是对于既往多次早产以及有先兆早产同时合并宫颈缩短者，在24周前可应用宫颈环扎术。

2）孕酮制剂：近年的临床研究提示孕酮对预防早产有一定的作用，一般用于单胎、妊娠中期短宫颈的孕妇，不管是否有晚期流产或早产史。①阴道用药：微粒化黄体酮阴道栓200 mg或黄体酮凝胶90 mg，每晚一次，从16周至36周。②肌内注射：17α-羟孕酮，每周一次，从16周至36周。③口服：口服孕酮制剂是否有效，尚需更多的临床证据。

3）子宫颈托：近年有报道，用子宫颈托对妊娠中期宫颈缩短的宫颈机能不全患者有一定预防作用，但仍有争议。

4）其他：避免无指征的引产和择期剖宫产，戒烟，控制辅助生殖引起的多胎妊娠，减少疲劳，营养干预以及避免较短的妊娠间期等，这些预防早产的措施对妊娠均有益，应该对所有孕妇进行宣教。

各种预防措施主要针对单胎妊娠，对多胎妊娠尚缺乏充足的循证医学证据。

第二节　分娩期并发症

一、失血性休克

（一）病历汇报

患者，赵某，33岁。

主诉：停经6月余，间断阴道出血20天，加重2小时。

现病史：平素月经规律。LMP：2018年09月10日。EDC：2019年06月17日。停经30天查尿妊娠试验阳性，停经后未出现明显早孕反应，孕期规范产检。20天前无明显诱因出现阴道流血，量少，淋漓不尽，无腹痛，无肉芽组织排出，在当地医院行超声检查提示双胎、前置胎盘状态。遂给予保胎治疗（具体不详），效可。2小时前阴道流血较前增多，明显大于月经量，色鲜红，伴阵发性下腹痛，伴头晕乏力，无晕厥，无肛门坠胀感，遂急至本院，门诊以"孕4产3，宫内孕27^{+3}周，双胎，前置胎盘状态"为诊断急诊收入院。自停经以来，饮食、睡眠可，大小便正常，体重随孕周增加

约10 kg。

既往史： 2010年、2013年、2015年分别于当地医院行3次足月"剖宫产"。

个人史、婚育史、月经史、家族史： 均无特殊。

入院查体： T 36.4 ℃，P 118次/分，R 23次/分，BP 70/41 mmHg，精神差，宫底位于脐上2横指，阴道口可见大量血块，间断下腹发紧，3分钟一次，持续30秒，强度中等，胎心率142/135次/分。

辅助检查：

（1）血常规：白细胞12.97×10^9/L，红细胞2.24×10^{12}/L，血红蛋白64 g/L，血小板238×10^9/L。

（2）凝血六项：D-二聚体287 μg/L，纤维蛋白原（FIB）5.2 g/L。

（3）心电图：窦性心动过速。

入院诊断： ①失血性休克；②前置胎盘状态伴大出血；③瘢痕子宫；④孕4产3，宫内孕27^{+3}周；⑤双胎；⑥贫血（中度）。

治疗经过： 患者入院后积极完善血常规、凝血功能、感染性疾病检查，考虑失血性休克，告病危，急诊行"子宫下段四次剖宫产术+肠粘连松解术+双侧子宫动脉上行支结扎术+宫腔填塞术"，以头位助娩两活男婴，高危儿转NICU。术中见胎盘完全覆盖宫颈内口，与子宫后壁下段粘连致密，予人工剥离，胎盘娩出后见大量血凝块及鲜血涌出，清除宫腔下段积血，行双侧子宫动脉上行支结扎后下段出血减少，宫腔下段收缩欠佳，给予宫腔填塞双球囊止血，效可。术中见宫腔中上段一纵隔将宫腔分为两个，术中出血约4 000 mL，尿量1 800 mL，术中输悬浮红细胞10 U、冰冻血浆1 000 mL、冷沉淀10 U、血小板1个单位。术后给予抗感染，纠正贫血，抑酸，保护胃黏膜，营养支持治疗。术后8天出院。

出院诊断： ①失血性休克；②前置胎盘状态伴大出血；③胎盘植入④瘢痕子宫；⑤孕4产4，宫内孕27^{+3}周，剖宫产分娩；⑥双胎；⑦新生儿窒息；⑧早产；⑨盆腔重度粘连；⑩子宫纵隔；⑪贫血（中度）。

（二）诊治要点

1. 诊断依据

（1）停经6月余，间断阴道出血20天，加重2小时。

（2）孕期于当地医院行超声检查提示双胎，部分性前置胎盘。

（3）查体：T 36.4 ℃，P 118次/分，R 23次/分，BP 70/41 mmHg，精神差，宫底位于脐上2横指，阴道口可见大量血块，间断下腹发紧，3分钟一次，持续30秒，强度中等，胎心率分别为142次/分、135次/分。

（4）辅助检查：血常规示血红蛋白64 g/L。

2. 鉴别诊断

（1）胎盘早剥：多表现为有痛性阴道出血，严重时有明显内出血症状、腹痛、宫底升高、胎心率改变、板状腹，B超检查胎盘位置正常，但是胎盘增厚、结构异常，或发现胎盘后血肿。

（2）前置血管破裂：多在破膜后阴道有多量血水流出，随即出现胎儿窘迫表现，甚至胎心消失，产后检查胎盘可判断。

（3）心源性休克：心源性休克的基本机制为泵功能衰竭，心脏排血量下降导致组织低灌注。常见于心肌梗死、心律失常等。临床上常有低血压、低心脏指数、高中心静脉压、周围血管阻力增高等表现。若有左心衰竭，可存在呼吸困难、端坐呼吸、夜间呼吸困难等，合并右心衰竭时常出现肺水肿、严重低氧血症、下肢水肿、颈静脉怒张、呼吸困难等。

3. 治疗要点

凶险性前置胎盘患者往往有剖宫产史以及腹腔脏器手术史，手术后腹腔粘连、妊娠后胎盘植入膀胱，增加再次手术的困难。凶险性前置胎盘可能发生于产前、产时和产后，且出血迅速、出血量大，所以临床处理往往需要多学科的团队合作，包括产科、新生儿科、麻醉科、血液科和重症医学科等。根据患者阴道出血量、孕周、生命体征及胎儿宫内存活情况等进行个体化处理，其处理一般包括期待治疗和终止妊娠。此外，双胎妊娠较

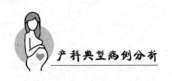

正常妊娠时宫腔相对狭窄，易导致流产及早产，妊娠时子宫过度膨胀，压力增高，胎盘附着面积增大，易并发妊娠期高血压疾病、羊水过多、宫缩乏力等，导致产前、产时或产后出血。

当出现阴道一次大量失血（＞400 mL）或反复多量出血导致血流动力学变化时，应首先评估患者生命体征、短时间内能否经阴道分娩及胎心情况，给予吸氧、监测生命体征、开放≥2条静脉通路、积极备血，出现休克时立即输血抗休克治疗，同时给予抑制宫缩、止血、纠正贫血、预防感染、促胎肺成熟等对症支持治疗。紧急行剖宫产终止妊娠，胎儿娩出后迅速徒手剥离胎盘，并按摩子宫，注射宫缩剂，术中给予局部压迫止血、盆腔血管结扎、动脉栓塞止血，必要时行子宫切除术。

（三）经验总结与关注要点

1. 休克的治疗

（1）紧急复苏，病因治疗。对于在产科手术中常见的大出血，应紧急止血，行血管缝合、宫腔填塞等。本例患者凶险性前置胎盘伴大出血，术中行双侧子宫动脉上行支结扎、宫腔球囊压迫、胎盘剥离面局部间断缝合等对症处理。

（2）改善通气，提高组织供氧。

（3）液体复苏：休克患者存在有效血容量不足，补充血容量是抗休克的最基本措施之一。迅速建立有效的静脉通路，首选晶体溶液，必要时加用胶体溶液，补液顺序先晶体后胶体。

1）晶体溶液：常用生理盐水和乳酸-林格液。用晶体溶液扩容可使血液稀释，黏稠度降低，有利于降低周围血管阻力，改善微循环及增加心排血量，使血压迅速提升，但在血管中存留时间不长，不易持久维持血压，且容易转移至第三间隙，形成组织水肿。

2）胶体溶液：可增加血容量，维持血浆胶体渗透压，并使血液稀释，但使用过多可能影响凝血机制。

3）血液制品：进行成分输血，如输注红细胞、新鲜冰冻血浆、血小板等。①红细胞悬液：血红蛋白<60 g/L，需输血，强调在大量输注红细胞时，早期、积极输注血浆及血小板纠正凝血功能异常，限制早期输入过多的液体来扩容（晶体溶液不超过2 000 mL，胶体溶液不超过1 500 mL）。过早输入大量液体容易导致血液中凝血因子及血小板浓度降低而发生"稀释性凝血功能障碍"，甚至DIC及难以控制的出血。目标：血红蛋白维持在70~90 g/L。②新鲜冰冻血浆：几乎保存了血液中所有的凝血因子、血浆蛋白、纤维蛋白原。应用剂量10~15 mL/kg。在《产科输血指南》中，产妇大出血期间，每输注6 U红细胞宜输注冰冻血浆10~15 mL/kg。目标：PT/APTT比例维持在<1.5倍正常值。③血小板：血小板计数低于（50~75）×10^9/L，需输血小板。④冷沉淀：用于纠正纤维蛋白原的缺乏，若纤维蛋白原≥1.5 g/L，不必输注冷沉淀。用量：0.10~0.15 U/kg。在产妇大出血期间，宜尽早输注冷沉淀，标准计量10 U，随后以纤维蛋白原测定结果为指导，目标是维持纤维蛋白原水平>1.5 g/L。⑤纤维蛋白原：如果纤维蛋白原<1.5 g/L，以予补充，输纤维蛋白原1 g可提升血液中纤维蛋白原0.25 g/L，一次输4~6 g。

2. 手术治疗

（1）宫腔填塞术：有宫腔水囊压迫和宫腔纱布填塞两种方法，阴道分娩后宜选用水囊压迫，剖宫产术中可选用水囊或纱布填塞。宫腔填塞术后密切观察出血量、子宫底高度、生命体征变化，动态监测血红蛋白和凝血功能，避免宫腔积血。水囊或纱布放置24~48小时后取出，同时注意预防感染。

（2）盆腔血管结扎术：包括子宫动脉结扎和髂内动脉结扎术，适用于难治性产后出血，尤其剖宫产术中子宫收缩乏力或胎盘因素引起的出血，经缩宫剂和按摩子宫无效，推荐实施双侧子宫动脉上行支结扎、双侧子宫动脉下行支结扎或双侧卵巢子宫血管吻合支结扎。髂内动脉结扎术手术操作困难，适用于子宫颈或盆底渗血、子宫颈或阔韧带出血、腹膜后血肿、保守治疗无效的产后出血，但注意勿损伤髂内静脉，否则将导致严重的盆

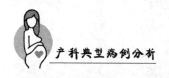

底出血。

（3）经动脉栓塞术：适用于经保守治疗无效的各种难治性产后出血（包括子宫收缩乏力、产道损伤和胎盘因素引起的出血），适用于生命体征平稳的孕妇。禁忌证：生命体征不稳定；不宜搬动的患者；DIC；严重的心、肝、肾和凝血功能障碍。

（4）子宫切除术：适用于保守治疗无效者，一般行子宫次全切除术，前置胎盘或部分胎盘植入子宫颈时行全子宫切除术。

（四）孕产期管理及风险防范

（1）加强产前保健，及早识别高危妊娠，并进行宣教，及早入院待产。

（2）积极处理产程，能够有效降低产后出血量和产后出血的危险度。

（3）病因治疗是失血性休克最重要的治疗，同时要抗休克治疗，与麻醉科、ICU、血液科等多学科协助抢救。

二、子宫破裂

（一）病历汇报

患者，王某，32岁。

主诉： 停经5月余，腹痛2天，加重伴腹泻22小时。

现病史： LMP：2018年09月03日。EDC：2019年06月10日。停经30天查尿妊娠试验阳性。孕早期间断少量阴道出血。孕7周行超声检查诊断为瘢痕妊娠，定期产检。孕16周超声结果示胎盘下缘覆盖宫颈内口。2天前因右下腹痛在当地医院住院保胎、解痉治疗，疼痛缓解。22小时前出现突发性上腹部疼痛，为持续性锐痛，伴腹泻6~7次，黑色便，伴反酸，无呕吐、发热等不适，当地医院给予654-2肌内注射治疗，腹痛缓解不明显，遂急诊转院。我院急诊彩超提示：①宫内妊娠，中孕，单活胎；②胎盘低置状态；③腹、盆腔积液（母体）。血常规：血红蛋白 67 g/L。门诊以"孕2产1，宫内孕21^{+2}周，腹痛、腹泻待查"为诊断收入院。

既往史： 16个月前因"巨大儿"行剖宫产术，因中度贫血，术中输注2 U悬浮红细胞纠正贫血，余既往史无特殊。

婚育史： 24岁结婚，配偶体健，孕2产1，剖宫产1次，育1女，体健。

月经史、家族史： 无特殊。

入院查体： 宫底位于脐上1横指，阴道无流血及流液，未触及明显宫缩。上腹部压痛，无反跳痛。

辅助检查：

（1）彩超：宫内妊娠，中孕，单活胎；胎盘低置状态；腹、盆腔积液（母体）。

（2）血常规：血红蛋白 67 g/L。

入院诊断： ①腹痛、腹泻待查：子宫破裂？急性胃肠炎？②中度贫血；③胎盘低置状态；④孕2产1，宫内孕21^{+2}周；⑤瘢痕子宫。

诊疗经过： 入院后完善相关辅助检查，急查血常规、凝血六项、血尿淀粉酶、感染指标、血型、乙肝五项等，急诊请胃肠外科及消化内科会诊，辅助检查结果示血、尿淀粉酶无明显异常，血红蛋白进行性下降，给予抗生素预防感染、输红细胞4 U纠正贫血，同时行超声引导下腹腔穿刺，抽出血性腹水40 mL。向患者及其家属告知风险后，急诊剖腹探查，术中见腹腔内大量暗红色血液包绕于子宫周围，子宫原剖宫产切口处破裂，并有活动性出血，可见胎盘组织裸露，隐约可见羊膜，术中诊断为完全性子宫破裂，与家属沟通，目前孕周无法保留胎儿，经家属同意后给予剖宫取胎术+子宫修补术。术中出血约8 000 mL，血压一度下降至50/30 mmHg，血液不易凝固，尿量1 000 mL，术中输悬浮红细胞12 U、血浆1 400 mL、冷沉淀10 U、血小板1个单位。术后给予抗生素预防感染、营养支持等对症支持治疗，术后7天出院。

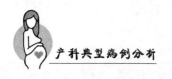

出院诊断：①完全性子宫破裂；②产后出血；③中度贫血；④胎盘植入；⑤胎盘完全前置状态；⑥孕2产1，宫内孕21^{+3}周；⑦瘢痕子宫。

（二）诊治要点

1. 诊断依据

（1）育龄期妇女，停经5月余，腹痛2天，加重伴腹泻22小时。

（2）患者孕早期超声诊断为瘢痕妊娠，孕16周彩超提示"胎盘低置状态"，2天前出现右下腹痛，保胎、解痉治疗后疼痛缓解，22小时前突发上腹部持续性锐痛，伴腹泻、黑便、反酸，解痉治疗腹痛未缓解。

（3）查体：腹软，腹部膨隆，宫底平脐，上腹部压痛，无反跳痛，未触及明显宫缩。

（4）辅助检查：

1）彩超：提示宫内妊娠，中孕，单活胎；胎盘低置状态；腹、盆腔积液（母体）。

2）入院时血常规：血红蛋白67 g/L，入院后1 h血红蛋白56 g/L，血红蛋白进行性下降，腹腔穿刺见血性腹水。

2. 鉴别诊断

（1）胎盘早剥：多伴有妊娠期高血压疾病或外伤史，剧烈腹痛，阴道流血量与贫血程度不成正比，子宫有压痛，B超检查可见胎盘后血肿，胎儿在宫腔内。

（2）急性胃肠炎：多有不洁饮食或暴饮暴食。发病较急，开始多表现为腹部不适，继而恶心、呕吐。腹部阵发性绞痛并有腹泻，每日数次至数十次水样便，黄色或黄绿色，含少量黏液。伴有不同程度的发热、恶寒、头痛等。少数病例可因频繁吐泻，导致脱水及电解质紊乱、酸中毒。

（3）妊娠合并急性胰腺炎：患者有停经史，急性、持续性腹痛，血尿淀粉酶活性增高（≥正常值上限3倍），影像学提示胰腺有/无形态改变。

3. 治疗要点

子宫破裂的早期识别、早诊断、早治疗对于孕产妇的预后至关重要，对于先兆子宫破裂的患者，应立即抑制宫缩并及时手术；子宫破裂一旦确诊，在输血、补液、抗休克、预防感染的同时，无论胎儿是否存活，均应尽快手术。根据子宫破裂程度、患者生命体征、是否感染以及患者后续生育要求行具体手术方式。术中严密探查膀胱、输尿管等脏器是否存在继发性破损，并及时行修补术，术中发现胎盘植入、出血汹涌者根据情况可给予子宫全层缝合、子宫动脉结扎、球囊压迫止血、介入治疗、子宫修补术，必要时切除子宫，以保证孕产妇生命安全。

（三）经验总结与关注要点

1. 导致子宫破裂的病因

（1）梗阻性难产：见于骨盆狭窄、头盆不称（巨大儿）、胎位异常（横位、面先露、胎头高直位）、胎儿异常（脑积水、连体胎儿）、盆腔肿瘤等。

（2）损伤性子宫破裂：臀位或横位行内倒转术或外倒转术。

（3）瘢痕子宫：有剖宫产史、子宫肌瘤剔除史、子宫穿孔、畸形子宫矫正手术史等。

（4）子宫收缩药物使用不当：胎儿未娩出前，不适当使用缩宫素、米索前列腺素、卡孕栓等。

（5）自发性子宫破裂：多见于子宫发育不良或畸形、有输卵管手术史等。

2. 子宫破裂常见的症状和体征

（1）胎心监护仪异常（晚期减速、变异减速、胎儿心动过缓等）。

（2）宫缩过强，宫缩间歇期仍存在严重的腹痛。

（3）异常阴道出血。

（4）胎方位摸不清。

（5）子宫下段压痛，子宫局部压痛。

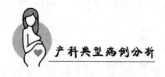

（6）血尿。

（7）子宫轮廓发生变化。

（8）产妇心率增快、低血压、晕厥、休克等。

3. 处理原则

（1）一般治疗：输液、输血、氧气吸入等抢救休克，并给予大剂量抗生素预防感染。

（2）先兆子宫破裂：有宫缩者应用镇静剂抑制宫缩后尽快剖宫产。吸入或静脉全身麻醉，肌内注射镇静剂哌替啶100 mg，立即手术。

（3）子宫破裂：在输液、输血、吸氧和抢救休克的同时，无论胎儿是否存活，均应尽快手术，防治感染的同时行剖腹探查术。根据孕妇是否打算继续妊娠，选择合适的手术方式，最大限度地减少对母婴的损害。

（四）孕产期管理及风险防范

子宫破裂的表现多样，除了典型的撕裂样疼痛，还有许多不典型症状。要提高对子宫破裂高危人群的孕期检测，常见高危因素有瘢痕子宫、瘢痕妊娠、子宫腺肌瘤、肌瘤、多胎妊娠、巨大儿、胎位不正等。早期少量腹腔出血在非妊娠期或早期妊娠患者，表现为下腹疼痛，或肛门坠胀感。因此，对于高危孕产妇应严格产检，密切随访，提前入院待产，若出现不适症状行超声检查，重视腹腔积液的报告结果，注意瘢痕处压痛，以及腹胀、腹泻等胃肠道症状，及时警惕并识别子宫破裂。

三、羊水栓塞

（一）病历汇报

患者，王某，32岁。

主诉：停经9月余，不规律下腹痛1小时。

现病史： 平时月经规律。LMP：2018年04月19日。EDC：2019年01月24日。停经30天查尿妊娠试验阳性，孕期未规律产检，NT超声、唐氏筛查、四维彩超及糖耐量试验无异常。1小时前无明显诱因出现不规律下腹痛，无阴道见红及阴道流液等症状，遂急来医院，门诊以"先兆临产，孕4产2宫内孕38⁺⁶周，头位"急诊收住院。自停经以来，精神可，饮食、睡眠好，大小便正常，孕期体重增加15 kg。

既往史： 2011年、2015年分别于当地妇幼保健院足月顺产，育2男，均体健。2017年于当地人工流产一次。

个人史、婚育史、月经史、家族史： 均无异常。

入院查体： T 36.7 ℃，P 92次/分，R 20次/分，BP 127/80 mmHg。腹膨隆，肝、脾肋下未触及，双下肢无水肿。

专科检查： 宫高34 cm，腹围108 cm，估计胎重3 800 g，LOA，胎心率141次/分，宫缩不规律。骨盆外测量：IS-IC-EC-TO为24-27-20-8.5 cm。阴道无出血及流液。肛门指检：宫口容一指，宫颈管长约1.5 cm，先露头，S-3，胎膜未破，骨盆软产道未见明显异常。

辅助检查：

（1）血常规：白细胞7.30×10⁹/L，红细胞3.18×10⁹/L，血红蛋白99 g/L，血小板212×10⁹/L。随机血糖：6.3 mmol/L。

（2）尿常规：尿胆原（+），余（-）。

（3）血型：B型，Rh（D）阳性。

（4）凝血四项：APTT 31.05 s；PT 10.78 s；INR 0.83；TT 13.88 s；FIB 2.66 g/L。

（5）心电图：心率100次/分，窦性心律。

（6）本院彩超：提示宫内晚孕、单活胎、头位。胎儿双顶径93 mm，腹围346 mm，股骨长74 mm，S/D 2.15。胎盘附着于子宫前壁，羊水指数118 mm，胎心率142次/分。

入院诊断： ①先兆临产；②孕4产2，宫内孕38⁺⁶周，LOA；③轻度贫

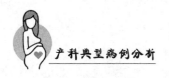

血。

诊疗经过：患者入院完善相关辅助检查后应孕妇及其家属要求给予阴道试产。严密观察产程进展，于2019年1月16日16：00宫口开大3 cm，羊水Ⅲ度污染，胎心率130次/分，宫缩频率30秒/5分钟，给予持续吸氧，排除分娩镇痛禁忌证后于16：15开始分娩镇痛；17：00心电监护示血压110/70 mmHg，心率90次/分，宫口开全，S+2，胎心监护示胎心率126次/分。17：18产妇突然出现呼吸急促、胸痛、憋气、寒战、呛咳、濒死感，心电监护提示血压90/58 mmHg，心率126次/分，氧饱和度80%，呼吸26次/分，考虑羊水栓塞不排除，立即给予高浓度吸氧，阿托品注射液1 mg静脉推注，地塞米松注射液20 mg静脉注射、地塞米松20 mg+5%葡萄糖注射液100 mL静脉滴注，氨茶碱注射液250 mg加5%葡萄糖注射液20 mL稀释后静脉推注>10分钟，去甲肾上腺素4 mg+5%葡萄糖注射液48 mL持续微量泵泵入，西地那非20 mg口服。同时立即启动应急预案，通知危重孕产妇急救小组迅速到位抢救。用药后心电监护提示血压110/72 mmHg，心率116次/分，氧饱和度92%，呼吸25次/分，胎心率突然变慢，为50~100次/分，此时宫口开全，S+3，向家属讲明病情，于17：30经会阴侧切+胎头吸引助娩一活女婴，体重3 500 g，Apgar评分1分钟5分，5分钟9分，新生儿科到场参与抢救后护送转入NICU。产后胎盘胎膜剥离完整，宫颈无裂伤，子宫软，轮廓不清、出血多，伴有血块，立即徒手按摩子宫，给予缩宫素、前列腺素药物应用，阴道流血较前稍减少；子宫收缩欠佳，立即给予宫腔填塞球囊，估计综合出血量900 mL；再次给予阿托品注射液1 mg静脉推注，并积极配血，此时心电监护提示血压80/50 mmHg，心率120次/分，氧饱和度78%，呼吸27次/分。急查血常规及凝血功能。血常规：白细胞13.53×10⁹/L、红细胞3.13×10⁹/L、血红蛋白97 g/L、血小板141×10⁹/L。凝血四项：APTT 88.75 s、PT 17.56 s、INR 1.40、TT 33.90 s、FIB 0.36 g/L。向家属告病危并让其签字。宫腔填塞后阴道内仍有新鲜血液流出，血不凝，查侧切口无延伸延长，产时出血共约1 100 mL，留置导尿管，未见尿液流出。于18：15血压75/40 mmHg，心率120次/分，氧饱和度95%，呼吸24次/分，给予多巴胺60 mg加液体静脉滴注（据血压调速），同时再次向家属告病危并让其签字，以便必要时行子宫切除术。18：30患者突然出现血压下降，意识丧失，心率下降，外阴左侧切口渗血，阴道流出大量不凝血，此时血红蛋白35 g/L；凝血PT、APTT、INR均高于正常3倍，立即行心肺复苏、气管插管、呼吸机支持及复苏药物应用等积极抢救治疗，维持产妇呼吸循环功能，同时立即行子宫切除术，术中积极输血、输入冷沉淀改善凝血功能、补液等治疗。后产妇自主意识恢复，生命体征平稳，术后ICU密切观察3天后转入普通病房。产后第六天，产妇一般情况良好，阴道少量出血，血红蛋白105 g/L，血小板110×10^9/L，凝血指标无异常，予以办理出院。

出院诊断：①羊水栓塞；②DIC；③孕4产3，宫内孕38^{+6}周，头位，阴道分娩后；④子宫切除术后。

（二）诊治要点

1. 诊断依据

（1）患者育龄期女性，停经9月余，不规律下腹痛1小时。

（2）LMP：2018年04月19日。停经30天查尿妊娠试验阳性，孕期规律产检。1小时前无明显诱因出现不规律下腹痛。

（3）专科检查：宫高34 cm，腹围108 cm，估计胎重3 800 g，胎心率141次/分，LOA，宫缩不规律。骨盆外测量：IS-IC-EC-TO为24-27-20-8.5 cm。阴道无出血及流液。肛门指检：宫口一指，宫颈长1.5 cm，先露头，S-3，未破膜，骨盆、软产道未见明显异常。

（4）分娩过程中突然出现呼吸急促、胸痛、憋气、寒战、呛咳、濒死感，随后出现胎儿宫内窘迫、孕妇阴道大量出血，心率、血压、氧饱和度等持续下降，血红蛋白、凝血指标明显异常。

2. 鉴别诊断

（1）肺栓塞：常见的症状有患者突发胸痛或后背部疼痛，可伴随有

呼吸困难或急促、胸膜炎性胸痛、晕厥等，需要注意的是有20%~50%的肺栓塞患者可能出现烦躁不安、咳嗽、低氧血症等表现。查体可见发绀、发热、血压下降、心动过速、肺部湿啰音等体征。此外，妊娠期肺栓塞还常易发生在分娩后或术后活动时，特别是合并产后出血、产褥期感染、高血压或多胎妊娠时，患者出现突发胸痛或后背部疼痛首先考虑肺栓塞诊断。肺动脉造影可确诊。

（2）麻醉相关并发症：剖宫产手术或分娩镇痛多采用区域（神经）阻滞镇痛及麻醉，包括硬膜外阻滞和蛛网膜下隙阻滞。产科镇痛与麻醉导致的并发症发生率和病死率很低，常见有寒战、恶性高热、对局部麻醉药过敏等。全身麻醉放置喉镜及气管插管时会导致孕妇血压上升，可能增加其脑血管意外和心衰的风险。若硬膜外麻醉平面过高，孕妇可能出现仰卧位低血压。AFE发生时间可能多和麻醉时间重合，并且可能出现寒战、低血压等症状，应结合病史及其他生命体征变化仔细鉴别。

（3）子宫破裂：子宫破裂多发生于分娩期，部分发生于分娩晚期。子宫破裂发生通常是渐进的，多数由先兆子宫破裂进展为子宫破裂。胎儿窘迫是最常见的临床表现，大多数子宫破裂有胎心异常。子宫破裂常见的临床表现还包括：电子胎心监护异常、宫缩间歇仍有严重腹痛、阴道异常出血、血尿、宫缩消失、孕妇心动过速、低血压、晕厥或休克、腹部轮廓改变等。

（4）高血压脑病、脑血管意外：高血压脑病在子痫前期患者中更易出现。妊娠期脑血管意外包括出血性和缺血性疾病。常见的临床表现有烦躁不安、头痛、恶心、呕吐、视物模糊以及意识障碍，甚至昏迷；当子痫发生时，孕产妇可能出现抽搐、牙关紧闭、大小便失禁等。查体时应仔细进行神经系统查体，完善磁共振检查可见脑出血或缺血、脑水肿。

（5）心肌梗死和主动脉夹层：当孕产妇大面积心肌梗死时，其首发症状可表现为低灌注状态的心源性休克，此时患者可出现面色苍白、皮肤湿冷、精神状态改变、尿量减少、严重的低血压。当孕产妇出现剧烈的向背部放射的撕裂样疼痛并伴有呼吸困难或晕厥时，如无典型的急性ST段抬高型心肌梗死（STEMI）心电图变化，应警惕主动脉夹层。妊娠合并主动脉夹层的主要病因是高血压、马方综合征或Tuner综合征等，多发生于晚孕期或产后早期，可通过胸片、（经食道）超声心动图、CT血管造影或非增强磁共振血管造影明确诊断。

3. 治疗要点

羊水栓塞发病迅猛，可发生于胎膜破裂后、分娩时或分娩后，以及在催产素静脉滴注引产或在中孕期钳夹等情况下，产妇突然烦躁不安、寒战、呕吐、呛咳、呼吸困难、发绀、抽搐、迅速休克。发病急骤者，可于数分钟内死亡，因此早期诊断极其重要。若羊水侵入量极少，则症状较轻，有时可自行恢复；若羊水混浊或侵入量较多，则相继出现典型的临床表现。

羊水栓塞的诊治，需要产科、儿科、麻醉科、呼吸科、肾内科、重症监护室等专家一起，共同处理。羊水栓塞患者的临床表现差异很大，特征性的表现为产时突发的低氧血症、低血压和继发的凝血功能障碍三联征。对于产程中出现的一过性呼吸困难、抽搐等，一定考虑不典型的羊水栓塞，完善凝血功能，抗过敏，积极快速输液、补充凝血因子，必要时及时行气管插管、心肺复苏、血管活性药物应用等，药物治疗无效时可考虑行子宫切除。

（三）经验总结与关注要点

1. 羊水栓塞的诊断

（1）羊水栓塞的定义：羊水栓塞（amniotic fluid embolism，AFE）指在分娩过程中羊水突然进入母体血循环中引起急性肺栓塞、过敏性休克、弥漫性血管内凝血（DIC）、肾衰竭等一系列病理改变的严重分娩并发症。可发生在足月分娩和妊娠10~14周钳刮时，死亡率高达60%以上。根据临床表现分为：典型羊水栓塞和不典型羊水栓塞。

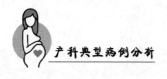

（2）羊水栓塞的高危因素：①剖宫产、会阴切开等手术操作；②前置胎盘、胎盘植入、胎盘早剥等胎盘异常；③催、引产诱发的宫缩过强；④宫颈裂伤；⑤子宫破裂；⑥子痫；⑦羊水过多；⑧多胎妊娠；⑨高龄。

目前一致观点认为，羊水栓塞的诊断重在临床，然而其临床表现又存在很大的异质性，因此对于这样一种排除性诊断疾病，切勿忽视任何一个前驱症状的发生。

2.羊水栓塞的典型表现

（1）低氧血症；

（2）低血压；

（3）继发的凝血功能障碍。

3. 羊水栓塞前驱症状和不典型临床表现

（1）寒战、烦躁不安、呛咳、气急、发绀、呕吐等；

（2）恐惧感；

（3）大量阴道出血、伤口渗血；

（4）酱油色血尿；

（5）休克。

4. 羊水栓塞治疗原则

（1）降低肺动脉高压、改善低氧血症；

（2）抗过敏和抗休克治疗；

（3）防治DIC及肾衰竭的发生；

（4）预防感染。

5. 早期积极预防羊水栓塞继发的产后出血

（1）积极应用促宫缩制剂，特别是前列腺素类药物；

（2）药物治疗无效时，考虑宫腔球囊填塞压迫、子宫动脉栓塞、子宫B-Lynch缝合，甚至切除子宫等止血治疗；

（3）经阴道分娩，注意软产道裂伤；

（4）尽早按照大量输血方案（即1∶1∶1），补充红细胞、血小板、凝血因子，维持血小板$> 50 \times 10^9/L$，APTT在正常值的1.5倍以内。

（四）孕产期管理及风险防范

根据美国母胎医学学会（SMFM）指南，对于羊水栓塞的诊治，推荐多学科，如产科、新生儿科、麻醉科、呼吸科、重症监护室等专家共同会诊，协同处理。根据羊水栓塞的高危因素，我们建议：

（1）孕妇要进行正规、全方位的产检，这样有利于尽早发现致病因素。比如通过B超能够判断出绝大部分的胎盘前置问题，利用分娩监视能够尽早察觉出胎盘早剥的情况，可早发现早解决。

（2）高龄产妇、早产产妇和经产妇以及有子宫疾病的产妇，都是羊水栓塞的易发群体。

（3）产妇在生产时，如果感到不适，要将自己的情况及时告诉医生，比如感到胸部闷痛、心情烦躁、抑郁、寒战等。这样可以让医护人员及时调整方案，做好治疗工作。

（4）分娩时医生应严格掌握催产素的应用指征及人工破膜指征，胎盘早剥而宫口未开时禁用催产素。

羊水栓塞的一大特点就是发病急骤，对于危重症患者，需要紧急治疗，而不是急于明确病因。应该抢救在先，而不要因为做诊断检查而耽误了抢救的时机，要抓住问题的主要矛盾，努力提高抢救的成功率。当疑似和（或）羊水栓塞时，抢救的同时应尽快终止妊娠。其中子宫切除不是治疗的必要措施，不应实施预防性切除。若产后出血危及产妇生命，果断、快速地切除子宫是必要的。

羊水栓塞抢救流程如图1-1所示。

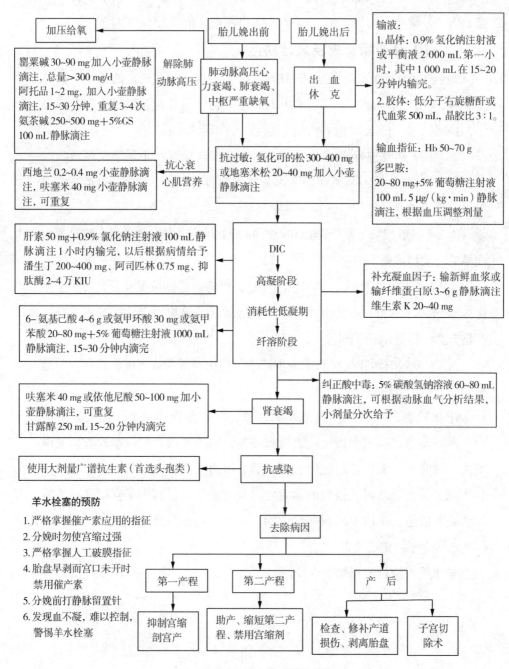

图1-1　羊水栓塞抢救流程

（产妇突然出现寒战、呛咳、气急、烦躁不安、恶心、呕吐、血压下降、昏迷等症状）

四、头位难产

（一）病历汇报

患者，张某，35岁。

主诉： 停经9月余，不规律腹痛5小时。

现病史： 平素月经欠规律。LMP：2017年10月24日。EDC：2018年07月31日。停经30余天查尿妊娠试验阳性，停经后未出现明显早孕反应，停经4个月时自觉胎动，活跃至今。停经4个月时建立围保，定期产检，行唐氏筛查提示高风险，遂行无创DNA检查无异常，未行糖耐量试验，自行监测空腹血糖及糖化血红蛋白，在正常范围，行NT超声、四维彩超均未提示异常。孕中晚期无头晕、头痛、眼花等，偶有胸闷不适，可自行缓解，未发现双下肢水肿。5小时前出现阵发性下腹痛，不规律，渐变频，无阴道流液、出血，遂就诊于我院，门诊以"先兆临产，孕3产1，宫内孕38周，头位"之诊断平诊收住院。自停经以来，精神可，饮食、睡眠好，大小便正常，孕期体重增加20 kg。

既往史： 否认高血压、心脏病病史，否认糖尿病、脑血管疾病病史，否认肝炎、结核、疟疾病史，否认手术、外伤、输血、献血史，否认食物、药物过敏史。

孕产史： 孕3产1。2014年顺产1女，体重2 950 g，体健。2016年胚胎停育1次。

入院查体： 体温36.7 ℃，脉搏80次/分，呼吸20次/分，血压108/72 mmHg，神志清，精神可，无贫血貌，心、肺听诊无异常。腹膨隆，无压痛及反跳痛，四肢活动自如。

专科检查： 宫高35 cm，腹围99 cm，估计胎重3 600 g，胎心率143次/分，ROA，不规律宫缩。经产妇骨盆正常。阴道无出血、无流液。

辅助检查： 2018年7月19日本院彩超示胎儿双顶径92 mm，腹围

316 mm，股骨长72 mm，S/D 2.4。胎盘附着于子宫前壁，羊水指数90 mm。头位，胎儿脐带绕颈一周。

入院诊断：①先兆临产；②孕3产1，宫内孕38周，ROA。

诊疗经过：患者入院后完善相关辅助检查，未见异常，行胎心监护，呈有反应型。入院综合评估后无分娩禁忌证，向孕妇及其家属交代分娩方式注意事项及风险，签署知情同意书，进行阴道试产，密切观察产程进展及胎心情况。于2018年7月19日 20：40 宫口开全，常规消毒下内诊，先露在坐骨棘下2 cm，右枕后位，徒手旋转胎头至右枕前位，21：05自然分娩一活女婴，产后给予缩宫素及活血化瘀药物应用促进子宫复旧及恶露排出，恢复较好。

出院诊断：①枕后位；②孕3产2，宫内孕38周，头位，分娩后；③头位难产。

（二）诊治要点

1. 头位难产的诊断

头位难产指的是在头位分娩过程中，因为产力、产道、胎头异常等多因素导致产妇分娩困难。在头位难产处理时，必须做好难产原因的分析，选择合适的处理方法，有效改善产妇和新生儿预后。临床主要表现为产程的延长，甚至停滞。枕后位是头位难产的主要诱发因素之一，极易导致产程延长、产妇疲劳、母婴并发症，增加难产与剖宫产的概率。胎儿在枕后位到达骨盆底，不仅胎头俯屈困难，甚至略带仰伸，显著增加了产道阻力，不利于胎头旋转、衔接与下降。

2. 引起头位难产的主要原因

（1）产道：因为产妇自身的身体状态不佳，产道狭窄或感染，胎头以枕后位衔接等问题，导致头部在中盆骨平面，内旋转受阻。而且骨盆有倾斜情况，胎儿进入骨盆的难度较大。

（2）产力：产妇自身身体素质不佳，精神状态不佳，所以生产的时候精神紧张、焦虑，导致生产时间过长，出现疲劳感，导致继发性宫缩乏力，胎儿无法顺利娩出。

（3）胎儿：胎儿体积过大，胎头过大，导致头位难产，无法顺利下降及旋转体位。

3. 徒手旋转胎头术

徒手旋转胎头术是操作者手指进入阴道操作，结合手腕力量通过将胎头从后面和侧面进行旋转，使其转为枕前位，以便于胎头俯屈，以最小径线（枕下前囟径）通过产道，可对胎儿顺利娩出起重要的作用。操作时，在宫缩间歇期右手中指与食指触摸矢状缝，分别与矢状缝成20°夹角，以后囟人字缝作为中指的支撑点，于宫缩时轻微上推胎头，之后慢慢旋转胎头，左手可配合在产妇腹部推动胎背以便促使胎儿翻身，右枕后位呈顺时针旋转，左枕后位呈逆时针旋转，旋转90°~135°。如为正枕后位，则根据胎背方向逆时针或顺时针旋转。旋转成功后固定好胎头直至再次宫缩时胎头不再回转，再抽出右手。

（三）经验总结与关注要点

胎头位置及胎位的判断：胎头的位置主要根据触及先露部的形态、骨性标志、颅缝及囟门的位置加以判定。在胎头没有变形的情况下，很容易确定。宫颈口开大3~4 cm后，通过食指、中指扪清胎头的形态，矢状缝的位置、走向和前后囟的位置，判定胎头以哪一部分为先露并判定胎方位。但在胎儿头皮水肿、胎头变形、颅骨重叠明显时先露不易辨认，菱形的前囟缩小呈"十"字形，后囟则由于枕骨嵌入两顶骨下方形成凹陷呈"Y"字形，应注意与前囟鉴别。因此，在难以确定时，应由有经验的产科医生和助产士共同判断胎方位。

（四）孕产期管理及风险防范

（1）临产后应详细检查骨盆形态及大小异常，骨盆入口面前半部窄，

后半部宽，胎头较宽的枕部容易取枕后位入盆；中骨盆狭窄，使枕后位入盆的胎头难以进行内旋转。头盆不称妨碍胎头内旋转。

（2）头位难产是和产妇以及胎儿有紧密联系的，医护人员要对产妇的生命体征进行严密的监护，对产程进行观察，根据实际情况来采取措施。产妇在产程活跃期，宫颈口开放超4 cm，就可以判断胎儿头位正常与否，如果有难产情况，要立刻采取措施。分析难产的原因，必要时阴道助产。

五、脐带脱垂

（一）病历汇报

患者，康某，28岁。

主诉： 停经9月余，发现阴道流液半小时。

现病史： 平时月经规律，周期28天。LMP：2018年04月19日。EDC：2019年01月26日。停经30天查尿妊娠试验阳性，停经后未出现明显早孕反应，停经5月时自觉胎动，活跃至今。未建立围保，未定期产检，未行NT超声、唐氏筛查、四维彩超及糖耐量试验。孕中晚期无头晕、头痛、眼花、胸闷等不适，半小时前无明显诱因出现阴道流液，无腹痛及阴道出血等症状，遂急诊于我院，门诊以"胎膜早破，孕3产1，宫内孕37^{+4}周，头位（LOA），瘢痕子宫"为诊断急诊收住院。自停经以来，精神可，饮食、睡眠好，大小便正常，孕期体重增加20 kg。

既往史： 2014年因空囊于当地县妇幼保健院行清宫术，2015年于洛阳市妇幼保健院剖宫产一男婴，体健。否认高血压、心脏病病史，否认糖尿病、脑血管疾病病史，否认肝炎、结核、疟疾病史（预防接种史随当地进行），否认外伤、输血、献血史，否认食物、药物过敏史。

婚育史： 32岁结婚，配偶体健，夫妻关系和睦。育有1男，体健。人工流产一次。

入院查体：宫高34 cm，腹围108 cm，估计胎重3 800 g，胎心率141次/分，LOA。骨盆外测量：IS-IC-EC-TO为24-27-20-8.5 cm。阴道无出血、有流液。pH试纸变色。

辅助检查：2019年1月7日本院彩超示胎儿双顶径91 mm，腹围336 mm，股骨长73 mm，S/D 2.4。胎盘附着于子宫前壁，羊水指数70 mm。头位，胎儿脐带绕颈一周。

入院诊断：①胎膜早破；②瘢痕子宫；③孕3产1，宫内孕37^{+5}周，LOA；④脐带缠绕。

诊疗经过：患者入院后完善相关辅助检查，急查凝血六项、血型、血常规，入院后1小时，患者阴道流液增多，胎心率110次/分。行内诊检查：阴道内触及搏动脐带，考虑脐带脱垂，宫颈管消退80%，质软，先露S-2，短时间内无法经阴道分娩，建议急诊手术，直接入手术室，告知新生儿有转NICU治疗可能。患者膝胸位，抬高臀部，助产士一手置于阴道内上推胎头，急护送至手术室。全麻下急行子宫下段二次剖宫产术，以头位助娩一活女婴，新生儿Apgar评分一分钟评9分，皮肤颜色扣1分，急配合新生儿科医师给予正压通气，5分钟评10分，10分钟评10分。术后予以预防感染、促宫缩治疗。术后4天出院。

出院诊断：①胎膜早破；②脐带脱垂；③瘢痕子宫；④孕3产2，宫内孕37^{+5}周，LOA，剖宫产分娩；⑤脐带缠绕。

（二）诊治要点

1. 诊断依据

（1）停经9月余，发现阴道流液半小时。

（2）孕期经过顺利，半小时前无明显诱因出现阴道流液，无腹痛及阴道出血等症状。

（3）入院行内诊检查：阴道内触及搏动脐带，考虑脐带脱垂。

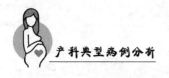

2.鉴别诊断

脐带脱垂应与脐带过短或脐带绕颈后脐带相对过短相鉴别。后者宫缩时过短之脐带常牵引胎头，使之不易下降，产程延长、胎头下降缓慢。一般在产程后期先露部已降入盆腔后，才出现胎儿窘迫的临床症状，而隐性脐带脱垂多半在分娩早期，破膜后即出现临床症状。

（三）经验总结与关注要点

胎膜破裂后，脐带越过胎先露脱出于宫颈口外降至阴道内，甚至露于外阴部，称为脐带脱垂；或者在胎膜未破时，脐带位于胎先露前方或一侧，称为隐性脐带脱垂或脐带先露，是严重威胁围产儿生命的产科急症之一。显性脐带脱垂时由于脐带血管受压或受冷而引起脐血管痉挛，导致胎儿胎盘循环受阻，胎儿急性缺氧，一般认为脐血循环阻断超过6~8分钟可发生死产。

1.脐带脱垂的原因

（1）胎位异常：胎先露与骨盆入口之间有间隙使脐带滑落，常见臀先露、肩先露或枕后位。

（2）胎头高浮或头盆不称，胎头与骨盆入口之间存在较大间隙。

（3）胎儿较小或多胎妊娠第二胎儿娩出前。

（4）羊水过多，羊膜腔压力过高，破膜时脐带随羊水流出。

（5）脐带过长。

2.脐带脱垂的诊断

（1）胎膜未破，于胎动、宫缩后胎心率突然减慢，改变体位、上推胎先露及抬高臀部后迅速恢复，考虑脐带脱垂。

（2）胎膜已破，一旦出现胎心率异常，应行阴道检查，在胎先露旁或胎先露下方及阴道内触及脐带，即可确诊。检查时应动作轻柔迅速，以免延误处理时间，加重脐血管受压。

3. 脐带脱垂的处理

一旦发现脐带脱垂，胎心尚好，胎儿存活，应争取尽快娩出胎儿并做好新生儿抢救准备。

（1）宫口开全，胎头已衔接，根据不同胎位行产钳术、胎头吸引术或臀牵引术，阴道助产有困难则行剖宫产术。

（2）宫口未开全，立即就地行剖宫产术。在准备期间，产妇取头低臀高位，以防脐带进一步脱出，必要时用手将胎先露推至骨盆入口以上，以减轻脐带受压。检查者的手保持在阴道内，将胎儿先露上推，避免脐带受压。

（四）孕产期管理及风险防范

（1）做好妊娠期保健，有胎位异常者及时纠正，如纠正有困难或骨盆狭窄应提前住院，及早确定分娩方式。

（2）临产后胎先露未入盆或胎位异常者，应卧床休息，少做肛查或阴道检查。检查时动作要轻柔，以防胎膜破裂。一旦破膜，应立即听胎心，出现胎心率异常，立即做阴道检查。

（3）胎头未入盆而需行人工破膜者，应在宫缩间歇期行高位破膜，缓慢放出羊水，以防脐带被羊水冲出。

六、肩难产

（一）病历汇报

患者，邢某，28岁。

主诉：停经9月余，阴道流液1小时。

现病史：平时月经规律。LMP：2018年01月15日。EDC：2018年10月22日。停经30天查尿妊娠试验阳性，停经后未出现明显早孕反应。停经3个月时建立围保，停经4个月时自觉胎动，活跃至今。定期产检，行NT超声、唐氏筛查、四维彩超及糖耐量试验均未提示明显异常。孕中晚期无头晕、头

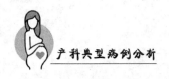

痛、眼花、胸闷等不适。1小时前无明显诱因出现阴道流液，无腹痛及阴道出血等症状，遂就诊于我院，门诊以"胎膜早破，孕1产0，宫内孕39周，头位"之诊断急诊收住院。自停经以来，精神可，饮食、睡眠好，大小便正常，孕期体重增加14 kg。

既往史：否认高血压、心脏病病史，否认糖尿病、脑血管疾病病史，否认肝炎、结核、疟疾病史（预防接种史随当地进行），否认外伤、输血、献血史，否认食物过敏史，对"青霉素、头孢类药物"过敏。

入院查体：

（1）腹部：腹膨隆，宫高31 cm，腹围101 cm，头位，估计胎重3 400 g，胎心率130次/分，LOA，不规律，有宫缩。

（2）骨盆外测量：IS–IC–EC–TO为23–26–20–8.5 cm。阴道流液，色清亮，pH试纸变色，无阴道出血。

辅助检查：彩超（2018年10月15日，本院）提示宫内晚孕、单活胎、头位；胎儿脐带绕颈一周；羊水指数71 mm。母体肝内强回声（考虑肝内胆管结石）。母体右肾窦分离。

入院诊断：①胎膜早破；②先兆临产；③孕2产1，宫内孕39周，LOA；④脐带绕颈。

诊疗经过：患者入院后完善相关辅助检查，凝血六项、血型、血常规均未提示异常。给予监测胎心、预防感染。2018年10月15日11：00宫口开全，左枕横位，给予徒手旋转胎头至枕左前位。11：30胎头娩出，胎肩不能自行娩出，立即给予屈大腿，耻骨联合上方加压松动前肩。11：35在会阴侧切下分娩一活女婴，Apgar评分1分钟8分，皮肤颜色扣1分，肌张力扣1分，立即配合新生儿医师给予正压通气，5分钟10分，10分钟10分。新生儿查体：未发现臂丛神经损伤及锁骨骨折体征。胎盘、胎膜自然娩出完整，产后给予克林霉素0.6 g，12小时一次静脉滴注预防感染，给予益母草及活血化瘀药物等应用促进子宫复旧及恶露排出，患者产后恢复良好，产后第2天出院。

出院诊断：①胎膜早破；②肩难产；③孕1产1，宫内孕39周，LOA，分娩后；④脐带绕颈。

（二）诊治要点

1. 诊断要点

肩难产（shoulder dystocia），俗称肩娩出困难，是指胎头娩出后胎肩嵌顿，轻柔牵拉胎头或复位仍不能娩出胎肩，需要额外的产科干预协助娩出。这是临床接受度最高的定义，也最符合临床实践，但有一定的主观性，根据从胎头娩出至胎体娩出的时间间隔≥60秒这一客观指标诊断肩难产，仍存在争议，因为宫缩的间隔时间可以＞60秒，死胎的肩难产其胎头至胎体娩出可＜60秒，因此目前尚未被临床采纳。肩难产是一种可导致严重不良妊娠结局的产科急症，肩难产往往发生在胎儿前肩嵌顿于耻骨联合上方或后肩嵌顿于骶岬时，前者往往比后者更为常见，若处理不当，可引起孕产妇子宫颈撕裂、子宫破裂、新生儿臂丛神经损伤、胎儿窒息、新生儿颅内出血等。

2. 治疗要点

（1）抢救：尽快呼叫助产士及有经验的产科上级医生，新生儿复苏团队及麻醉医生到场参与抢救，并让产妇取膀胱截石位，将其臀部移至产床边缘，嘱其冷静，不要屏气用力。迅速有效地处理，尽量控制时间在4~6分钟。不建议按压子宫，因按压子宫使胎儿前肩不断撞击坚硬的耻骨只会使问题更加严重，增加胎儿和产妇的损伤风险。

（2）屈大腿法（McRoberts法）：作为首选，其优点是操作简单、有效且并发症少，主要是通过产妇双腿极度屈曲贴近腹部和双手抱膝，使胎儿嵌顿在耻骨联合上方的前肩相对松解，同时适当用力向下牵引胎儿头部而顺利娩出前肩。原理是通过减小骨盆倾斜度，使腰骶部前凹变直，骶骨位置相对后移，骶尾关节略微增宽，从而松解嵌顿在耻骨联合上方的前肩。当其失败需要采取其他方法时，可以继续保持这种操作，同时联合其他操

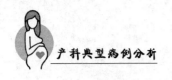

作，而不是改用其他方法。此方法简单、母胎并发症少，适合于轻、中度肩难产病例，是肩难产唯一必须实施的处理方法。

（3）使胎儿前肩内收使之通过耻骨联合。操作由巡回助产士完成。方法：将手掌放在产妇下腹侧方（LOA放在左侧，ROA放在右侧），用"胸外心脏按压"方法按压，操作开始时可持续用力，无改善效果则改用冲击式加压，持续进行30~60秒，接生者持续、轻轻向外牵引。

如无法娩出前肩，则进入阴道操作使用旋肩法。①Rubin法：一只手进入阴道内（左枕位用右手，右枕位用左手），从后方进入到前肩的后部，手指放在胎儿前肩背侧，将胎肩向胎胸侧推动，使胎肩旋转至入口斜径上。②Woods法：继续Rubin法的同时，术者另一只手放在胎儿后肩前方，向后肩背侧方加压旋转，一旦双肩旋转至骨盆入口斜径处，试着娩出胎儿。如果仍未成功，继续旋转180°尝试娩出胎儿。结合Rubin法，接生者两手各作用于前肩及后肩协同旋转。③反向Woods法：术者另一只手放在胎儿后肩后方，向后肩胸侧方加压旋转，向相反方向按照Wood旋转法旋转180°。

（4）娩后臂后肩法（posterior arm delivery）：操作者一手进入阴道（要求全手进入而不是手指），从胎儿胸部上方确认胎儿后臂和肘部，向肘窝加压，使肘关节屈曲于胸前，同时抓住胎儿后上肢的前臂，使后臂掠过胎儿胸部，娩出后臂。

（5）四肢着地法：让产妇双手和双膝着地，这样依靠重力的作用使胎儿后肩下降到骶岬的下方，该体位可使骨盆前后径增加1~2 cm。伴随外力牵引，先娩出后肩。如果助产人员技术不够熟练，人手不足，在无镇痛麻醉的情况下，也可在屈大腿法和压前肩法失败后，考虑先进行四肢着地法，再进行阴道内操作方法。

（6）胎头回纳法（Zavanelli法）：如果上述操作均无法奏效，可采用此法，此法应用于较为罕见的严重肩难产或在其他处理方法失败后所采用。在宫缩抑制剂或麻醉药的作用下，以正枕前位或正枕后位将胎头回纳入阴道，并立即进行剖宫产术分娩。在采用其他方法失败后，应该考虑进行胎头回纳法，而不是损伤性操作。不过，由于尝试了其他方法且失败，此时产妇子宫破裂、产妇出血、胎儿窒息、胎儿死亡的风险会增加。

（7）耻骨联合切开术：在上述五种方法都失败的情况下，迫不得已才选择耻骨联合切开术。耻骨联合切开后，胎儿前肩嵌顿随即消失，胎肩进入骨盆并经阴道娩出。

（8）锁骨切断法：一般肩难产经以上处理后大多能娩出胎儿，一般不主张采用胎儿锁骨切断法，虽然该方法使胎儿较易娩出，但对胎儿损伤过大。具体方法是应用剪刀或其他器材折断锁骨，从上而下，以防损伤胎儿肺部。胎儿娩出后再缝合软组织，锁骨固定后均能自愈。但是目前此种方法主要应用于死胎的肩难产分娩。

（三）经验总结与关注要点

1. 肩难产预测

（1）产前高危因素：巨大儿；妊娠期糖尿病；过期妊娠；孕妇骨盆结构异常。

（2）产时需警惕的因素：第一产程末期延长；第二产程延长伴"乌龟征"（胎头娩出后未发生外旋转又缩回产道）；持续性胎位异常。

2. 肩难产的处理原则

（1）牢记肩难产助产术的操作步骤，平时多次演练，有备无患。等待自然娩肩，避免医源性肩难产发生。

（2）如果出现第一产程末期和第二产程异常，一定要考虑肩难产发生的可能性，不要轻易使用缩宫素加速产程，权衡利弊，适当放宽剖宫产指征，避免严重肩难产并发症出现。

3. 肩难产的并发症及早期恢复

（1）产妇并发症：产后出血、会阴裂伤、阴道裂伤、宫颈裂伤、膀胱麻痹、子宫破裂、生殖道瘘和产褥感染等。

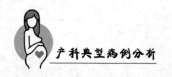

（2）新生儿并发症：臂丛神经损伤，由5~6颈神经根受损引起，多数为一过性损伤。肩难产时产妇的内在力量对胎儿不匀称的推力可能是造成臂丛神经损伤的主要原因，而非助产造成的。

（四）孕产期管理及风险防范

肩难产是不可预测和预防的产科急症，临床医师应了解肩难产危险因素，以便于预测肩难产的高危人群。巨大儿、妊娠期糖尿病与肩难产发生率增高有关。孕期注重宣教，适当控制饮食，避免胎儿过大，分娩时第二产程延长以及干预与肩难产风险增加有关。

第二章　妊娠期合病症

第一节　呼吸系统疾病

一、哮喘

（一）病历汇报

病例一

患者，李某，27岁。

主诉： 发作性喘息8年，停经7月余，突发呼吸困难5小时。

现病史： 8年前因花粉诱发呼吸困难、憋喘，外院诊断为支气管哮喘。间断发作性喘息，给予特布他林喷雾剂治疗，孕前偶发，但病情稳定。

平素月经规律，末次月经2015年01月01日，预产期2015年10月08日。孕期在当地医院规律产检，NT超声、唐氏筛查及四维彩超未见明显异常。孕2月余哮喘急性发作一次，给予特布他林加布地奈德混悬液雾化吸入，治疗3天后好转。5小时前无明显诱因突然呼吸困难、胸闷、心悸、咳嗽，咳白色泡沫状痰，不能平卧。来我院急诊以"晚期妊娠合并哮喘发作"收入院。

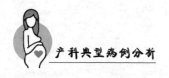

既往史：否认高血压、糖尿病、脑血管疾病病史。花粉诱发哮喘发作。

婚育史：孕2产0，2015年因"胚胎停育"人工流产1次。

入院查体：T 36.6 ℃，P 109 次/分，R 24 次/分，BP 109/76 mmHg，患者神志清，精神差，痛苦面容，呼吸急促，不能平卧。心率109次/分，律齐，心音有力，各瓣膜未闻及杂音，双肺布满哮鸣音。腹部膨隆符合孕周，无压痛及反跳痛，脊柱、四肢无畸形，双下肢无水肿，生理反射存在，病理反射未引出。

专科检查：宫底位于脐上2指，无宫缩，胎膜未破，胎心率154次/分。

辅助检查：

（1）血常规：白细胞11.32×10^9/L，血红蛋白118 g/L，中性粒细胞百分比82.1%，嗜酸性粒细胞百分比2.1%，血小板185×10^9/L

（2）血气分析：pH 7.430，PCO_2 32.1 mmHg，PO_2 73.5 mmHg。

余未见明显异常。

入院诊断：①妊娠合并哮喘发作；②孕2产0，宫内孕35^{+4}周，头位。

诊疗经过：入院后积极完善相关检查，病情危重，患者出现明显呼吸困难症状，考虑妊娠合并持续性哮喘发作状态，给予补液、吸氧、抗生素预防感染等治疗。具体治疗措施如下：

（1）持续吸氧2~3 L/min。

（2）静脉输液：①生理盐水250 mL加入头孢噻肟钠2.0 g静脉滴注。②5%葡萄糖注射液500 mL加入维生素C 2.0 g静脉滴注；③多索茶碱注射液100 mL（300 mg）静脉滴注。

（3）特布他林喷雾剂5 mg+吸入用布地奈德混悬液2 mg雾化吸入，每日3次。

（4）地塞米松6 mg肌内注射，每12小时1次，共4次。

（5）向患者讲解妊娠合并哮喘相关的健康常识并做心理指导。经上述治疗后，患者症状改善，发作次数及时间减少，住院3天症状控制后出院。

出院诊断：①支气管哮喘急性发作；②孕2产0，宫内孕36周，头位。

随访：停经38周自然临产，顺利阴道分娩，产时、产后哮喘未发作。

（二）诊治要点

1. 诊断依据

（1）发作性喘息8年，停经7月余，突发呼吸困难5小时。

（2）8年前因花粉诱发呼吸困难、憋喘，诊断为"支气管哮喘"，间断发作性喘息，5小时前无明显诱因突发呼吸困难、胸闷、心悸、咳嗽，咳白色泡沫痰，不能平卧。

（3）痛苦面容，呼吸急促，不能平卧，双肺布满哮鸣音。

（4）血气分析：pH7.43，PCO_2 32.1 mmHg，PO_2 73.5 mmHg。

2. 鉴别诊断

（1）慢性阻塞性肺疾病：具有长期吸烟史和（或）环境职业污染接触史者，常见症状为长期咳嗽、咳痰、喘息、胸闷，活动后呼吸困难，疾病急性发作时或疾病进入晚期、严重阶段，患者静息状态下即可能出现呼吸困难并呈进行性发展。其特征为不完全可逆气流受限，哮喘是可逆性气流受限。

（2）心源性哮喘：常见于有器质性心脏病基础者，如冠心病、风湿性心脏病、高血压心脏病患者等发生急性左心功能衰竭时症状与哮喘发作类似，左心衰竭者会咳出粉红色泡沫状痰液，胸部X线检查和心脏超声检查可发现心脏增大、左心室射血分数降低等，有助于鉴别。

（3）大气道肿瘤或异物：气管或主支气管内发生肿瘤病变或异物阻塞时会导致大气道梗阻，出现呼吸困难、喘鸣音等，但是这类患者对支气管扩张剂的反应差，胸部CT、肺功能检查、气管镜检查等可提供相关诊断依据，使用治疗哮喘药物无效。

3. 治疗要点

妊娠期哮喘急性发作的处理取决于病情严重程度及疗效评估，治疗的

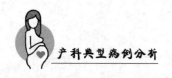

目的在于尽快缓解症状，改善低氧血症。

目前常用治疗哮喘药物有：吸入用糖皮质激素（inhaled corticosteroids，ICS）、全身用糖皮质激素、茶碱类、β_2受体激动剂和白三烯受体拮抗剂（leukotriene receptor antagonists，LTRAs）。美国食品药品监督管理局（Food and Drug Administration，FDA）既往对以上药物的妊娠期分级，均集中在B、C级（表2-1），目前尚无绝对安全的A级药物。

表2-1　临床常用哮喘治疗药物FDA妊娠分级

FDA妊娠分级	糖皮质激素		支气管扩张剂		白三烯受体拮抗剂
	吸入用	全身用	茶碱	β_2受体激动剂	
A					
B	布地奈德	泼尼松、泼尼松龙		特布他林	孟鲁司特、扎鲁司特
C	氟替卡松、曲安奈德、倍氯米松	地塞米松、氢化可的松	茶碱	沙丁胺醇、福莫特罗、沙美特罗	
D					
X					

哮喘的治疗药物分为长期控制药物和按需使用药物。长期控制药物包括：吸入糖皮质激素、长效β_2受体激动剂（LABAs）、白三烯受体拮抗剂、茶碱和奥马珠单抗，可维持治疗达到哮喘控制目的。按需使用药物包括：短效β_2受体激动剂（SABAS），口服激素也用于急需药物或者严重持续哮喘控制用药。

（1）吸入糖皮质激素（ICS）：妊娠期哮喘控制的主要药物，多项研究证实，ICS的使用不会增加围产期风险。其中，布地奈德妊娠分级为B级，可作为妊娠期哮喘的ICS首选药物，目前其他ICS并未被证明不安全。但当其他ICS能有效控制哮喘时，临床医生不需要将使用药物改为布地奈德，因为更换药物易导致哮喘控制不佳。

（2）全身用糖皮质激素：可通过胎盘屏障，对于妊娠期哮喘的不良影响尚不确定。但若严重哮喘控制不佳，对妊娠的危害可能更严重，因此妊娠期哮喘重度发作可谨慎选用全身用糖皮质激素。目前认为87%泼尼松可经胎盘 11β–脱氢酶灭活，故使用泼尼松≤10 mg/d 较为安全。

（3）β₂受体激动剂：吸入用短效 β₂ 受体激动剂（short-acting inhaled beta 2 agonists，SABA）可作为急性发作时的缓解药物，目前对其致畸性的研究结果仍存在分歧，妊娠期可根据病情酌情使用，SABA推荐首选沙丁胺醇；长效 β₂ 受体激动剂（long-acting inhaled beta 2 agonists，LABA）单用可能增加严重、致死性哮喘的发生，故不宜单用，临床多与 ICS 联用。二者具有协同作用，可获得相当或优于加倍剂量 ICS 的疗效，并可相互减少不良反应，目前尚无证据证明 ICS/LABA 会增加新生儿畸形发生率。可供选用的LABA 有沙美特罗、福莫特罗。

（4）白三烯受体拮抗剂（LTRA）：是哮喘维持治疗的重要药物，可减少症状，不增加早产风险，孟鲁司特和扎鲁司特妊娠分级均为 B 级，可安全选用。

（5）茶碱：是哮喘维持治疗的二线药物，可作为 ICS 和 β₂受体激动剂治疗的辅助药物，但由于不良反应多，血药浓度个体差异大等潜在风险，不宜作为妊娠期哮喘的首选用药。

（三）经验总结与关注要点

1. 处理原则

积极控制症状，及时纠正缺氧并改善肺功能，监测母胎情况，适时终止妊娠，应该根据患者具体病情制订个体化治疗方案。虽然目前并无绝对安全的药物，但是妊娠期哮喘控制不佳本身即可能增加不良妊娠结局的风险。2017年最新《全球哮喘防治倡议（GINA）指南》也明确表明，积极控制哮喘的益处要明显大于治疗哮喘常用药物可能带来的风险。可以在以下四个方面提醒患者：① 严格执行医嘱，规律用药，定期随访；②掌握ICS正确吸入技术；③戒烟，避免过敏原暴露；④ 一旦发生哮喘急性发作，可先吸入SABA 治疗，根据缓解效果决定是否就诊。

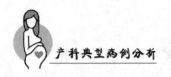

2. 分娩时的注意事项

（1）分娩期：孕妇临产后，首先应尽量使产妇保持精神安静状态。为防止哮喘发作，临产后肌内注射可的松（醋酸氢化可的松），12小时后重复1次。为避免产妇过度使用腹压，减少体力消耗，可用低位产钳或胎头吸引器助产以缩短第二产程。哮喘病不是剖宫产的指征，若合并其他产科情况需行剖宫产，可于手术前1~2小时静脉注射地塞米松或氢化可的松，术后再给维持量，以预防哮喘发作。手术麻醉以硬膜外麻醉为宜，应避免全麻，因全麻气管插管时可诱发支气管痉挛发作，硫喷妥钠有使哮喘恶化的可能，不宜使用。术后加强监护，给予氧气吸入，适当给予支气管扩张剂和给予抗生素预防感染。

（2）产褥期：由于分娩时体力消耗精神紧张，大脑皮质功能失衡，通过下丘脑兴奋迷走神经易诱发哮喘发作，因此产后要充分休息，减少哺乳次数。重症哮喘患者不宜哺乳。

（3）关于终止妊娠问题：一般认为哮喘并不是终止妊娠的指征，但是长期反复发作的慢性哮喘且伴有心肺功能不全的孕妇应考虑终止妊娠。为避免产妇过度使用腹压，减少体力消耗，宫口开大4 cm时行人工破膜，静脉滴注缩宫素，待宫口开全后行会阴侧切，胎头吸引或低位产钳助产，以缩短第二产程。对哮喘严重发作者，为防止胎儿窘迫及产时发作加重，应放宽剖宫产指征。哮喘妊娠期处理的大多数原则均适用于临产过程中哮喘的处理，患者常规使用的药物在临产和分娩的过程中应继续使用。

1）孕妇临产后首先应尽量使其保持精神安静状态，吸氧，纠正水、电解质及酸碱平衡紊乱，必要的抗感染措施及分娩期良好的心理准备都不可忽视。

2）分娩前4周仍口服糖皮质激素者，为防止哮喘发作，临产后肌内注射醋酸氢化可的松100~200 mg，12小时后重复1次；或静脉滴注氢化可的松100 mg，然后每8小时滴注100 mg，持续到产后24小时，可预防发生肾上腺危象。

3）分娩期不宜用沙丁胺醇及特布他林等药物，因这些药物可松弛子宫平滑肌，降低子宫肌肉的收缩力，导致分娩无力及产后出血。

4）出现早产宫缩时，可使用 β_2 受体激动剂、硫酸镁或硝苯地平作宫缩抑制剂。在全身使用 β_2 受体激动剂治疗早产宫缩时，应避免使用两种以上的药物。此类情况下，使用硫酸镁效果更好，可以再额外加用支气管扩张剂。氨茶碱静脉注射可减弱子宫收缩力，分娩期最好不用。

5）哮喘孕妇发生自然流产、死胎或治疗性流产时，禁用前列腺素。前列腺素可引起支气管痉挛，促发哮喘发作。

6）对于产后出血，只能选择缩宫素。麦角新碱和甲基麦角新碱均有可能导致支气管收缩，应避免使用。

（四）孕产期管理及风险防范

支气管哮喘是由抗原性或非抗原性物质的刺激引起的一种气道反应性过度增高的疾病，以反复发作性呼气性呼吸困难为特征，是一种常见的慢性病。妊娠合并支气管哮喘的发生率为0.5%~1.2%。妊娠与支气管哮喘相互影响：妊娠期子宫增大及横膈升高致残气量和功能残气量明显降低，但通气量和氧耗量增加，导致过度通气，甚至呼吸性碱中毒；雌激素及前列腺素等增加引起支气管平滑肌痉挛；胎儿及胎盘产生易感物质导致免疫球蛋白IgE升高；妊娠期呼吸道感染、胃食管反流增加等。以上因素均可使哮喘发作增加、加重。轻症哮喘发作对母婴影响不大，中、重度哮喘可增加母体感染、妊高征、剖宫产率、产后出血、早产、低体重儿的发生风险，特别是重症哮喘和哮喘持续状态不仅危及母亲，而且由于母体严重缺氧，还可致胎儿宫内缺氧，发育迟缓，甚至胎死宫内。由于哮喘的发作，尤其是重症哮喘的发作，可危及母体和胎儿的生命，故应给予高度重视。

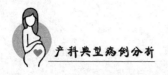

二、肺栓塞

（一）病历汇报

患者，王某，30岁，肥胖，BMI 35.2。

主诉： 停经8月余，气喘20天，加重伴头晕半天。

现病史： 平素月经规律。LMP：2014年08月07日。EDC：2015年05月14日。停经50余天有早孕反应，持续至孕3个月后自行缓解，定期产检，未见明显异常。孕6月余出现左下肢间断水肿，未诊治。近20天无明显诱因出现全身乏力，活动后胸闷气喘，夜间睡觉时不能平卧，伴左下肢疼痛，无咳嗽咳痰，半天前出现头晕，伴晕厥1次，无恶心呕吐，遂急诊"①头晕待查；②孕2产1，宫内孕33^{+6}周"为诊断入院。

既往史： 无心脏病病史，否认高血压、糖尿病、脑血管疾病病史。

个人史： 无特殊。

婚育史： 孕2产1，2013年顺产1女婴，体健。

月经史、家族史： 无特殊。

入院查体： T 36.6 ℃，P 128次/分，R 26次/分，BP 109/76 mmHg。患者神志清，心率128次/分，三尖瓣区可闻及2 /6级收缩期吹风样杂音。肝、脾肋下未触及，腹部膨隆符合孕周，无压痛及反跳痛。左下肢水肿（++），双下肢水肿不对称，双侧足背动脉搏动正常。

专科检查： 宫高29 cm，腹围102 cm，无宫缩，胎膜未破，胎心率144次/分。

辅助检查：

（1）血常规：白细胞18.7×10^9/L，PLT 194×10^9/L，Hb 130 g/L。

（2）凝血六项：PT 9.5 s，PT% 229%，APTT 24.60 s， FIB 4.03 g/L，FDP 5.90 μg/ mL，D-二聚体2 500 μg/L。

（3）磁共振：左下肺栓塞（面积约2.0 cm×1.5 cm）。

（4）血气分析：pH 7.411，PCO_2 22.0 mmHg，PO_2 133.9 mmHg，实际碳酸氢根 13.7 mmol/L，标准碳酸氢根16.7 mmol/L，剩余碱–9.6 mmol/L。

（5）糖化血红蛋白：5.5%。

（6）心电图：窦性心动过速，前间壁、前壁T波改变。

（7）心脏彩超：右心大，三尖瓣轻中度关闭不全，肺动脉瓣轻中度关闭不全，心包积液。

（8）双下肢彩超：左股总静脉、双侧股浅静脉、腘静脉、胫前静脉、胫后静脉血栓形成伴栓塞。

（9）产科彩超：宫内活胎如孕周。

（10）B型钠尿肽（BNP）：889 mg/L。

（11）心肌酶谱：未见明显异常。

入院诊断：①妊娠合并肺栓塞；②双下肢静脉血栓形成；③孕2产1，宫内孕33^{+6}周，头位。

诊疗经过：入院后完善相关检查，根据患者病史、临床表现、辅助检查，诊断为妊娠合并肺栓塞，即刻转我院血管外科给予溶栓、抗凝治疗，治疗2天后患者自觉气喘头晕症状逐渐缓解。继续治疗后1周，复查双侧下肢彩超提示：左股总静脉、双侧股浅静脉、胫前静脉、胫后静脉血栓形成伴栓塞。继续溶栓抗凝治疗，腘静脉部分再通。孕妇于孕40^{+6}周，见红3小时转入产科，复查彩超，下肢静脉未见明显异常，肺部磁共振示左下肺动脉血栓已吸收。右肺外带胸膜下病灶为肺梗死灶。停用肝素，自然临产，第二天经阴道分娩1活女婴，产程顺利。产后24小时再次使用华法林2.5 mg及低分子肝素抗凝治疗，产后3天母婴平安出院。

出院诊断：①妊娠合并肺栓塞；②双下肢静脉血栓形成；③孕2产2，宫内孕41周，阴道分娩后。

出院后，继续抗凝治疗至产后3月，无明显临床症状发生，复查凝血功能、血气分析、肺部磁共振、双下肢静脉彩超未见明显异常。产后随访2年无异常。

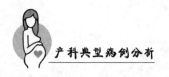

（二）诊治要点

1. 诊断依据

（1）育龄期女性，肥胖，停经8月余，气喘20天，加重伴头晕半天。

（2）患者孕期左下肢间断水肿，近20天无明显诱因出现全身乏力，活动后胸闷气喘，夜间睡觉时不能平卧，伴左下肢疼痛，无咳嗽咳痰，入院当天的清晨7点半曾晕厥1次。

（3）查体：呼吸26次/分，心率128次/分，三尖瓣区可闻及2/6级收缩期吹风样杂音，左下肢水肿（++），双下肢水肿不对称，双侧足背动脉搏动正常。

（4）辅助检查：

1）MRI：左下肺栓塞（面积约2.0 cm×1.5 cm）。

2）双下肢彩超：左股总静脉、双侧股浅静脉、腘静脉、胫前静脉、胫后静脉血栓形成伴栓塞。

3）心脏彩超：右心大，三尖瓣轻中度关闭不全，肺动脉瓣轻中度关闭不全，心包积液。

4）心电图：窦性心动过速，前间壁、前壁T波改变。

5）D-二聚体：2 500 µg/L。

6）血气分析：pH 7.411，PCO_2 22.0 mmHg，PO_2 133.9 mmHg，实际碳酸氢根 13.7 mmol/L，标准碳酸氢根 16.7 mmol/L，剩余碱-9.6 mmol/L。

2. 鉴别诊断

（1）与冠心病、急性心肌梗死的鉴别：肺栓塞导致的胸痛与侵及胸膜有关，与冠心病、心肌梗死相比，胸痛为钝痛，并伴有呼吸困难的特征。如出现胸痛，应首先做心电图检查，心电图是早期鉴别诊断的指标之一。心肌梗死发病后Ⅰ型导联、Ⅲ型导联、aVF导联的ST段上升，$V_1 \sim V_5$导联的ST段下降，呈下壁心肌梗死图形，3小时后ST段抬高更为明显，24小时后Ⅰ型导联、Ⅲ型导联、aVF导联出现病理性Q波；而肺栓塞Ⅰ型导联、Ⅲ型导联、aVF导联的P波增高（肺性P波），Ⅰ型导联、aVF导联、V_1~V_5导联的ST段降低，而后逐渐恢复。右室肥厚、肺性P波、右束支传导阻滞、在持续性肺动脉高压的慢性肺栓塞中多见，而在急性肺栓塞比较少见。

（2）与肺炎、胸膜炎、气胸的鉴别：肺炎临床可见明显发热、咳嗽、咳铁锈色痰，血白细胞显著增高，胸部X线可见到肺部炎性浸润阴影。胸膜炎临床多有夜间盗汗、低热、胸腔积液、胸膜粘连、结核菌素试验阳性等。气胸的X线片可见肺脏被压缩阴影、气胸患者还具有患侧呼吸音减弱等胸部的特殊体征。

（3）与主动脉夹层动脉瘤的鉴别：胸主动脉夹层动脉瘤可有胸痛，也可突然发生，但患者常有高血压病史。X线检查可见到上纵隔阴影增宽，主动脉变宽而延长，常由于高血压其心电图表现为左室面高电压及左室劳损，偶见继发性ST–T改变，以此可以鉴别。

3. 治疗要点

（1）一般支持治疗：对高度疑诊或确诊PTE的患者，应严密监测呼吸、心率、血压、心电图及血气的变化，并给予积极的呼吸与循环支持。对于焦虑和胸痛患者，给予适当镇静剂，如果疼痛明显，可予哌替啶、吗啡镇痛；对于有发热、咳嗽等症状的患者，可给予对症治疗以尽量降低耗氧量。

（2）抗凝治疗：为基本治疗，常用药物为低分子肝素（LMWH）或普通肝素。多个指南均推荐LMWH作为妊娠期肺栓塞的预防和治疗用药。美国胸内科医师协会2012年《基于循证医学证据的临床实践指南》和2018年《肺血栓栓塞症诊治与预防指南》推荐：妊娠期急性静脉血栓的孕妇皮下注射LMWH至少持续到产后6周（整个治疗周期至少3个月）；正在接受LMWH治疗的孕妇，如果需要计划分娩，建议至少在停药24小时后开始引产或剖宫产。德国血栓与止血学会女性健康工作组2016年《妊娠相关静脉血栓症的治疗共识》推荐产后抗凝治疗在阴道分娩后6~12小时、剖宫产12~24小时后开始，对于高危因素仍然存在的患者，抗凝治疗3个月后，建议继续

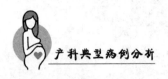

抗凝治疗。

（3）介入手术：与单独应用肝素相比，急性肺栓塞溶栓治疗可以更快地恢复肺血流灌注，改善右心功能。产科溶栓仅限于威胁生命的大面积肺栓塞，因为溶栓治疗可能导致孕产妇大出血，需权衡产科出血及血栓并发症两者的关系，建议小剂量溶栓，常用药物为尿激酶。治疗结束后应防血栓再形成及产科大出血。

（4）手术治疗：多选用肺动脉血栓切除术。在血流动力学障碍前，快速进行系统性及个体化适应证评估后的围手术期病死率为6%或者更低。急性肺栓塞出现下列情况之一者，应积极在体外循环下行肺动脉血栓切除术：①有明显的循环呼吸功能障碍，血压<90 mmHg，尿量<20 mL/h，PaO_2<60 mmHg，经1小时积极处理无好转；②溶栓治疗未能早期见效；③有溶栓治疗的禁忌证；④肺动脉管腔阻塞范围>50%；⑤因肺动脉栓塞突发心搏骤停。

（三）经验总结与关注要点

肺栓塞是由内源性或外源性栓子阻塞肺动脉或其分支所引起的肺循环和右心功能障碍的临床综合征，包括肺血栓栓塞、脂肪栓塞、羊水栓塞、空气栓塞、肿瘤栓塞等。其中以肺血栓栓塞最为常见。肺栓塞的诊断需要结合高危因素、临床症状及体征、实验室检查，胸部X线平片、心电图、血气分析等。

1. 妊娠合并肺栓塞的高危因素

（1）激素水平升高引起血管扩张、血液速度减慢；

（2）增大的子宫压迫静脉血管，影响回流；

（3）凝血因子、纤维蛋白原活性增加；

（4）长期卧床影响静脉回流；

（5）获得性蛋白C抵抗；

（6）高龄妊娠、剖宫产；

（7）分娩时血管内皮损伤；

（8）肥胖、吸烟、曾使用避孕药、产后大剂量雌激素回奶、下肢静脉功能不全等；

（9）深静脉血栓（DVT）：DVT发生后，血栓容易脱落并进入循环系统，引起重要组织早期栓塞，其中肺循环为主要栓塞部位，因此罹患DVT者应常规进行肺栓塞筛查。

2. 临床表现

肺栓塞可发生于整个孕期及产褥期，多见于早孕期和产后。常见的临床症状有：不明原因的呼吸困难、胸痛、晕厥、烦躁不安、咯血、咳嗽、心悸等。各个病例可有上述症状的不同组合。查体：肺部可闻及干、湿啰音，有胸腔积液征，心动过速，P2 亢进，以及下肢深静脉栓塞体征如下肢肿大、胀痛等。若同时出现呼吸困难、胸痛和咯血，即称之为肺梗死"三联征"。胸痛与吸气、呼气时刺激胸膜有关，听诊可闻及胸膜摩擦音。如为大栓子栓塞，短时间内即可发生极其严重的循环障碍，迅速引起心搏骤停、猝死；如为微小栓子栓塞，肺栓塞症状也可以不明显。无血管内凝血功能障碍的出血表现。发生低血压和休克比较罕见，但一旦发生，常提示中央型急性肺栓塞和（或）血流动力学储备严重降低。

3. 辅助检查

（1）D-二聚体：凝血功能检测中D-二聚体可异常升高。D-二聚体正常值为500 μg/L，肺栓塞时D-二聚体常常高于2 000 μg/L甚至高达8 000 μg/L以上，对诊断有较明显的提示。目前认为D-二聚体检测用于诊断肺栓塞的敏感度为92%~100%，特异度约为30%，若其值<500 μg/L，基本可以排除肺栓塞的诊断。虽然D-二聚体检测方便快捷，但特异度较低，在出血、创伤、外科手术、炎症、肿瘤等情况下也会升高，故检测D-二聚体诊断肺栓塞仅作为急诊筛查手段，而非确诊手段。

（2）动脉血气分析：肺栓塞患者肺血管床受阻15%以上时可出现低氧血症，PO_2降低，40%肺栓塞患者血氧饱和度正常。因肺泡死腔增大，大多

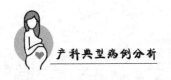

数患者出现过度通气，导致二氧化碳分压（$PaCO_2$）降低，若$PaCO_2 >$ 90 mmHg，可排除肺栓塞。

（3）心电图：可呈现动态变化，密切观察心电图变化对诊断急性肺栓塞有一定意义，可减少漏诊、误诊事件发生。轻度肺栓塞通常显示窦性心动过速，房性心律失常，尤其是心房颤动也较多见；当发生大面积严重肺栓塞时心电图可显示"S1、Q3、T3"波形，即Ⅰ导联出现宽大的S波，Ⅲ导联见Q波和倒置T波，以及右束支传导阻滞，为急性肺动脉栓塞、肺动脉高压、右心负荷增加、右心扩张的结果。

（4）心脏超声：①二尖瓣开放度减小；②右心室扩大；③右心室收缩、舒张幅度减弱；④室间隔偏移或矛盾运动；⑤左右心室内径比值减小；⑥肺动脉扩张；⑦三尖瓣和肺动脉瓣开放度降低。心脏超声无创便捷，可进行肺栓塞危险分层、预后的评估，且可发现其他心脏疾病，故为疑诊急性肺栓塞的首选检查项目之一。

（5）MRI：MRI平扫仅可显示肺动脉主干及肺段动脉的血栓，但受呼吸和心脏搏动影响，图像伪影较多，对于大多数肺栓塞患者难以达到满意的显示效果。如果将MRI肺动脉造影、核素肺通气/灌注扫描两种检查联合使用，可一次性完成肺血管形态学和肺功能检查，将是一种评估肺栓塞的有前途和应用潜力的方法。

（6）下肢血管加压超声：约80%的肺栓塞妇女有下肢深静脉血栓形成，但下肢血管超声结果阴性并不能排除肺栓塞。因超声检查无创，下肢血管加压超声可作为妊娠期疑诊肺栓塞的初始检查项目之一。

4. 诊断标准

肺栓塞的确诊依据2001年中华医学会呼吸病学分会《肺栓塞的诊断与治疗指南（草案）》，符合下列诊断标准至少一项：

（1）核素肺通气/灌注显像提示单发或多发的血流灌注缺损，通气正常或不正常，通气血流比值不匹配。

（2）螺旋CT肺动脉造影显示肺动脉阻塞或肺动脉内充盈缺损。

（3）选择性肺动脉造影发现肺动脉内充盈缺损。现代计算机辅助检查（computer-assisted detection，CAD）肺栓塞，有利于肺栓塞的识别和对CT结果的评价。CT肺动脉造影是诊断肺栓塞的金标准。

5 处理原则

妊娠合并肺栓塞的一般治疗与内科相同，包括绝对卧床休息、抗凝、吸氧、止痛、抗休克、舒张支气管、纠正心功能衰竭等。但是由于妊娠期的特殊生理情况，选择溶栓治疗需谨慎。

6. 分娩方式的选择

妊娠期肺栓塞，应结合病情严重程度、孕周及胎儿宫内情况等因素综合分析，做出继续妊娠或终止妊娠的决定。对于使用抗凝剂的孕妇，建议选择合适的时机计划分娩（引产或择期剖宫产），尽可能降低因非计划分娩带来的出血或栓塞风险。LMWH或普通肝素抗凝治疗者术后发生切口血肿的风险增加，可考虑术中切口放置引流条，皮肤间断缝合以利引流。

（四）孕产期管理及风险防范

对于呼吸困难、胸痛、胸闷及心率增快的孕产妇，尤其合并PTE高危因素的患者要考虑肺栓塞的可能。增强对肺栓塞的诊断意识才能减少漏诊和误诊。D-二聚体在急性肺栓塞时快速升高。但D-二聚体特异性不强，一般认为D-二聚体阴性可以排除肺栓塞。对于血细胞比容、纤维蛋白原升高的患者应警惕血栓发生的风险。血栓形成后纤维蛋白原降解产物增加，血小板也会出现消耗性下降。肺栓塞主要表现为右心功能的改变，对于不明原因右心室扩大、三尖瓣反流及肺动脉高压的患者应考虑肺栓塞的可能。下肢血栓和肺栓塞的关系密切，应重视下肢血管超声的检查，可以辅助诊断。CT肺动脉造影是诊断肺栓塞的金标准。肺栓塞影响右心功能，下肢血栓和肺栓塞的关系密切，通过超声检查可以辅助诊断。

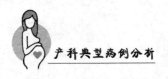

三、急性呼吸衰竭

（一）病历汇报

患者，谢某，31岁。

主诉： 停经8月余，间断胸闷、喘憋1月余，加重10天。

现病史： 平素月经规律。LMP：2018年08月30日。EDC：2019年06月06日。停经30天查尿妊娠试验阳性，孕期未规范产前检查。1个月前受凉后出现胸闷、喘憋，活动后加重，伴心慌、头晕、乏力，无咳嗽、咳痰，无发热、寒战，无头痛、视物模糊等不适，未治疗。近10天自觉症状加重，夜间睡眠不能平卧，侧卧位及吸氧后胸闷、喘憋症状可稍缓解。就诊于我院，门诊以"①Ⅰ型急性呼吸衰竭，酸中毒；②孕2产1，宫内孕34^{+6}周，头位；③妊娠期高血压？④瘢痕子宫"收入院。自停经以来，神志清，精神可，饮食可，睡眠稍差，大小便正常，孕期体重增加10 kg。

既往史： 2013年孕足月因"胎儿窘迫"于当地医院行"子宫下段剖宫产术"。否认高血压、心脏病、脑血管疾病史。

个人史、婚育史及家族史： 无特殊。

入院查体： T 37.1 ℃，P 120次/分，R 35次/分，BP 149/100 mmHg。端坐位，轮椅推入病房，神志清。胸廓两侧对称，无畸形，呼吸运动以腹式呼吸为主，呼吸频率35次/分，节律规整。双下肺呼吸音粗糙。心率120次/分，律齐，各瓣膜听诊区未闻及杂音，未闻及心包摩擦音。专科检查：腹膨隆如孕周，宫高33 cm，腹围101 cm，未触及宫缩，头位。胎心率150次/分。

辅助检查：

（1）动脉血气分析：pH 7.32，PCO_2 65 mmHg，PO_2 55 mmHg，HCO_3^- 20 mmol/L。鼻导管吸氧（2 L/min）后复查动脉血气分析：pH 7.33，$PaCO_2$ 61 mmHg，PaO_2 61 mmHg，HCO_3^- 23 mmol/L。

（2）血常规：白细胞计数11×10^9/L，血红蛋白118 g/L，中性粒细胞

85.6%，血小板241×10^9/L。

（3）血生化：随机血糖4.5 mmol/L，肝肾功能、电解质、心肌酶、淀粉酶、BNP均未见异常。

（4）心脏彩超：心内结构未见异常，LVEF 71%。

（5）胸片：双下肺盘状肺不张，两膈抬高，脊柱轻度侧弯。

（6）心电图：窦性心动过速，偶发室性期前收缩（室性早搏），胸导联低电压，顺钟向转位。

（7）腹部、胸部、双下肢、产科超声未见异常，胎儿发育符合孕周。

入院诊断： ①Ⅰ型急性呼吸衰竭，酸中毒；②孕2产1宫内孕34^{+6}周，头位；③妊娠期高血压疾病？④瘢痕子宫。

诊疗经过： 入院后持续心电监测，持续低流量（2 L/min）吸氧，患者BP 135~120/80~90 mmHg，P 110~130次/分，R 20~40次/分，SpO$_2$ 93%~99%。动脉血气分析分析：pH 7.32~7.33，PaCO$_2$ 65 mmHg，PaO$_2$ 55 mmHg。请相关科室评估患者心肺功能状态，鉴于患者目前难以耐受妊娠呼吸循环负荷，给予促胎肺成熟处理，建议及早行剖宫产术终止妊娠。入院后第二天行剖宫产术助娩一活女婴，手术过程顺利，患者术后转入ICU，行无创呼吸机呼吸支持治疗3天，并给予纠正水、电解质、酸碱平衡紊乱、抗感染、补充营养等对症支持治疗。术后7天出院。

出院诊断： ①Ⅰ型急性呼吸衰竭，酸中毒；②孕2产2，宫内孕35^{+1}周，头位，剖宫产术后；③瘢痕子宫。

（二）诊治要点

1. 诊断依据

（1）育龄期女性，停经8月余，间断胸闷、喘憋1月余，加重10天。

（2）LMP：2018年08月30日。孕期未规范产前检查，1个月前受凉后出现胸闷、喘憋，活动后加重，伴心慌、头晕、乏力，未治疗。近10天自觉症状加重，夜间睡眠不能平卧，侧卧位及吸氧后胸闷、喘憋症状可稍缓

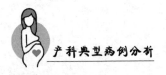

解。

（3）查体：T 37.1 ℃，P 120次/分，R 30次/分，BP 149/100 mmHg。端坐位，轮椅推入病房，神志清，双下肺呼吸音粗糙。查体心脏见明显异常。宫底在脐与剑突之间，未触及宫缩，头位。胎心率150次/分，NST有反应。

（4）辅助检查：

1）动脉血气分析：pH 7.32，$PaCO_2$ 65 mmHg，PaO_2 55 mmHg，HCO_3^- 20 mmol/L。

2）胸片：双下肺盘状肺不张，两膈抬高。

3）心电图：窦性心动过速，偶发室性早搏，胸导联低电压，顺钟向转位。

2. 鉴别诊断

（1）慢性呼吸衰竭：多见于慢性呼吸系统疾病，如慢性阻塞性肺疾病、重度肺结核等，患者呼吸功能损害逐渐加重，虽有缺氧，或伴二氧化碳潴留，但通过机体代偿适应，仍能从事个人生活活动，称为代偿性慢性呼吸衰竭。一旦并发呼吸道感染，或因其他原因增加呼吸生理负担导致代偿失调，出现严重缺氧、二氧化碳潴留和酸中毒的临床表现，称为失代偿性慢性呼吸衰竭。

（2）急性左心衰竭：急性左心衰竭也可出现呼吸急促的症状，但多有心脏病或心衰病史，咳粉红色泡沫样痰，听诊心率增快，两肺可闻及湿啰音，心电图提示左房负荷过重，左室肥厚，用强心、利尿药治疗有效；急性左心衰竭可也可以引起急性呼吸衰竭。

（3）急性肺栓塞：急性肺栓塞以胸痛、咯血、呼吸困难为主要临床表现，多有摔伤、手术或长期卧床史，心电图可见电轴右偏，明显顺钟向转位，肺性P波；D-二聚体、血气分析有助于诊断，肺动脉造影可确诊。

3. 治疗要点

妊娠期急性呼吸衰竭是指呼吸功能原来正常，妊娠期由于各种原因引起的肺通气和（或）肺换气功能严重障碍，使静息状态下亦不能维持足够的气体交换，导致低氧血症，伴（或不伴）高碳酸血症，进而引起的一系列病理生理改变和相应临床表现的综合征。常见于妊娠、分娩、产后有引起急性缺氧或伴有二氧化碳潴留，导致急性呼吸功能障碍的疾病，如羊水栓塞、胎盘早剥、产后出血、休克、DIC、子痫、子痫频发抽搐、重症产褥感染、败血症、急性肺水肿、药物中毒等。诊断需结合引起急性呼吸衰竭的基础病史、缺氧和（或）二氧化碳潴留的临床表现，明确诊断有赖于动脉血气分析。

（1）临床表现：呼吸困难、发绀、精神神经症状、循环系统表现（心动过速、心肌损害、右心衰竭、周围循环衰竭、血压下降、心律失常、心搏停止）、消化和泌尿系统表现（转氨酶升高、尿素氮升高、蛋白尿、应激性溃疡、上消化道出血）。

（2）治疗：

1）病因治疗：首先对导致呼吸衰竭的部位进行查找，气道、肺、胸腔、肺血管以及膈肌，结合产妇目前存在的病理生理状态，筛选出呼吸衰竭的原因。①气道因素：气道廓清能力和吞咽功能障碍，产妇既往存在慢性阻塞性肺疾病和哮喘等基础疾病。②肺脏因素：导致呼吸衰竭的常见原因为肺水肿、肺实变或肺不张，孕妇由于免疫功能减弱，容易合并重症肺炎。③胸腔因素：主要是胸腔积液和气胸，通过影像学检查可以鉴别。④肺血管因素：考虑有无肺栓塞，如产妇在分娩过程中并发羊水栓塞出现呼吸衰竭。⑤膈肌因素：孕妇腹腔压力增加，导致膈肌功能不全，功能残气量下降，出现呼吸困难。

2）一般支持治疗：纠正水、电解质、酸碱平衡紊乱。积极补充血容量，纠正低血压、休克、贫血，补充营养，纠正低蛋白血症等，防止多脏器衰竭。

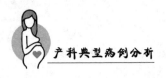

3）保持呼吸道畅通：清除气道分泌物及解除支气管痉挛，必要时建立人工气道。

4）纠正缺氧：一般需高浓度给氧，使 $PaO_2 \geqslant 60$ mm Hg，或 $SaO_2 \geqslant 90\%$，轻者可使用面罩给氧，但多数需机械通气。机械通气呼吸支持是治疗急性呼吸衰竭的最重要手段。当吸入氧浓度 > 0.5，而 $PaO_2 < 60$ mmHg 应立即予以机械通气，使 PaO_2 达到 80 mmHg 以上。轻者可用无创正压通气，效果较好，在孕产妇中同样有报道证明有效，无效或病情加重时应立即行气管切开或插管进行有创机械通气。

（三）经验总结与关注要点

呼吸系统疾病如严重呼吸系统感染、急性呼吸道阻塞性病变、重度或危重哮喘、各种原因引起的肺水肿、胸廓外伤等导致肺通气和换气障碍，以及急性颅内感染、颅脑外伤等，可直接或间接抑制呼吸中枢，引起肺通气不足，造成急性呼吸衰竭。其临床表现主要是低氧血症所致的呼吸困难和多脏器功能障碍，如呼吸困难、发绀、精神神经症状、心律失常、消化及泌尿系统表现等。除原发疾病、低氧血症及二氧化碳潴留所致的临床表现外，呼吸衰竭的诊断主要依靠血气分析，结合肺功能、胸部影像学和纤维支气管镜检查对于明确呼吸衰竭的原因至关重要。

1. 处理原则

呼吸衰竭的呼吸支持主要目的是纠正缺氧和二氧化碳潴留，为治疗原发病赢得时间，避免治疗与再损伤的问题。根据呼吸衰竭的不同特点，制订不同的呼吸支持策略［包括普通氧疗，面罩吸氧，高流量、无创呼吸机、有创呼吸机和体外膜肺氧合（ECMO）］。在进行呼吸支持的过程中，首先降低患者的氧耗，设定通气支持的目标和呼吸机参数。肺均一性好的患者，在氧合难以维持的情况下，可以在床旁超声监测下进行肺复张和呼气末正压通气（positive end expiratory pressure，PEEP），同时注意右心的前、后负荷。肺均一性不好的患者，可以考虑行俯卧位，改善肺的不均一性和氧合。当以上治疗效果不佳，肺保护性通气无法实施，出现急性肺源性心脏病（简称肺心病）时，可以考虑ECMO支持治疗。在整个治疗过程中，尤其要注意尽早终止妊娠。很多孕产妇是肥胖体型，胸壁顺应性差，当深度镇静、镇痛甚至使用肌肉松弛药物后，自主呼吸消失，胸腔压力增加，跨肺压下降，肺泡坍陷，在这种情况下，可以适当使用PEEP，提高跨肺压，改善氧合。

2. 分娩方式的选择

终止妊娠的时机与方式根据患者原发疾病、呼吸衰竭的严重程度而定。一般孕28~32周、病情严重者，胎儿成活率低，应首先考虑孕妇的安全；孕32~34^{+6}周者可在治疗同时，给予促胎肺成熟药物2日；妊娠已达37周，病情已经控制，估计在4~6小时内不能从阴道结束分娩者，首选剖宫产术，以确保母婴平安。

（四）孕产期管理及风险防范

急性呼吸衰竭是孕妇并发症发生率和致死率增加的主要原因之一。孕妇的生理改变对于机械通气的影响主要体现在三个方面。①呼吸系统的改变：以胸式呼吸为主，子宫增大导致膈肌上抬，功能残气量减少，致使氧的储存能力下降。血液中碳酸氢盐代偿性地减少，导致低碳酸血症和轻度呼吸性碱中毒。高碳酸血症和酸中毒导致胎儿窘迫，胎儿血红蛋白结合氧能力下降。②气道的解剖学变化：妊娠期间上气道相对狭窄，气管插管时易造成损伤，因此不经鼻插管，而选小号气管套管。③孕期功能残气量减少，插管时短期的呼吸暂停也会引起动脉氧分压的急剧下降，因此插管前应给予纯氧，但也不可采用过度通气来增加动脉氧分压，以免引起碱中毒而致子宫血流减少使胎儿缺氧。机械换气调整血氧饱和度保持在正常孕期水平，即$PaCO_2$ 30~32 mmHg，$SaO_2 > 95\%$。因此积极预防原发病，纠正低氧血症及高碳酸血症，对保障妊娠合并急性呼吸衰竭的母婴安全具有重要的意义。

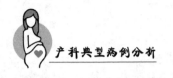
四、支气管扩张

（一）病历汇报

患者，陈某，24岁。

主诉：停经9月余，胸闷伴咯血6周余，加重2天。

现病史：平素月经规律。LMP：2016年03月06日。EDC：2016年12月13日。停经40余天自测尿妊娠试验阳性，早孕反应不明显，当地医院规范产检。6周余前无明显诱因出现咳嗽、咳痰，痰中带血2~3次/天，量少，伴胸闷、气喘，无发热、寒战，无胸痛、心悸等不适，未治疗。2天前受凉后再次出现咯血2次，每次量约50 mL，色鲜红，咯血时不能平卧，伴胸闷、气促等不适。门诊以"妊娠合并支气管扩张；孕1产0，宫内孕36^{+1}周"之诊断收住院。自停经以来，神志清，精神可，饮食、睡眠可，大小便无异常，孕期体重增加约15 kg。

既往史：6年前患"支气管扩张"。否认高血压、糖尿病、心脏病等病史。无手术外伤史及输血、献血史。

个人史、婚育史、月经史、家族史：均无特殊。

入院查体：T 37.1 ℃，P 96次/分，R 24次/分，BP 109/76 mmHg，神志清，查体合作，双侧瞳孔等大等圆，胸廓对称，颈软，气管左移，颈静脉无怒张，双肺呼吸音粗，左肺可闻及较多湿啰音，左下肺呼吸音减弱。

专科检查：宫高31 cm，腹围101 cm，头位，无宫缩，胎膜未破，胎心148次/分。

辅助检查：

（1）胸部X线检查：左肺呈大片状实变影，右肺纹理增多增粗；气管、纵隔及心影左移；左膈不清。

（2）胸部CT：左肺上叶支气管呈囊状扩张，管壁增厚；左肺及右肺中叶可见大片状、斑片状模糊影，内见支气管充气征；气管向左明显移位，纵隔及心影向左侧移位；左侧胸膜明显增厚。

入院诊断：①妊娠合并支气管扩张；②孕1产0，宫内孕36^{+1}周，头位。

治疗经过：入院后完善血常规+CRP、降钙素原、痰培养、心电图、超声、胸部CT等检查，经抗感染、止咳、止血、祛痰等对症治疗后，仍反复咯血，内科保守治疗无效。行纤维支气管镜检查示左下叶支气管活动性出血，右主支气管开口外压性狭窄，遂行"左支气管动脉造影+栓塞术"，术后患者咯血症状好转。病情稳定后，于孕37周行"子宫下段剖宫产术"，助娩一活女婴，Apgar评分10分。术后继续给予抗感染、舒张支气管、糖皮质激素雾化等对症治疗，术后恢复可，随访至产后6个月未再次咯血。

出院诊断：①妊娠合并支气管扩张；②孕1产1，宫内孕37周，头位，剖宫产术后。

（二）诊治要点

1. 诊断依据

（1）育龄期女性，停经9月余，胸闷伴咯血6周余，加重2天。

（2）末次月经2016年03月06日。停经40余天自测尿妊娠试验阳性。6周余前无明显诱因出现咳嗽、咳痰，痰中带血2~3次/天，量少，伴胸闷、气喘，未治疗。2天前受凉后再次出现咯血2次，每次量约50 mL，色鲜红，咯血时不能平卧，伴胸闷、气促等不适。既往有"支气管扩张"史。

（3）查体：T 37.1 ℃，P 96次/分，R 24次/分，BP 109/76 mmHg，胸廓对称，气管左移，双肺呼吸音粗，左肺可闻及较多湿啰音，左下肺呼吸音减弱。

（4）胸部CT示左肺上叶支气管呈囊状扩张；左肺及右肺中叶可见大片状、斑片状模糊影，内见支气管充气征。

2. 鉴别诊断

（1）慢性支气管炎：多见于中年以上的患者，临床上以长期咳痰或伴

有喘息及反复发作为特征。慢性咳嗽、咳痰或伴有喘息，每年发作持续3个月，连续2年或以上并能排除心、肺其他疾患而反复发作，咳痰多为白色黏液痰，并发感染时可有脓痰。

（2）肺脓肿：有急性起病过程，初期多有高热、寒战、咳嗽、胸痛和血白细胞增高，以后咳嗽逐步加剧，痰量多，浓而黏稠，有臭味。当咳出大量脓痰后体温下降，全身症状减轻。X线可见大片致密炎症阴影，其间有空腔及液平面，急性期经有效抗生素治疗后，可完全消退。若为慢性肺脓肿，则以往有急性肺脓肿的病史。

（3）肺结核：多有低热、盗汗、全身乏力、消瘦等结核中毒症状，伴咳嗽、咳痰、咯血，痰量一般较少。啰音一般位于肺尖，胸片多见肺上部斑片状浸润阴影，痰中可找到结核杆菌或结核杆菌DNA阳性。

（4）先天性肺囊肿：是由于肺先天性发育异常所致，一般常在儿童及青壮年时期出现症状。囊肿小时没有明显症状，当囊肿较大时，可有胸痛、咳嗽、呼吸困难。多于继发感染后出现咳嗽、咳痰、咯血，病情控制后胸片表现为多个边界清晰的圆形阴影，壁薄，周围肺组织无浸润。

3. 治疗要点

幼年有诱发支气管扩张的呼吸道感染史，如麻疹、百日咳或流感后肺炎病史、肺结核病史等，出现长期慢性咳嗽、咳脓痰或反复咯血症状。查体肺部听诊有固定性、持久不变的湿啰音，杵状指（趾）。X线检查示肺纹理增多、增粗，排列紊乱，其中可见到卷发状阴影，并发感染出现小液平，CT典型表现为"轨道征""戒指征"或"葡萄征"。确诊有赖于胸部高分辨率CT。怀疑先天因素，应做相关检查，如血清Ig浓度测定、血清γ-球蛋白测定、胰腺功能检查、鼻或支气管黏膜活检等。根据临床经验，支气管扩张症具有较高的发病率，临床上主要采取X线、CT等影像学检查方法做出诊断。支气管扩张是由于支气管及其周围肺组织慢性化脓性炎症和纤维化，使支气管壁的肌肉和弹性组织破坏，导致支气管变形及持久扩张。典型的症状有慢性咳嗽、咳大量脓痰和反复咯血。主要致病因素为支气管感染、阻塞和牵拉，部分有先天遗传因素，既往多有麻疹、百日咳或支气管肺炎等病史。支气管扩张导致的大咯血，内科保守治疗常不能控制住咯血的症状，而且病死率高，因此，必须及时进行有效的抢救。对于内科治疗无效的反复咯血，可急诊手术如肺动脉造影及栓塞术，或切除病变肺叶，但手术风险大。本病例的特点是妊娠合并支气管扩张咯血，患者体质较差，窒息发生率高，暂不能确定是否能耐受手术，加之患者本人不愿手术，此种情况下实施支气管动脉造影及栓塞术治疗能很好地控制病情，是一种行之有效的急救手段。

（三）经验总结与关注要点

1. 处理原则

支气管扩张的治疗须兼顾稳定期的长期管理和急性加重期的积极治疗。对于妊娠合并支气管扩张的治疗措施的选择，要权衡利弊，尽量选择对胎儿影响小的措施。支气管扩张患者的生活质量明显下降，因此治疗的主要目的是减少患者日常症状，提高其生活质量，减少急性加重发生的频率，减少甚至根除气道细菌的定植。治疗中常需药物治疗和非药物治疗双管齐下。药物治疗是基础性的治疗，主要包括抗感染、稀释痰液、减轻炎症反应和止血等，其中抗感染治疗无疑是治疗支气管扩张症的基石，以往抗感染治疗多应用于急性加重期，而吸入性抗生素可以为稳定期的支气管扩张症的治疗带来收益。非药物治疗包括物理治疗（气道清理和呼吸训练）、手术（局限性病灶的切除和肺移植）等。

2. 分娩方式的选择

在妊娠合并支气管扩张分娩方式的选择上，目前还没有相关的指南及共识可参考，应该结合患者肺功能、支气管扩张的严重程度及孕妇的产道条件、胎位及胎儿大小等综合考虑。妊娠合并支气管扩张伴咯血、肺部感染时，应积极予以诊治，在妊娠晚期可采取终止妊娠的方式，以纠正因妊娠原因导致的气道症状加重，保证母婴生命安全。如果血氧饱和度及肺功

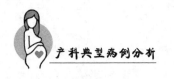
能不能耐受阴道分娩长时间的等待，可以选择剖宫产术，手术麻醉选择以椎管内麻醉为主，不采用患者无法接受的体位进行椎管内麻醉操作，避免气管插管全身麻醉。术中体位应根据手术需要和产妇情况及时调整，术后镇痛选用非阿片类镇痛剂。

（四）孕产期管理及风险防范

支气管扩张咯血是临床上常见的危重症，若诊治和护理不及时，容易造成孕妇窒息而死亡。健康产妇妊娠期间呼吸系统发生一系列生理变化，剖宫产对孕妇生理也存在一定影响，而妊娠合并支气管扩张患者的生理改变更加复杂，若处理不当，容易造成胎儿宫内窘迫和孕产妇窒息死亡。应提高医护人员对该病的认识，早期诊断，及时治疗，预防肺部感染，在妊娠晚期可及时终止妊娠，以纠正因妊娠原因导致的气道症状加重，保证母婴安全。

五、重症肺炎

（一）病历汇报

患者，林某，26岁。

主诉： 停经6月余，反复发热伴咳嗽10天，加重3天。

现病史： 平时月经规律。LMP：2016年08月08日。EDC：2017年05月15日。停经50天自测尿妊娠试验阳性，彩超提示宫内早孕，在当地医院不规律产检。孕期NT及唐氏筛查未见明显异常。孕4个月自觉胎动持续至整个孕期。10天前患者无明显诱因出现发热，体温波动在38.5~39.5 ℃，伴咳嗽、咳痰等不适，就诊于当地医院，考虑"上呼吸道感染"，给予"双黄连""百服宁"口服，"青霉素"静脉输注治疗1周（具体剂量不详），效果不佳。近3天患者自觉咳嗽、咳痰加重，呈脓性痰，偶有呼吸困难，无胸痛，遂转我院治疗。门诊以"①妊娠合并肺炎；②孕3产1，宫内孕24⁺⁵周；③瘢痕子宫"为诊断收入院。

既往史：2014年因"臀位"于当地医院行"子宫下段剖宫产术"分娩一活男婴，手术顺利。否认高血压、糖尿病、脑血管疾病病史。

个人史：生长于原籍，无烟酒嗜好。

婚育史：22岁结婚，丈夫体健，夫妻关系和睦，孕3产1，剖宫产1次，人工流产1次。

月经史、家族史：无特殊。

入院查体：T 39.6 ℃，HR 144次/分，R 30次/分，BP 112/75 mmHg，患者神志清，表情痛苦。查体合作，双侧瞳孔等大等圆，呼吸急促，口唇干燥发红，皮肤干燥。心率144次/分，律齐，心音有力，各瓣膜未闻及杂音。听诊双肺呼吸音粗糙，喉部痰鸣音明显。肝、脾肋下未触及，腹部膨隆符合孕周，无压痛及反跳痛。脊柱、四肢无畸形，双下肢无水肿，生理反射存在，病理反射未引出。

专科检查：宫底平脐，无宫缩，未破膜，胎心率134次/分，阴道无流血、流液。

辅助检查：

（1）血常规：WBC 18.62×10^9/L，N 81.9，L 14.5，HGB 90 g/L，HCT 0.338，PLT 182×10^9/L。

（2）急查血气分析：pH 7.41，PO$_2$ 50 mmHg

（3）BNP：未见异常。

（4）胸片：提示考虑双肺感染可能。

（5）尿常规、肝肾功能及凝血功能：未见异常。

（6）送痰培养。

入院诊断：①妊娠合并重症肺炎；②孕3产1，宫内孕24⁺⁵周；③瘢痕子宫；④轻度贫血。

治疗经过：入院后给予高流量面罩吸氧，呼吸困难症状缓解，积极完

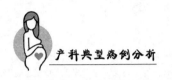

善相关检查及严密观察病情变化。肺部CT提示：双肺特重感染性病变，双侧胸腔积液（左侧包裹性）。请呼吸科会诊，结合临床症状、查体及辅助检查结果，考虑妊娠合并重症肺炎，并发Ⅰ型呼吸衰竭，转ICU治疗，给予气管插管行机械通气、头孢哌酮舒巴坦抗感染、止咳化痰、雾化吸入等对症处理5天后患者症状明显改善，生命体征平稳，无呼吸困难，咳嗽、咳痰症状较前减轻，患者及其家属签字坚决要求放弃胎儿，于是行羊膜腔穿刺利凡诺100 mg宫腔注射+宫颈水囊扩张引产术，于2017年02月03日自娩1死胎。患者病情平稳，复查相关检验检查均较前好转后出院。

出院诊断：①妊娠合并重症肺炎；②并发Ⅰ型呼吸衰竭；③孕3产1，中孕引产后；④瘢痕子宫。

（二）诊治要点

1. 诊断依据

（1）育龄期妇女，停经6月余，反复发热伴咳嗽10天，加重3天。

（2）10天前患者无明显诱因出现发热，体温波动在38.5~39.5 ℃，伴咳嗽、咳痰等不适，就诊于当地医院，考虑"上呼吸道感染"，给予"双黄连""百服宁"口服，"青霉素"静脉输注治疗1周，效果不佳，近3天患者自觉咳嗽、咳痰加重，呈脓性痰，偶有呼吸困难，无胸痛。

（3）查体：T 39.6 ℃，HR 144次/分，R 30次/分，BP 112/75 mmHg，患者神志清，表情痛苦。查体合作，双侧瞳孔等大等圆，呼吸急促，口唇干燥发红，皮肤干燥。心率144次/分，律齐，心音有力，各瓣膜未闻及杂音。双肺听诊呼吸音粗糙，喉部痰鸣音明显。

（4）辅助检查：

1）血常规：WBC 18.62×10^9/L，N 81.9，L 14.5，HGB 90 g/L，HCT 0.338，PLT 182×10^9/L。

2）急查血气：pH 7.41，PO_2 50 mmHg。

3）肺部CT：提示双肺特重感染性病变，双侧胸腔积液（左侧包裹性）。

参照《2007年美国感染病学会和美国胸科学会社区获得性肺炎
（community acquired pneumonia，CAP）指南》、中华医学会呼吸病学分
会感染学组于2016年修订并颁布的《中国成人社区获得性肺炎诊断和治疗
指南》，重症CAP的诊断标准：符合下列1项主要标准或≥3项次要标准者
可诊断为重症肺炎，需密切观察，积极救治，有条件者收住ICU治疗。主要
标准：①需要气管插管行机械通气治疗；②脓毒症休克经积极液体复苏后
仍需要血管活性药物治疗。次要标准：①呼吸频率≥30次/分；②氧合指数
≤250 mmHg（1 mmHg=0.133 kPa）；③多肺叶浸润；④意识障碍和（或）
定向障碍；⑤血尿素氮≥7.14 mmol /L；⑥收缩压<90 mmHg，需要积极的
液体复苏。

2. 鉴别诊断

重症肺炎与以下疾病重症有相似的临床表现，由于病情进展都很快，
而处理原则不同，所以及早鉴别，采取针对性的处理措施极为重要。

（1）生理性呼吸困难：生理性呼吸困难一般不伴呼吸节律加快，病理
性呼吸困难则常伴有呼吸节律的加快。对上呼吸道感染症状持续2周以上的
患者，应考虑胸部X线平片检查。

（2）左心衰竭：左心衰竭患者因回心血量增加，左房压升高，肺淤
血加重，同时膈肌上升而肺活量下降，患者不能平卧，常采取半坐位或坐
位。心脏听诊可有舒张期奔马律；心电图可发现心室肥厚；胸片可见心影
增大、肺淤血；超声心动图可见左室射血分数降低等。同时也要注意肺炎
合并心衰的情况。

（3）肺栓塞：肺栓塞并发高热时因有胸痛、多发肺部阴影、呼吸困
难、低氧血症、白细胞增高等，很容易被误诊为重症肺炎。鉴别的要点为
重视肺栓塞的高危因素，对有下肢深静脉血栓形成、卧床和手术后的患者
可及时行心脏超声估测肺动脉压、CT肺动脉造影、肺通气-灌注扫描等明确
诊断。

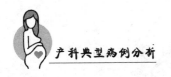

（4）急腹症：肺炎累及膈胸膜可引起上腹痛，易被误诊为急性胆囊炎、急性胰腺炎、消化道溃疡等。病情严重时伴淀粉酶升高、肝功能损害、黄疸、麻痹性肠梗阻等，将使鉴别更加困难。对于多系统损害患者应警惕重症肺炎，胸片检查必不可少。

3. 治疗要点

妊娠合并重症肺炎的治疗遵循成人重症肺炎的治疗原则，强调早期诊断和及时的综合治疗。在未获得病原学培养结果之前，应经验性地早期给予广谱抗生素治疗。治疗策略可以概括为抗感染治疗、生命体征的维持及全身多器官的支持治疗等。

（三）经验总结与关注要点

妊娠合并重症肺炎的临床表现与非妊娠时重症肺炎相似，发烧、咳嗽、呼吸困难是最常见的症状。

1. 处理原则

（1）抗感染治疗原则：重症肺炎患者应立即给予恰当的经验性初始抗菌药物治疗，给予抗菌药物治疗前留取病原学检测标本。在重症肺炎致病菌未能明确时，推荐广谱抗菌药物治疗，需遵循早期、联合、降阶梯的原则，在明确病原学之前，需根据当地的细菌流行病学特点与耐药性，结合患者自身情况选择能够全面覆盖病原菌的药物，待获得可靠的病原学检测结果时可选择窄谱、敏感、不良反应少的药物。

（2）抗菌药物治疗疗程：抗感染治疗一般可于热退和主要呼吸道症状明显改善后3~5天停药，但疗程视不同病原体、病情严重程度而异，不能把肺部阴影完全吸收作为停用抗菌药物的指征。对于普通细菌性感染如肺炎链球菌感染，用药至患者热退后72小时即可；对于金黄色葡萄球菌、铜绿假单胞菌、克雷伯菌属或厌氧菌等容易导致肺组织坏死的致病菌所致的感染，建议抗菌药物疗程＞2周；对于非典型病原体治疗反应较慢者疗程可延长至10~14天；军团菌属感染者疗程建议为10~21天。

（3）生命体征的维持和全身多器官的支持治疗：重症肺炎患者常伴有休克或者呼吸衰竭，因此，首要任务为维持生命体征的稳定，包括液体复苏、血管活性药物的使用、气管插管、机械通气等。

2. 分娩方式的选择

妊娠合并重症肺炎患者的产科处理强调个体化原则。是否终止妊娠及终止妊娠的方式应根据孕周、胎儿的情况、孕妇的情况及家属的意愿综合判断。

（1）对接近足月的孕妇可选择行剖宫产术尽快终止妊娠，以降低因妊娠而增加的循环血量。术后膈肌下降、肺通气量增加使呼吸困难症状得到暂时缓解，也让新生儿尽早脱离感染环境，降低感染风险，为抢救赢得时间。

（2）对中孕期患者，监测胎心变化，动态超声监测，评估胎儿在宫内是否感染并及时治疗，必要时终止妊娠。

（四）孕产期管理及风险防范

多项研究评估了妊娠期应用流感灭活疫苗的安全性，认为在妊娠的各个阶段都可接种，以降低并发症的风险，并为新生儿提供被动保护。不常规推荐在妊娠期间接种肺炎球菌、B 型流感嗜血杆菌疫苗，但对吸烟、免疫功能低下、妊娠合并镰状细胞贫血病的孕妇推荐使用。妊娠合并重症肺炎是产科重症疾病，病情进展迅速，容易合并多器官衰竭，危及母婴安全。确诊后应密切监测各项指标，采取综合治疗措施，包括维持生命体征、抗感染、全身多器官支持，特别强调早期、足量应用广谱抗生素，严重缺氧呼吸衰竭时应及时使用持续正压给氧，减少分流，改善氧合，尽早控制多器官功能障碍，提供正确的产科处理，改善母儿预后。

第二节　循环系统疾病

一、艾森曼格综合征

（一）病历汇报

患者，邓某，27岁。

主诉：停经9月余，发现血压升高1天。

现病史：LMP：2019年04月16日。EDC：2020年01月23日。停经30天查尿妊娠试验阳性，停经后未出现明显早孕反应。停经4个月时自觉胎动，孕期未行产前检查，偶有头晕、胸闷，休息后缓解，孕晚期无明显加重。1天前至当地医院住院待产，测血压150/100 mmHg。心脏彩超示：室间隔缺损；肺动脉高压（重度）；肺动脉主干增宽；右房稍大；右室壁增宽；二、三尖瓣轻度反流；肺动脉瓣轻度反流；心动过速。建议转上级医院治疗。

既往史：患有"先天性心脏病室间隔缺损"27年，轻微活动后有胸闷、头晕，休息后缓解，未行特殊治疗。

个人史：无特殊。

月经史及婚育史：无特殊。

入院查体：T 36.9 ℃，P 96次/分，R 24次/分，BP 127/103 mmHg。神清，精神可，口唇发绀，杵状指，可平躺，查体合作。心尖搏动增强并左下移位，心界向左下扩大。听诊胸骨左缘第3、4肋间有粗糙收缩期杂音。腹膨隆如孕周。肝、脾肋下未触及，双下肢轻度水肿。

专科检查：宫高29 cm，腹围97 cm，估计胎重2 900 g，LOA，胎心率155次/分，无宫缩。骨盆外测量：IS–IC–EC–TO为24–27–19–8.5 cm。阴道无

出血、无流液。

辅助检查：心脏彩超示：①室间隔缺损；②肺动脉高压（重度）；③肺动脉主干增宽；右房稍大；④右室壁增宽；⑤二、三尖瓣轻度反流；⑥肺动脉瓣轻度反流；⑦心动过速。

入院诊断：①妊娠合并艾森曼格综合征；②先天性心脏病（室间隔缺损）；③肺动脉高压（重度）；④心功能Ⅲ级；⑤妊娠期高血压疾病；⑥孕2产0，宫内孕37周。

诊疗经过：入院后监测患者生命体征，吸氧下血氧饱和度为67%~75%。完善相关血常规、凝血六项、血气分析、肝肾功能电解质、心肌酶谱、BNP、心电图及心脏彩超等相关检查。我院心脏彩超示先天性心脏病：①室间隔缺损（膜部，双向分流）；②右冠状动脉起源异常；③肺动脉增宽，肺动脉高压（重度）；④右心增大，右室壁增厚；⑤三尖瓣轻度反流；⑥心包积液。B型钠尿肽前体测定结果回示正常范围。请心内科、心外科、麻醉科及ICU等多学科会诊，考虑患者病情危重，妊娠合并艾森曼格综合征，心功能Ⅲ级，建议尽早终止妊娠，手术风险极高，术中术后随时有心衰、心搏骤停、猝死危险可能，在患者及其家属知情同意下，急诊行"子宫下段剖宫产术+子宫动脉上行支结扎术"，麻醉方式为硬膜外麻醉，术程顺利，出血400 mL，术后转入ICU继续监护治疗。术后3小时，患者突然出现意识不清、阴道出血量约400 mL，心率、血压进行性下降，血氧饱和度下降，予以紧急气管插管、持续心肺复苏，给予肾上腺素、阿托品交替反复多次静脉注射应用，补液，去氧肾上腺素等药物应用，效果不佳。55分钟后家属签字放弃抢救。

出院诊断：①艾森曼格综合征；②肺动脉高压（重度）；③心功能不全（心功能Ⅲ级）；④妊娠期高血压疾病；⑤孕2产1，宫内孕37周，臀位，剖宫产分娩。

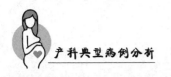

（二）诊治要点

1. 诊断依据

（1）育龄期女性，停经9月余，发现血压升高1天。

（2）患者孕期未产检，1天前至当地医院住院待产，测血压150/100 mmHg。心脏彩超示：室间隔缺损；肺动脉高压（重度）；肺动脉主干增宽；右房稍大；右室壁增宽；二三尖瓣轻度反流；肺动脉瓣轻度反流；心动过速。既往患有"先天性心脏病（室间隔缺损）"27年，轻微活动后有胸闷、头晕，休息后缓解，未行特殊治疗。

（3）查体：血压127/103 mmHg，神清，精神可，口唇发绀，杵状指。心尖搏动增强并左下移位，心界向左下扩大。听诊胸骨左缘Ⅲ～Ⅳ肋间有粗糙收缩期杂音。专科检查：宫高29 cm，腹围97 cm，估计胎重2 900 g，LOA，胎心率155次/分，无宫缩。

2. 鉴别诊断

（1）围产期心肌病：是指既往无心脏病病史，于妊娠晚期至产后6个月首次发生的、以累及心肌为主的扩张型心肌病，以心功能下降、心脏扩大为主要特征，常伴有心律失常和附壁血栓形成，通过发病时间、病变特征及辅助检查可鉴别。

（2）妊娠期高血压性心脏病：孕前无心脏病病史，在妊娠期高血压疾病基础上出现乏力、心悸、胸闷，严重者出现气促、呼吸困难、咳粉红色泡沫痰、双肺大量湿啰音等以左心衰竭为主的心衰表现和体征，心电图可发现心率加快或出现各种心律失常，部分患者心脏超声检查可以有心脏扩大和射血分数下降，严重者心肌酶谱和B型钠尿肽（BNP）可异常升高。妊娠期高血压疾病性心脏病是妊娠期高血压疾病发展至严重阶段的并发症。

（3）瓣膜性心脏病：各种原因导致的心脏瓣膜形态异常和功能障碍统称为瓣膜性心脏病，包括二尖瓣、三尖瓣、主动脉瓣和肺动脉瓣病变，累及多个瓣膜者称为联合瓣膜病。最常见的原因是风湿性心脏病，部分患者是先天性瓣膜异常。依据病史、成年或妊娠后心功能下降、检查中发现心音改变和功能障碍等表现以及超声心动图示瓣膜形态异常进行诊断。

（4）心肌病：由于心室的结构改变和整个心肌壁功能受损所导致的心脏功能进行性障碍的一组病变，包括各种原因导致的心肌病，依据病变的主要特征分为扩张型心肌病和肥厚型心肌病。以心脏扩大、心肌壁增厚、心功能下降和常伴发心律失常为特点，结合病史、临床表现、心肌酶谱、心电图和超声心动图等进行诊断。

3. 治疗要点

妊娠合并艾森曼格综合征孕妇的死亡率高达30%~40%。艾森曼格综合征患者禁忌妊娠，一旦发现妊娠，应尽早终止妊娠。如果患者及其家属坚决要求继续妊娠，应详细告知其妊娠风险，加强孕期监护和管理，尽早完善超声心动图、血气分析、凝血功能等检查，综合评估心脏功能，转诊至经验丰富、综合实力雄厚的产科急危重症中心，由产科医师、心内科医师、麻醉科医师及新生科医师完成孕期管理，动态监测孕期病情变化。即使心功能Ⅰ级，也建议在妊娠32~34周终止妊娠；部分患者经过多学科评估可能需要在孕32周前终止妊娠，如果就诊医院有很好的综合监测实力，可以适当延长孕周；若出现严重心脏并发症或心功能下降，则及时终止妊娠。

（三）经验总结与关注要点

1.经验总结

本例孕产妇来自农村，对妊娠合并艾森曼格综合征的风险缺乏认识，围产保健意识不强导致了不良结局。对于该类患者，一旦妊娠应尽早终止妊娠。如果拒绝终止妊娠，或于妊娠后期才确诊，应强调多学科合作，定期产检，严密监护，卧床休息，改善氧供，动态评价心功能，尽早住院观察。且因妊娠期间容易发生血栓，可考虑小剂量的肝素抗凝，防止血栓形成，减少肺栓塞的发生。分娩时间和方式上，应根据患者的孕周、胎儿宫

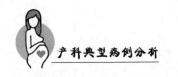
内情况、心功能等进行综合考虑，首选剖宫产分娩。麻醉上，尽量选择椎管内麻醉，但对于心功能明显不稳定，术中容易出现肺动脉高压危象的患者考虑全身麻醉。

2. 关注要点

严重肺动脉高压患者术前术后予以降肺动脉压药物。胎儿娩出后予以腹部沙袋及腹带加压，避免腹压骤然下降导致回心血量增加。术中避免使用大剂量的缩宫素，必要时可行子宫动脉结扎术、宫腔填塞术、子宫B-Lynch术，甚至子宫切除术预防产后出血。术后严密监测生命体征及尿量情况，严格控制出入量及补液速度，动态监测血气分析，肾功能电解质、BNP、心肌酶谱、肌钙蛋白等，注意复查心电图及心脏彩超，术后抗感染治疗1周，无明显出血倾向予以低分子肝素钙抗凝治疗预防血栓形成，术后不建议哺乳，短时间应卧床休息，减轻心脏负担，避免任何微小刺激如吸痰、咳嗽、呕吐、大便干结等腹压增加情况，预防诱发肺动脉高压危象。

（四）孕产期管理及风险防范

建议所有育龄期女性备孕前常规体检，不建议艾森曼格综合征患者妊娠。一旦发现患有艾森曼格综合征，应告知夫妻双方，妊娠是禁忌。若已妊娠，建议尽早终止妊娠；若执意继续妊娠，应告知对方妊娠合并艾森曼格综合征的患者死亡率极高，母儿预后差，随时有心衰、心搏骤停甚至猝死可能，术中及术后会出现肺动脉高压危象，心、肺、脑等多器官功能衰竭等。

艾森曼格综合征合并妊娠患者需要转诊至综合实力雄厚、救治经验丰富的产科急危重症中心，由产科医师、心内科医师及麻醉科医师组成的救治团队共同管理，孕期除了定期围产保健检查项目之外，注意评估患者心脏功能及胎儿情况，定期监测患者心脏彩超、心电图、心脏功能以及胎儿生长发育情况，适时终止妊娠。

围手术期注意监测生命体征、出入液量，予以抗感染、抗凝、降低肺动脉压等对症治疗，尽量择期手术，避免急诊手术。术中胎儿娩出后予以腹部沙袋加压，避免腹压骤然下降导致回心血量增加。术中可行子宫动脉结扎术、宫腔填塞术、子宫B-Lynch术甚至子宫切除术，以预防产后出血。不建议艾森曼格综合征患者母乳喂养，术后尽量多休息，避免出现增加腹压的情况，预防诱发肺动脉高压危象。

二、呼吸、心搏骤停

（一）病历汇报

患者，丁某，26岁。

主诉： 停经7月，腹痛4小时，呼吸、心搏骤停10分钟。

现病史： LMP：2016年10月10日。孕期未定期产检。孕4个月外院彩超提示"胎盘前置状态"。孕期无阴道流血、流液。4小时前患者无明显诱因突发上腹部疼痛，伴恶心、呕吐，呕吐物为胃内容物，无阴道流血、流液，至我院急诊科就诊，就诊过程中突然倒地，呼之不应，检查大动脉搏动消失，考虑呼吸、心搏骤停，急诊入院。

既往史及个人史： 否认手术、外伤史。

月经史及婚育史： 无特殊。

入院查体： 生命体征消失，瞳孔扩大，四肢冰冷，全腹柔软，腹部隆起大于孕周。浅反射、深反射、病理反射、脑膜刺激征未查。

专科检查： 腹部膨隆大于孕周，子宫轮廓不清，未闻及胎心音。阴道无出血、无流液。

辅助检查： 彩超（2017年04月19日，外院）示宫内孕，单活胎，臀位，完全性前置胎盘；帆状脐带入口可能；胎盘成熟度Ⅰ+级；胎盘多发血窦。

入院诊断： ①呼吸、心搏骤停，原因待查；②完全性前置胎盘；③死

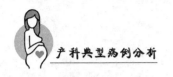

胎；④孕2产0，宫内孕30周。

诊疗经过：立即就地行心肺复苏，并启动院内孕产妇急救小组全力救治后，患者恢复心跳，继续高级生命支持，气管插管，呼吸机辅助呼吸，中心静脉置管，开放静脉通路，予以升压、补液、紧急配血等对症支持治疗，监测生命体征，完善相关血常规、凝血六项、血气分析、肝肾功电解质、心肌酶谱、BNP等相关检查。急诊床旁彩超：①考虑子宫破裂；②死胎，前置胎盘；③腹腔积液。立即启动紧急剖宫产术，术中见盆、腹腔大量暗红色积血块及不凝血，胎儿四肢及躯干位于腹腔，胎儿头部仍在宫腔内，肢体可见胎膜包裹。胎儿娩出后，可见子宫右前壁近宫角处可见一破口，长约10 cm，形态不规则，子宫壁菲薄，有活动性出血，胎盘完全覆盖宫颈内口及子宫前壁，胎盘完全植入肌层，子宫软、苍白，呈布袋状，行子宫切除术+盆腔填塞术。术中积极输血、补液、应用血管活性药物，血流动力学仍不稳定，转至内科重症监护病房（ICU）抢救治疗24小时后家属签字放弃抢救。

出院诊断：①多器官功能衰竭；②呼吸、心搏骤停（心肺复苏后）；③子宫破裂；④失血性休克；⑤死胎；⑥完全性前置胎盘；⑦孕2产1，宫内孕30周（剖腹取胎+子宫切除术后）。

（二）诊治要点

1. 诊断依据

（1）停经7个月，腹痛4小时，呼吸、心搏骤停10分钟。

（2）孕期未定期产检，孕4个月彩超发现"胎盘前置状态"，4小时前突发上腹部疼痛，伴恶心呕吐，我院急诊就诊过程中突然倒地，呼之不应，检查大动脉搏动消失，考虑呼吸、心搏骤停。

（3）辅助检查：彩超：宫内孕，单活胎，臀位，完全性前置胎盘；帆状脐带入口可能；胎盘成熟度Ⅰ+级；胎盘多发血窦。

（4）查体：生命体征消失，瞳孔扩大，四肢冰冷，全腹柔软，腹部隆起大于孕周。浅反射、深反射、病理反射、脑膜刺激征未查。

2. 鉴别诊断

（1）失血性休克：典型临床表现为皮肤苍白、湿冷、冰凉，心动过速或严重心动过缓，呼吸急促，颈动脉搏动减弱，尿量减少，血压下降。

（2）癫痫：常有癫痫发作史，癫痫大发作时表现为患者突然意识模糊或丧失，全身强直，呼吸暂停，继而四肢发生阵挛性抽搐，呼吸不规则，大小便失禁，发绀，发作约半分钟自行停止。发作时血压、脉搏能测到，发作停止后不久意识恢复。

（3）单纯性晕厥：由于各种刺激通过迷走神经反射，引起短暂的血管床扩张，使回心血量减少、心输出量减少、血压下降，造成脑供血不足所致。多见于年轻体弱女性，发作常有明显诱因，如疼痛、情绪紧张、恐惧、轻微出血等，晕厥前可有头晕、眩晕、恶心、上腹不适、面色苍白、肢体发软、坐立不安和焦虑等，持续数分钟继而突然意识丧失，常伴有血压下降、脉搏微弱，持续数秒或数分钟后可自然苏醒，无后遗症。

（4）脑源性晕厥：由于脑部血管或主要供应脑部血流的血管发生循环障碍，引起一时性广泛性脑供血不足所致，有突然昏迷、意识丧失、语言障碍、偏瘫等表现，脉搏和心音存在。

3. 治疗要点

心搏骤停发生后的4分钟是心肺复苏的黄金时期，早期有效的心肺复苏不仅可能挽救患者生命，还可避免或减轻患者的神经系统后遗症。产科心肺复苏包括基础生命支持与高级生命支持，基础生命支持主要用徒手急救，高级生命支持用器械、药物等进行急救。一旦确定心搏骤停，立即启动CABD程序，同时记录心搏骤停的发生时间，呼叫产科、新生儿科及麻醉科，紧急准备除颤仪，建立静脉通道和高级气道，评估及准备紧急剖宫产。如果现场只有一个抢救者，应该立即实施CAB 1~2分钟后，再请求援助，CABD的及时性和有效性决定了初级生命支持的质量，也直接影响高级生命支持的效果。心肺复苏的基础生命支持CABD程序如下：

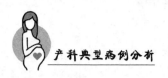
（1）C：circulation：把孕产妇放在坚硬表面上，解除子宫对腹腔血管压迫后立即胸外心脏按压维持循环及部分呼吸功能。其要点如下。

1）解除子宫对血管的压迫：孕妇心肺复苏时需要立即行子宫左侧移位（LUD）解除压迫。将孕妇放置在坚固背板上，采取仰卧位，最好在患者左侧进行LUD，也可考虑从患者右侧进行，用单手或双手向上提拉子宫。虽然患者向左倾斜30°也可能实现LUD，但是这个姿势可能影响胸外心脏按压的效果。

2）胸外心脏按压部位：未妊娠患者为胸骨中下1/3。对妊娠晚期患者，美国心脏协会（AHA）推荐按压部位比未妊娠患者提高2~3 cm，通常胎龄20周以上的孕妇，在胸骨中点稍高处按压。按压频率至少100次/分。按压后保证胸骨下陷深度至少5 cm，按压后保证胸骨完全回弹，按压：放松=1：1。胸外按压应尽可能持续，最大限度地减少中断，每次中断按压的时间应少于5秒。每2分钟换人按压，尽可能减少因疲劳导致的无效按压。

（2）A：airway。无气道管理经验的施救者在实施胸外按压的同时应力求以简单操作维持气道通畅，要点如下。

1）清理患者气道内的异物及呕吐物等。

2）保持气道通畅。可暂时使患者头后仰，并推举下颌使咽腔开放，避免舌根堵塞声门。如怀疑有颈椎损伤，则保持患者头部平卧，双手推举其下颌至反颌位（下门齿向前超过上门齿，俗称地包天）。

3）妊娠患者口咽通气道优于鼻咽通气道，因为后者可能导致鼻出血。

4）避免反复操作引起气道损伤，同时也要避免心脏按压中断。

5）单人复苏时，两次500~700 mL潮气量的呼吸与30次按压交替进行，双人复苏则可按照按压：呼吸=15：1进行。

（3）B：breath。口对口人工呼吸的技术要领如下。

1）患者仰头抬颌，施救者捏闭其鼻孔或嘴唇，然后深吸气后用力向患者开放的口腔或鼻腔吹气。

2）看见患者胸廓稍膨起即停止吹气（500~700 mL，避免过多吹气导致胃胀气和反流），然后放松其鼻孔或嘴唇，患者即被动呼气。每次吹气的时间超过1秒，每5秒重复一次呼吸。

3）应尽快建立人工气道，防止困难气道。应首选直接喉镜或可视喉镜插管，如经过两次尝试不成功，应立即面罩通气以改善氧合，然后按照困难气道流程插入喉罩。如喉罩及面罩通气失败，应行环甲膜切开建立有创气道。确认气道通畅以后，以适当的潮气量和频率实施有效通气。

（4）D：defibrillation。心脏除颤对心脏停搏孕妇的胎儿是安全的，心脏除颤所需能量与非妊娠妇女相似。体外自动除颤器（AED）为基础生命支持所用，而使用其他除颤器属高级生命支持范围。心搏骤停前4分钟内，90%的患者为心室纤颤或无脉室性心动过速，所以尽早除颤可明显提高心肺复苏的成功率。

1）AED除颤应在15秒内完成。

2）电击的能量选择：双向波选择120~200 J，单向波选择360 J。

3）除颤后不要立即检查心律，应继续实施2分钟5个周期的CPR，再检查心律，CPR中断时间不超过5秒。

4）不能因为胎儿监护延误孕妇心肺复苏和胎儿分娩。胎心监护应在除颤时和剖宫产前停用。

5）尽可能选择除颤电极片而不是除颤电极板，除颤电极片能够连续显示心肌的电活动。

（5）高级生命支持：

1）开放静脉：开放静脉首选膈肌以上的外周静脉以缩短药物的显效时间，如经过除颤和外周静脉给药，仍未恢复自主循环，权衡利弊后，可放置中心静脉导管。

2）监测：高级生命支持过程中建立连续实时监测，是提高复苏成功率的重要措施。建立气道以后监测呼气末CO_2有助于判断导管的位置、判断心肺复苏的效果及指导呼吸机参数的设置。在复苏期间，舒张压<20 mmHg或呼气末PCO_2<10 mmHg则提示心肺复苏效果不满意。如果呼气末PCO_2>

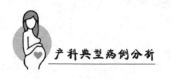

10 mmHg或随着复苏而逐渐提高均提示胸外按压有效，能够预测可能恢复自主循环。SpO_2以及血压的监测有利于判断治疗效果。

3）药物复苏：①肾上腺素：推荐标准剂量每次1 mg，用生理盐水10 mL稀释后静脉注射，再继续推注生理盐水20 mL。如果只能经下肢静脉给药，则给药后抬高下肢10~20秒。每3~5分钟重复给药1次，或首次给药以后持续静脉滴注，药物浓度初始为1/10万（1 mg稀释在100 mL生理盐水中），必要时增加药物浓度。如标准剂量无效，可选用递增剂量（1 mg、3 mg、5 mg）、中间剂量（每次5 mg）、大剂量（0.1 mg/kg）。大剂量对恢复自主循环优于标准剂量，但两组生存率相当，且复苏后并发症多，故不予推荐。②血管加压素：推荐剂量为40 U静脉滴注1次，观察3~10分钟无效后，重复1次，然后不再增加。③碳酸氢钠：在呼吸、心搏骤停的瞬间，主要是呼吸性酸中毒，随着时间延长，代谢性酸中毒逐渐加重。呼吸性酸中毒可通过适当的过度通气纠正。输注碳酸氢钠纠正代谢性酸中毒时机体可能快速生成大量CO_2，因此应该在有效通气前提下合理使用。④血管活性药物：在心搏恢复后，应按照休克复苏原则给予扩充容量和血管活性药物治疗。⑤阿托品：不再建议在治疗无脉搏性心电活动或心搏停止时常规使用阿托品。

心肺复苏有效：可触摸到颈动脉搏动、面色转红润、出现自主呼吸、瞳孔由大变小、意识逐渐恢复或出现反射挣扎表明复苏有效。确定患者死亡：经过30分钟以上的心肺复苏，仍然无心搏、脉搏等生命体征，而且具有脑死亡的证据，应终止复苏。

（三）经验总结与关注要点

1. 处理原则

近年来，围死亡期剖宫产作为母体心脏骤停后的一种积极抢救措施，可增加母儿存活率。强有力的多学科团队，包括产科、麻醉科、心内科、新生儿科共同努力，争分夺秒，是抢救母儿生命的重要保证。2015年美国心脏协会（AHA）关于孕产妇心脏骤停处置的相关指南认为：孕20周以内发生心脏骤停的孕妇无须行围死亡期剖宫产，孕20~24周行围死亡期剖宫产的目的是抢救孕妇，而孕24周以上行围死亡期剖宫产则对抢救新生儿具有好处，有时甚至需要行紧急子宫切除术。施行围死亡期剖宫产的速度越快越好。孕24~25周，孕妇心脏骤停5分钟之内分娩，婴儿存活率最高，要求在心脏骤停4分钟内施行剖宫产术。国外有报道，孕30周以上孕妇心脏骤停5分钟之后分娩，婴儿仍然有存活的可能。此外，国外有报道胎儿窒息10分钟仍可能在宫内存活，对于心肺复苏后脑死亡的孕妇，若经评估胎儿正常，可以继续妊娠。初级复苏成功后，应进一步行高级心肺复苏，积极治疗原发病。

2. 分娩方式的选择

一旦孕妇发生心搏骤停，应考虑有无急诊剖宫产指征，如几分钟内复苏不成功，应着手行剖宫产术。

3. 围分娩期管理要点

围死亡期剖宫产最重要的一点是快，要求在心脏骤停4分钟内施行，5分钟内分娩。在施行围死亡期剖宫产的同时，注意积极进行心肺复苏，尽早启动高级生命支持，实时监测，是提高复苏成功率的重要措施。

（四）孕产期管理及风险防范

妊娠合并失血性休克、重度子痫前期及子痫、羊水栓塞、血栓性栓塞、感染性休克和心脏病时易诱发心脏骤停，因此孕期要严密监测和预防妊娠并发症的发生。孕产妇发生心脏骤停时要充分考虑孕产妇特殊的生理特点，兼顾母儿双方安全，多学科协作，积极实施复苏处理和围死亡期剖宫产，以降低孕产妇及围产儿死亡率，改善母儿预后。

对妊娠合并心脏病的孕妇，孕期应详细评估其心脏病的类型、程度和心功能分级，允许妊娠的心脏病患者，必须从孕早期开始检查。对前置胎盘、胎盘早剥、子宫破裂的孕妇，要积极补充血容量，预防失血性休克，尽早手术。当出现宫缩过强、胎膜早破、前置胎盘等，要警惕羊水栓塞的

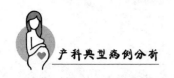

发生。对于妊娠期高血压疾病患者，孕前加强健康教育，针对有特定子痫前期高危因素者，建议从孕11~13^{+6}周，最晚不超过孕20周开始，每晚睡前口服低剂量（100~150 mg）阿司匹林至孕36周，或者至终止妊娠前5~10日停用。

剖宫产术后要继续高级生命支持，心脏复苏后的处理原则和措施包括维持有效的循环和呼吸功能，特别是脑灌注，预防再次心脏骤停，维持水、电解质和酸碱平衡，防治脑水肿、急性肾衰竭和继发感染等，其中重点是脑复苏。对于肠鸣音消失或机械通气伴有意识障碍患者，应留置胃管，并尽早应用胃肠道营养。复苏后应进行全面的心血管系统及相关因素的评价，仔细寻找引起心脏骤停的病因，并予以积极治疗。

三、主动脉夹层

（一）病历汇报

患者，朱某，28岁。

主诉： 停经9月余，胸痛2天。

现病史： 末次月经2017年5月23日。停经1月余查尿妊娠试验阳性。孕3个月时建立围保，定期产检，孕期监测血压为130~155/80~99 mmHg，尿蛋白弱阳性。2天前无明显诱因出现胸痛，位于胸骨剑突处，平卧时加重，坐位或立位时减轻，未就诊。1小时前无明显诱因出现持续性胸痛，位于胸骨两侧，疼痛与呼吸无关，呈压榨样疼痛，就诊于我院，心电图未见明显异常，急诊以"①胸痛待查，肺栓塞？主动脉夹层？②慢性高血压并发子痫前期；③妊娠期糖尿病；④孕1产0，宫内孕36^{+1}周，头位"收住院。

既往史及个人史： 患"高血压"3年，最高血压150/90 mmHg，未规律监测血压，未用药。余无特殊。

月经史及婚育史： 无特殊。

入院查体：T 36.8 ℃，P 76次/分，R 19次/分，BP 192/112 mmHg。神志清楚，查体合作。心率76次/分，律齐，各瓣膜听诊区未闻及杂音，无心包摩擦音。腹膨隆如孕周，无压痛、反跳痛。肝、脾未触及。

专科检查：宫高35 mm，腹围96 mm，估计胎重3 600 g，胎心率150次/分，无宫缩。骨盆外测量：IS-IC-EC-TO为25-28-22-8.5 cm。阴道无出血、无流液。

辅助检查：

（1）心电图（2018年02月03日，本院）：正常心电图。

（2）彩超（2018年02月03日，本院）：①宫内妊娠，晚孕，单活胎，头位；②母体左心房大，脂肪肝，胆囊结石并胆囊壁毛糙。

（3）BNP（2018年02月03日，本院）：109 ng/L。

入院诊断：①胸痛待查，肺栓塞？主动脉夹层？②慢性高血压并发重度子痫前期；③孕1产0，宫内孕36^{+1}周，头位。

诊疗经过：入院后完善相关血常规、凝血六项、血气分析、肝肾功电解质、心肌酶谱、BNP等相关检查，监测患者生命体征，给予吸氧。肺动脉及主动脉血管CT成像示主动脉弓降部囊状突起影，大小约22.4 mm×25.4 mm，局部瘤体欠规整，周围见条片状稍高密度影环绕。考虑：①主动脉弓降部动脉瘤，不排除局部破裂可能；②纵隔积血可能。请心脏外科会诊，建议联合主动脉腔内支架术+剖宫产术。遂在全麻下行"子宫下段剖宫产术+TEVAR"，由产科医师先行剖宫产术，术中剖1活婴，子宫收缩具体，术中出血300 mL，常规关腹。行TEVAR术，术中发现主动脉夹层，动脉导管破裂。支架近段封堵左侧锁骨下动脉，数字减影血管造影（DSA）透视下支架展开顺利，形态良好，复查造影，造影剂通过顺畅，无内漏发生。术后控制收缩压120 mmHg，予以预防感染、营养支持、补液、促子宫复旧及抗凝等对症支持治疗，恢复良好，术后7天出院。

出院诊断：①主动脉夹层，动脉导管破裂出血；②慢性高血压并发重度子痫前期；③孕1产1，宫内孕36^{+2}周，头位，剖宫产分娩；④早产儿。

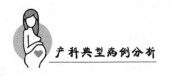
（二）诊治要点

1. 诊断依据

（1）患者，28岁。停经9月余，胸痛2天。

（2）孕期规律产检。2天前无明显诱因出现胸痛，位于胸骨剑突处，呈岔气样疼痛，平卧时加重，坐位或立位时减轻，未就诊。1小时前无明显诱因出现持续性胸痛，位于胸骨两侧，疼痛与呼吸无关，呈压榨样疼痛。既往患"高血压"3年，最高血压150/90 mmHg，未规律监测血压，未用药。

（3）查体：血压192/112 mmHg。心率76次/分，律齐，各瓣膜听诊区未闻及杂音，无心包摩擦音。宫高35 cm，腹围96 cm，估计胎重3 600 g，胎心率150次/分，无宫缩。

超过80%的主动脉夹层患者有前胸或胸背部持续性、撕裂样或刀割样剧痛，疼痛剧烈难以忍受，部位往往与夹层病变的起源位置密切相关，起病后即达到高峰，可放射至肩背部，亦可沿肩胛间区向胸、腹部以及下肢等处放射。该患者有高血压病史，且未规律用药，未规律监测血压，忽然出现胸痛，逐渐加重，呈压榨性疼痛，与呼吸无关，心电图正常，考虑主动脉夹层或者肺栓塞可能性大，而肺栓塞患者往往有不同程度的呼吸困难，最终确诊依靠主动脉CT血管成像。

部分患者虽然发生夹层动脉瘤而无明显疼痛，例如马方综合征、激素治疗以及起病缓慢者；大多数患者合并高血压。如果出现心脏压塞、血胸或冠状动脉供血受阻而引起心肌梗死，即可能出现低血压。夹层破裂出血表现为严重的休克；约半数 Ⅰ 型及 Ⅱ 型主动脉夹层患者出现主动脉瓣关闭不全。心前区可闻及典型叹气样舒张期杂音且可发生充血性心衰，但在心衰严重或心动过速时杂音可不明显；少数近端夹层的内膜破裂，下垂物遮盖冠状窦口时，可致急性心肌梗死；可出现急性心脏压塞，表现为窦性心动过速、血压下降、脉压变小和静脉压明显升高；当夹层累及颈动脉、无名动脉时，患者表现为头晕、一过性晕厥、精神失常，严重者发生缺血性脑卒中。

夹层压迫颈交感神经节常出现Horner综合征，压迫左侧喉返神经会出现声音嘶哑。可累及脊髓前动脉，出现截瘫、大小便失禁等；累及腹主动脉或髂动脉，可表现为急性下肢缺血，常见脉搏减弱、消失，肢体发凉和发绀等；肾动脉供血受累时，可出现腰痛、血尿、少尿或无尿以及其他肾功能损害症状；肠系膜上动脉受累，可引起肠坏死。黄疸及血清转氨酶升高是肝动脉闭塞缺血的表现。主动脉夹层动脉瘤可破入左侧胸膜腔引起胸腔积液，也可破入食管、气管或腹腔内，导致休克以及呕血、咯血等症状及相应体征。

2. 鉴别诊断

（1）急性心肌梗死：典型临床表现为疼痛局限于胸骨后或向颈部或左臂放射，且疼痛逐渐加剧。心电图和心肌酶谱的动态变化及影像学检查有助于主动脉夹层与急性心肌梗死的鉴别。

（2）肺栓塞：典型表现为"三联征"，即同时出现呼吸困难、胸痛及咯血，有时晕厥为唯一或首发症状，多由下肢深静脉血栓脱落所致，患者常烦躁不安、惊恐甚至有濒死感，常有小量咯血，大咯血少见。肺动脉造影可明确诊断。肺栓塞患者胸痛程度相对较轻，主要为胀痛和刺痛，放射痛极少，同时多伴随下肢肿胀，以三尖瓣杂音和颈静脉怒张为常见体征。行肺动脉造影可明确诊断。

（3）急腹症：主动脉夹层累及腹主动脉或其大分支时可产生各种急腹症的临床表现，有时误诊为急性胰腺炎、急性胆绞痛、肾绞痛、肠系膜动脉栓塞、消化道溃疡穿孔或肠梗阻。超声多普勒、CT、MRI及主动脉造影可协助鉴别。

3. 治疗要点

主动脉疾病患者妊娠属于高危妊娠，孕产妇病死率较高，主动脉夹层患者或有主动脉夹层病史的患者应避免妊娠。马方综合征患者在妊娠期出

现主动脉夹层剥离的风险约为3%，其风险因素是主动脉直径。主动脉直径
＞45 mm的马方综合征患者发生主动脉夹层的风险极大，应避免妊娠；主动
脉直径为40~45 mm的患者则应同时考虑其他因素，如家族史、主动脉内径
增长速度等；即使主动脉直径＜40 mm，患者仍有1%的风险发生主动脉夹
层。2018版指南建议已确诊或可疑主动脉疾病的患者在妊娠前行全主动脉
CT/MRI检查；建议二叶式主动脉瓣患者在妊娠前行升主动脉影像学检查。
具备下列情况的患者应避免妊娠：升主动脉直径＞45 mm患者；有主动脉夹
层或猝死家族史且主动脉直径＞40 mm的马方综合征患者；Loeys–Dietz综合
征患者；升主动脉直径＞50 mm的二叶式主动脉瓣患者；主动脉硬化指数
（ASI）＞25 mm/m^{2}的患者；Turner综合征患者；所有的血管型Ehlers–Danlos
综合征患者。

2018版指南建议有主动脉夹层病史或基因检测结果有主动脉夹层倾向
的患者妊娠期严格控制血压。升主动脉扩张的患者妊娠期每4~12周行一次
超声心动图检查，产后6个月复查超声心动图。建议主动脉疾病孕妇在经验
丰富、具备开展心脏手术条件的医疗中心分娩。分娩方式的选择应考虑主
动脉直径和病史，升主动脉内径＜40 mm的患者可以经阴道分娩，升主动脉
内径＞45 mm和既往有主动脉夹层病史的患者应考虑剖宫产术。当主动脉直
径＞45 mm且增长迅速时，可考虑妊娠期行预防性手术治疗。若胎儿可存
活，应考虑在妊娠期心脏手术前分娩。对于主动脉直径40~45 mm的患者，
应考虑硬膜外麻醉镇痛下经阴道分娩，尽量缩短第二产程，也可考虑剖宫
产术。

（三）经验总结与关注要点

1. 处理原则

有效镇痛、控制心率和血压，减轻主动脉剪应力，降低主动脉破裂的
风险。根据夹层起源和主动脉受累部位，可将主动脉夹层按De Bakey系统
分为三型。De Bakey I 型：夹层起源于升主动脉，扩展超过主动脉弓到降主

动脉，甚至腹主动脉，此型最多见，手术方式为升主动脉+主动脉弓人工血管置换术。De Bakey Ⅱ型：夹层起源并局限于升主动脉，手术方式为升主动脉人工血管置换术。De Bakey Ⅲ型：病变起源于降主动脉、左锁骨下动脉开口远端，并向远端扩展，可直至腹主动脉（Ⅲa，仅累及胸降主动脉；Ⅲb，累及胸、腹主动脉），首选经皮覆膜支架置入术。

2. 分娩方式的选择

妊娠合并主动脉夹层需急诊行心脏手术，先处理心脏疾病，再考虑产科处理。若胎儿发育基本成熟，一般采取剖宫产终止妊娠。若同时行人工血管置换术，因术中体外循环和术后需全身肝素化，为预防术后子宫出血，必要时需同时切除子宫。由于手术时体外循环可以引起流产、胎儿窘迫、胎死宫内、胎儿生长受限等不良结局，故建议行主动脉手术时给予常温、高压（>70 mmHg）、高流量 [>2.5L /（min·m^2）] 及搏动性灌注。终止妊娠时机：①早孕期一旦发生A 型主动脉夹层，需要立即行手术治疗，同时应考虑终止妊娠。②孕周28 周后，应首先行剖宫产，然后行主动脉手术，可以改善母婴的预后。

3. 围分娩期管理要点

一旦怀疑有主动脉夹层的可能，应尽早实施影像学检查。其中经食管超声心动检查对主动脉夹层的诊断具有重要的临床价值，被认为是诊断的金标准。它能够清晰地显示整个胸主动脉段的形态结构，对该部位主动脉夹层的诊断准确率几乎达到 100%。有学者认为其作用优于CT扫描和动脉造影。该检查安全，可在床旁进行，但有些医疗机构无此检查项目。MRI 和 CT 扫描对主动脉夹层的诊断特异性和敏感性也接近100%，对内膜破口的位置、主动夹层部位、分支受累情况的表现更直观。CT 扫描有放射性暴露的风险，需权衡母婴利弊后谨慎使用。胸痛且高度怀疑急性主动脉夹层的患者，应完善常规检查，如血常规、C反应蛋白及血型、尿常规、肝肾功能、血气分析、血糖、心肌酶、肌红蛋白、凝血六项和血脂检查及传染病筛查。术中和术后尽量维持血压、心率相对平稳，避免血压波动过大，术

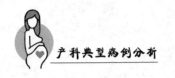

后及时去除引起血压、心率波动的一些因素，如疼痛、呕吐、发热等，注意复查CT血管造影（CTA）或MRI。

（四）孕产期管理及风险防范

未经治疗的急性主动脉夹层孕妇，从出现胸背痛等症状开始，每小时病死率增加 1%~3%，首个 24小时的病死率为25%，1周的病死率为70%，2周的病死率为80%。因此，只有加强对急性主动脉夹层的认识，提高初诊的准确率，才能避免不良结局的发生。85%合并主动脉夹层的孕妇可被误诊为心肌梗死、子痫前期、肺栓塞、急性胰腺炎、胃肠炎等，为保证初次诊断的及时准确，出现以下情况时，需要警惕主动脉夹层的发生：①突发胸背痛，或伴随出现转移性疼痛或相应症状；②D-二聚体水平和纤维蛋白降解产物水平明显增高；③白细胞计数和中性粒细胞比值明显增高；④突然出现低血压或低氧血症。有主动脉瓣发育不良、主动脉缩窄、主动脉粥样硬化、结缔组织病、外伤、大动脉炎、马方综合征等病史的孕妇，更应高度警惕主动脉夹层的发生。

在治疗妊娠合并主动脉夹层时应全面考虑孕妇及胎儿情况来制订治疗方案。治疗原则为：①孕28 周前，与孕妇商讨是否继续妊娠，积极行主动脉夹层修补或置换手术；②孕28~32周者，根据胎儿情况决定是否娩出胎儿，但对于存在血流动力学不稳定及有器官缺血表现的孕妇，则应立即行主动脉手术；③孕32周后者，同时行剖宫产术及主动脉手术。

孕晚期同时行主动脉手术联合剖宫产术，新生儿存活率明显增高；但在孕中期，当孕妇接受体外循环主动脉修补或置换手术时，胎儿的死亡率可达36%，这可能主要因为体外循环常规采用深低温对胎儿有不利影响，术后胎儿的病死率明显增加。建议行主动脉手术时给予常温、高压（＞70 mmHg）、高流量 [＞2.5 L / (min · m^2)] 及搏动性灌注。

De Bakey Ⅲ型孕妇无出血或主要分支灌注无障碍时也可以采用保守治疗。建议控制孕妇的收缩压＜110 mmHg，心率＜70次/分。药物保守治疗

首选 β 受体阻滞剂，如降压效果不理想，可加用孕妇可使用的其他降压药物，保持血压控制在110/（70~80）mmHg，同时监测孕妇的生命体征、自觉症状、主动脉情况以及胎儿的生长发育情况。

也有研究指出，妊娠合并 Stanford A 型主动脉夹层患者应根据妊娠周期采取不同的手术方案，若是在妊娠早期（孕28周以前）应在尽量减少对胎儿损伤的情况下修复主动脉夹层，同时待胎儿成熟后行剖宫产；若是处于妊娠中期（孕28~32周），则视情况而定，若胎儿发育良好且妊娠妇女一般情况稳定，则尽量待胎儿成熟后行手术治疗；若妊娠妇女妊娠处于晚期（孕32周之后）则可考虑行剖宫产及主动脉夹层修复术。但无论处于妊娠何期，其原则是首要保证妊娠妇女的安全。另有研究指出，妊娠合并 Stanford B 型主动脉夹层患者可在全麻下行主动脉夹层带膜支架腔内修复术，待患者病情稳定后可予以剖宫产术，但同时应注意造影剂对胎儿的影响。B 型主动脉夹层可以通过药物保守治疗，严格控制血压，尽可能延长孕周，建议定期行MRI来监测主动脉情况。如果发生危及生命的并发症时，需要及时手术治疗。

四、弥散性血管内凝血

（一）病历汇报

患者，杨某，29岁。

主诉： 产后5小时，阴道大量流血伴意识模糊3小时（代）。

现病史： 5小时前在当地医院经阴道分娩一活女婴，体重3 200 g。产后探查软产道无裂伤，胎盘、胎膜娩出完整，子宫收缩欠佳，阴道间断流血，予以按摩子宫、促子宫收缩药物应用，子宫收缩稍好转，阴道仍间断流血，伴意识模糊，出血量总计约2 000 mL，予以补液，输悬浮红细胞2 U、血浆200 mL纠正贫血，改善循环。为求进一步治疗，由120急诊转送至

我院。

既往史及个人史：无特殊。

月经史及婚育史：无特殊。

入院查体：T 36.2 ℃，P 140次/分，R 23次/分，BP 65/36 mmHg。表情烦躁，神志模糊，查体不合作。全身皮肤黏膜苍白、湿冷，口唇苍白。心率140次/分，律齐。腹略膨隆柔软，无压痛、反跳痛，腹部无包块。肝、脾未触及。

专科检查：宫底脐上2指，子宫收缩不具体。阴道少量流血，色暗红，会阴无红肿。

辅助检查：

（1）急诊检验：Hb 5.0 g/L，PLT 13×10^9/L，PT 21.2 s，PT% 35%，TT 26.8 s，FIB 0.39 g/L，D-二聚体 101.10 mg/L。

（2）心电图：窦性心动过速。

（3）急诊床旁彩超：心脏、腹腔、盆腔未见明显异常，宫腔内可见不均质回声。

入院诊断：①产后出血；②失血性休克；③弥散性血管内凝血。

诊疗经过：入院后告病危，监测生命体征、吸氧、留置尿管、记出入液量、紧急配血，完善相关血常规、凝血六项、血气分析、肝肾功能、电解质、心肌酶谱、BNP、心电图及床旁彩超等相关检查。紧急输注悬浮红细胞、血浆、冷沉淀，同时予以头孢曲松预防感染，因子宫收缩欠佳，阴道间断流血，予以宫腔球囊填塞压迫止血。入院第2日，复查血常规，仍提示贫血，凝血六项提示D-二聚体高，余基本正常，继续输悬浮红细胞，取出宫腔球囊，予以低分子肝素预防血栓形成。第5天患者病情稳定，恢复良好，顺利出院。

出院诊断：①宫缩乏力性产后出血；②失血性休克；③弥散性血管内凝血。

（二）诊治要点

1. 诊断依据

（1）产后5小时，阴道大量流血伴意识模糊3小时。

（2）5小时前自然分娩后子宫收缩欠佳，阴道间断流血，予以按摩子宫、促子宫收缩药物应用，子宫收缩稍好转，阴道仍有间断流血，伴意识模糊，出血量总计约2 000 mL。

（3）辅助检查：急诊检验示HGB 5.0 g/L，PLT 13×10^9/L，PT 21.2 s，PT% 35%，TT 26.8 s，FIB 0.39 g/L，D-二聚体101.10 mg/L。

（4）查体：P 140次/分，R 23次/分，BP 65/36 mmHg。表情烦躁，神志模糊，查体不合作。全身皮肤黏膜苍白、湿冷。宫底脐上2指，子宫收缩不具体，阴道少量流血，色暗红。

2. 鉴别诊断

（1）内出血：胃肠道、呼吸道、泌尿道、生殖道的出血，最后排出体外，诊断不难。脾破裂、肝破裂、宫外孕破裂、主动脉瘤破裂、肿瘤破裂等，出血在腹腔或胸腔，不易被发现。此时除休克的临床表现外患者明显贫血，有胸、腹痛和胸、腹腔积液的特征，胸、腹腔或阴道后穹隆穿刺有助于诊断。

（2）急性胰腺炎：表现为急性腹痛，多位于中左上腹甚至全腹，部分患者腹痛向背部放射，可有恶心、呕吐、发热，查体中上腹压痛，肠鸣音减少，轻度脱水貌。严重者可出现低血压、休克、呼吸困难、腹痛、腹胀、呕吐，全腹膨隆，张力较高，广泛压痛及反跳痛，移动性浊音阳性，肠鸣音少而弱甚至消失，甚至少尿、无尿等症状，通过症状、体征，结合腹部CT、超声及血淀粉酶或脂肪酶升高可鉴别。

（3）糖尿病酮症酸中毒：早期"三多一少"症状加重；酸中毒失代偿后，疲乏、食欲减退、恶心、呕吐、多尿、口干、头痛、嗜睡、呼吸深快、呼气中有烂苹果味；后期严重失水，尿量减少，眼眶下陷，皮肤黏膜

干燥，血压下降，心率加快，四肢厥冷；晚期可有不同程度的意识障碍、昏迷。少数患者表现为腹痛，酷似急腹症，易误诊。查末梢血糖、血酮体、尿糖、尿酮体可诊断。

3. 治疗要点

产科患者出现休克首先要排除产科因素引起的大出血，如子宫破裂、胎盘早剥、前置胎盘、胎盘植入、宫缩乏力、产道裂伤等，在积极纠正休克的同时，进行针对性治疗。分析休克的原因，评估其严重程度。休克的诊断流程：①初步评估病因；②判断是否存在组织低灌注临床表现（意识改变，尿量减少，皮肤温度、色泽改变或毛细血管充盈时间>2 s）；③动脉压及乳酸。如果动脉压降低，首先考虑是否存在基础血压低或其他引起低血压的原因如应用利尿剂、β受体阻滞剂或体位改变等。如果动脉压正常，血乳酸升高，且乳酸升高是由组织缺氧引起，则诊断为休克。密切监测休克患者的生命体征、尿量、血流动力学相关指标、动脉血气分析、动脉血乳酸等。

抢救失血性休克患者最关键的是及时补充血容量，同时寻找失血的原因，积极止血。如为产后出血引起的失血性休克，应积极排查产后出血的原因，子宫收缩情况，有无胎膜胎盘残留或粘连植入，有无软产道损伤，有无凝血功能异常，根据产后出血的原因进行针对性治疗。孕期失血性休克首先要排除有无子宫破裂、胎盘早剥、前置胎盘，若胎儿存活，积极予以输血、补液、抗休克治疗，同时紧急手术挽救母儿生命。产科失血性休克患者的病情变化快，且关系到母儿两条生命，产科医师一定要做到尽早诊断，尽快处理，及时联系输血科、麻醉科、手术室及新生儿科共同处理。显性出血一般不容易误诊，对于隐性出血，如隐性胎盘早剥、子宫破裂等引起的大出血，往往容易误诊，错过最佳抢救时机。对于胎盘早剥、子宫破裂患者，即使胎儿已死亡，为挽救患者生命，仍然需要紧急手术止血，必要时需切除子宫止血。

（三）经验总结与关注要点

1. 处理原则

及时快速补充血容量，尽快查找失血原因进行针对性处理；补液、升压、改善心肾功能；纠正酸中毒，注意酸碱平衡；预防感染，多器官功能衰竭、DIC等。

2. 药物治疗

迅速建立有效静脉通路，首选中心静脉，以利于快速液体复苏，且可监测中心静脉压指导补液。补液首选晶体溶液，后选胶体溶液，但是要注意输入晶体溶液和胶体溶液的量，输入过多、过快，容易导致肺水肿、心功能不全甚至心衰。

失血性休克要尽早开始成分输血，将目标Hb维持在70~90 g/L。纤维蛋白原（FDP）宜作为大出血液体复苏的一部分，建议输注FFP与RBC的比例至少为1：2。出血控制后，建议以凝血功能检验结果指导FFP输注，输注的阈值为PT和（或）APTT>1.5倍正常值，FFP的标准输注剂量为15~20 mL/kg；如果暂时无凝血结果，患者继续出血，则按FFP：RBC至少1：2继续输注；在产妇大出血期间，每输注6 U红细胞，宜输注FFP 15~20 mL/kg，随后以凝血结果指导FFP输注，目标是将PT/APTT维持在<1.5倍正常值。对于大出血患者，建议维持血小板>50×10^9/L；若持续出血，而血小板<100×10^9/L，建议申请输注血小板，为保证孕妇安全，建议输注的血小板阈值为75×10^9/L。如果纤维蛋白原<1.5 g/L，建议补充纤维蛋白原；当纤维蛋白原<2.0 g/L并存在持续出血时，宜考虑早期输注纤维蛋白原，建议初次补充纤维蛋白原3~4 g。产后出血宜尽早输注冷沉淀，标准剂量为10 U，维持纤维蛋白原>1.5 g/L。止血药物首选抗纤溶药物氨甲环酸，尽早给予氨甲环酸1 g静脉注射（>10分钟），以后每8小时静脉滴注1 g。前负荷良好而心输出量仍不足时可考虑给予正性肌力药物，首选多巴酚丁胺，起始剂量2~3 μg/（kg·min），静脉滴注速度根据症状、尿量等调整。在充分液体复苏的基础上，可以应用血管收缩药物，但对于威胁生命的极度低血压，或经短时间大量液体复苏不能纠正的低血压，可在液体复苏的同时使用血管活性药物，以尽快提升平均动脉压并恢复全身血流。首选去甲肾上腺素，常用剂量为0.1~2.0 μg/（kg·min）。正性肌力药可增加心肌耗氧，血管收缩药可进一步加剧微循环障碍，虽有时不得不用，但应尽快解除休克原因，及早停用。失血性休克患者往往存在不同程度的代谢性酸中毒，根据血气分析，及时纠正酸中毒，维持pH在稍酸水平，以利于组织供氧。休克时肾血管痉挛，容易导致急性肾衰竭，注意保护肾功能，及早恢复有效循环血量及血压，以保证肾血流。如果需要血管活性药物维持时，首选多巴胺；若每小时尿量仍低于25 mL，可使用呋塞米静脉注射。

3. 监测要点

休克患者要监测以下指标：

（1）血流动力学相关指标：①血压。低血压并不是诊断休克的必备条件，血压正常不能排除休克。②心率。心率是最简便的监测手段，休克时常常伴有心率加快。③中心静脉压。中心静脉压可以反映心脏充盈压。④肺动脉楔压。肺动脉楔压能更准确地反映左房舒张压。⑤可通过心脏超声、脉搏指示连续心排血量（PICCO）监测等手段监测搏出量（SV）、心输出量（CO）、心脏指数（CI）、左室舒张末期容积（LEDV）、左室收缩末期容积（LESV）、射血分数（EF）及E/A峰比值等。

（2）尿量：观察每小时尿量是简单但有意义的措施。尿量可以间接反映组织灌注量。

（3）动脉血气分析：能够反映机体通气、氧合及酸碱平衡状态，有助于评价患者的呼吸和循环功能。指标包括pH、PaO_2、$PaCO_2$、BE等。

（4）动脉血乳酸：作为机体低灌注的指标，乳酸水平增高提示组织缺氧，无氧酵解增加，可用来判断休克的严重程度。正常值为1 mmol/L，正常值上限为1.5 mmol/L，危重患者允许达到2 mmol。血乳酸水平与休克病情的严重程度有密切的相关性。持续动态的动脉血乳酸以及乳酸清除率监测对休克的早期诊断、指导治疗及预后评估具有重要意义。

（四）孕产期管理及风险防范

对于孕期可导致大出血、失血性休克的疾病要高度警惕，如孕期发现前置胎盘或胎盘植入的患者，应加强监护，术前评估手术风险，积极备血并向输血科预警，一旦发生大出血，尽量第一时间配血并输血，若预计血源紧缺，可考虑术前介入治疗以减少术中出血，术中启用自体血回输。根据术中情况，若各种止血措施均无法止血，尽早切除子宫挽救孕产妇生命。产科休克患者，要高度警惕内出血，如子宫破裂，隐性胎盘早剥，一旦诊断明确，尽早处理。对有子宫破裂风险的孕妇，孕期要加强监护，如有腹部隐痛不适，超声有腹腔积液表现，要首先想到子宫破裂的可能，特别是有孕早期瘢痕妊娠、宫角妊娠、子宫肌瘤剔除史的患者，除定期围保外，一旦出现腹部不适、恶心、呕吐等消化道症状，特别是监测血常规提示血红蛋白持续下降，一定要考虑到内出血的可能，及时处理，避免出现失血性休克、DIC，延误抢救时机。

五、围产期心肌病

（一）病历汇报

患者，刘某，32岁。

主诉： 停经9月余，呼吸困难5天。

现病史： LMP：2018年01月13日。EDC：2018年10月20日。孕期定期产检，未见明显异常。5天前无明显诱因出现阵发性夜间呼吸困难，伴心前区及背部闷痛，于当地医院彩超检查示全心增大，肺动脉高压，动态心电图提示房性期前收缩及室性期前收缩，转至我院住院治疗。

既往史及个人史： 无特殊。

月经史及婚育史：无特殊。

入院查体：T 36.5 ℃，P 100~110次/分，R 20次/分，BP 125/73 mmHg。神志清楚，精神紧张，半卧位，查体合作。心律不齐，心音强弱不等，心尖区可闻及奔马律，肺动脉瓣区第二心音分裂。腹膨隆如孕周，肝、脾未触及，双下肢水肿（+）。

专科检查：宫高32 cm，腹围100 cm，估计胎儿体重3 400 g，胎心率145次/分，头位，无宫缩。骨盆外侧量：IS-IC-EC-TO为24-27-20-8.5 cm。阴道无流血、无流液。

辅助检查：心电图示窦性心动过速、室性期前收缩。心脏彩超示左房、左室增大，右房增大，二尖瓣大量反流，三尖瓣中量反流，主动脉瓣少量反流，左室收缩功能降低（LVEF 35%），估测肺动脉压47 mmHg。

入院诊断：①围产期心肌病；②肺动脉高压；③心功能不全（心功能Ⅲ级）；④孕2产0，宫内孕38周，头位。

诊疗经过：入院后监测生命体征，完善相关血常规、凝血六项、血气分析、肝肾功能、电解质、心肌酶谱、BNP、心电图及心脏彩超等相关检查。请心内科、麻醉科及ICU等多学科会诊。患者围产期心肌病，心功能不全Ⅲ级，妊娠已38周，继续妊娠母胎风险大，急诊在腰麻行子宫下段剖宫产术，术中剖娩一活女婴，子宫收缩良好，出血约200 mL。术后转入产科重症病房，监测生命体征及出入液量，予以强心、利尿、抗感染、营养心肌等对症治疗，并限制液体入量、控制输液速度。术后7天，平稳出院。

出院诊断：①围产期心肌病；②肺动脉高压（重度）；③心功能不全（心功能Ⅲ级）；④孕2产1，宫内孕38周，头位，剖宫产分娩。

（二）诊治要点

1. 诊断依据

（1）停经9月余，呼吸困难5天。

（2）孕期定期产检，未提示明显异常。5天前无明显诱因出现阵发性夜间呼吸困难，伴心前区及背部闷痛，于当地医院彩超检查示全心增大，肺动脉高压，动态心电图提示房性期前收缩及室性期前收缩。

（3）查体：脉搏100~110次/分，血压125/73 mmHg。心律不齐，心音强弱不等，心尖区可闻及奔马律，肺动脉瓣区第二心音分裂。宫高32 cm，腹围100 cm，估计胎儿体重3 400 g，胎心音145次/分，头位，无宫缩。

围产期心肌病是在妊娠末期或分娩后数月内发生的心衰，需排除其他原因导致的心衰。围产期心肌病患者表现为继发于左室收缩功能障碍的心衰，典型症状以呼吸困难为主要表现，包括劳力性呼吸困难、端坐呼吸、夜间阵发性呼吸困难等。严重患者还可出现心源性休克、血栓栓塞及心律失常。依据典型症状、体征、实验室检查并排除其他心脏病可做出诊断。

2. 鉴别诊断

（1）心肌炎：为心肌本身局灶性或弥漫性炎性病变。多有病毒感染前驱症状（如乏力、发热）且伴血清肌钙蛋白、心肌酶升高等。通过心内膜、心肌或心包组织活检，检出病毒抗原或病毒蛋白可确诊。

（2）妊娠期高血压性心脏病：以往无心脏病病史的妊娠期高血压疾病孕妇，突然发生以左心衰竭为主的全心衰竭，称为妊娠期高血压性心脏病，系因冠状动脉痉挛、心肌缺血、周围小动脉阻力增加、水钠潴留及血黏度增加等因素加重心脏负担而诱发的急性心衰。及时诊治，常能度过妊娠及分娩期，产后病因消除，病情会逐渐缓解，多不遗留器质性心脏改变。

（3）功能失常性心脏病：主要包括各种无血管结构异常的心律失常。按照发生时心率的快慢，分为快速型和缓慢型心律失常。快速型心律失常包括室上性心律失常和室性心律失常。缓慢型心律失常以心率缓慢为特征，常见有窦性心动过缓、病态窦房结综合征、房室传导阻滞。功能性心脏病是以心电和传导异常、起搏点异常为主要病理生理基础，根据心律失常的类型、严重程度及其对心功能的影响，决定是否妊娠和选择终止妊娠

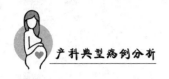

时机与方式，并请专科医师协助鉴别诊断及针对性治疗。典型的心电图表现常可鉴别。

3. 治疗要点

围产期心肌病若合并心衰，首先给予抗心衰治疗，产后使用选择性β_1受体阻滞剂，如阿替洛尔或美托洛尔。利尿剂有减少胎盘血流的不良反应，故须减少剂量，谨慎使用。血管紧张素转化酶抑制剂和醛固酮抑制剂有很高的致畸率，还会引起羊水过少、肾脏发育不全甚至胎儿死亡，故备孕期及妊娠期禁用。左室射血分数（LVEF）<35%的围产期心肌病患者血栓形成风险高，需积极抗凝。泌乳素受体抑制剂溴隐亭可特异性地治疗围产期心肌病。对于经心内膜心肌活检证实的活动性心肌炎患者，免疫抑制剂可作为一种治疗选择。围产期心肌病患者若发病6个月后还持续存在严重的左室功能障碍，且药物治疗无效，可建议安装植入式心律转复除颤器或接受心脏再同步化治疗。

（三）经验总结与关注要点

1. 处理原则

限制液体及盐摄入、增强心肌收缩力、降低心肌前后负荷、纠正电解质紊乱、预防血栓栓塞及心律失常等并发症的发生。

2. 分娩方式的选择

根据围产期心肌病发病特点，很多孕妇就诊时已是妊娠晚期，对于这类患者是否继续妊娠，应根据妊娠风险分级、心功能状态、医院的医疗技术水平和条件、患者及其家属的意愿和对疾病风险的了解及承受程度等综合判断和分层管理。

孕期诊断围产期心肌病时，除非母亲或胎儿病情加重，否则不需提前终止妊娠；但对重度心衰伴血流动力学不稳定的患者，任意孕周都应考虑紧急终止妊娠。孕期发现围产期心肌病的患者应由产科及心内科等多学科团队共同管理。孕期严密监测并适当治疗。分娩方式的选择因人而异，阴道分娩不是绝对禁忌证，对多数严重病例建议计划剖宫产手术终止妊娠。在兼顾产科指征的情况下，在妊娠后3个月有心衰时应施行剖宫产；重症者控制心衰后尽快终止妊娠。

3. 围分娩期管理要点

围产期心肌病患者应尽早转诊至有抢救能力的综合医院，术前需请心内科、麻醉科、ICU及心外科会诊，评估患者心脏功能及手术风险，并制订治疗及应对方案，决定分娩方式。低盐低脂饮食，严格控制出入液量，术前予以螺内酯或呋塞米利尿，预防心衰；术后转入ICU治疗，监测生命体征及尿量，动态监测血气分析、肾功能、电解质、心肌酶、B型钠尿肽、肌钙蛋白等，维持电解质及酸碱平衡，复查心电图及心脏超声，予以磷酸肌酸钠保护心肌、抗生素预防感染、低分子肝素抗凝预防血栓形成，适当应用缩宫素预防产后出血，输血纠正贫血。

（四）孕产期管理及风险防范

孕期诊断围产期心肌病一般在孕晚期或分娩后，孕前应常规体检，发现心脏病应积极治疗，对于可以妊娠的心脏病患者要充分告知其妊娠风险，孕期由心内科、产科医师共同管理，加强孕期保健。妊娠风险低者，产前检查频率同正常妊娠，每次检查后应进行妊娠风险评估，评估心脏病的严重程度及心功能，妊娠风险分级增高，产前检查次数应增加。妊娠28周后进行胎儿脐血流、羊水量监测及无应激试验等。妊娠32周后，发生心衰的概率增加，产前检查应每周1次，发现早期心衰的征象，应立即住院。

对于围产期心肌病患者，要注意预防上呼吸道感染，纠正贫血，治疗心律失常。对于频繁的期前收缩或快速型室性心律，必须用药物治疗。急性左心衰竭的处理与未妊娠者基本相同。但应用强心药时应注意，孕妇血液稀释、血容量增加及肾小球滤过率增加，同样剂量药物在孕妇血中浓度相对偏低。同时孕妇对洋地黄类药物耐受性较差，需要注意其毒性反应。不主张预防性应用洋地黄，早期心衰者可给予作用时间短和排泄较快的制

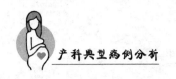

剂，以防止药物在体内蓄积，在产褥期进入循环而引起毒性反应，可根据临床效果减量，不主张用饱和量。妊娠晚期发生心衰，原则是待心衰控制后再行产科处理，若为严重心衰，经内科各种治疗措施均未能奏效，继续发展必将导致母儿死亡时，一边控制心衰一边紧急剖宫产，取出胎儿，减轻心脏负担，挽救孕妇生命。

对于有产科指征及心功能Ⅲ~Ⅳ级者，均应择期剖宫产。心脏病妊娠风险分级高但心功能Ⅱ级者，也考虑择期剖宫产。可选择连续硬膜外阻滞麻醉，麻醉剂中不应加用肾上腺素，麻醉平面不宜过高。术中胎儿娩出后腹部用沙袋加压，用缩宫素预防产后出血。术后限制液体入量及静脉输液速度，继续使用抗生素5~10日，予以镇痛、预防血栓等对症治疗。产后出血、感染、血栓栓塞是严重的并发症，极易诱发心衰，应重点预防。

六、心力衰竭

（一）病历汇报

患者，王某，28岁。

主诉：停经8月余，双下肢水肿10余天，胸闷1周，心慌1天。

现病史：LMP：2017年06月10日。EDC：2018年03月17日。停经30天查尿妊娠试验阳性，停经后未出现明显早孕反应。停经4个月时自觉胎动，活跃至今。孕期未建立围保，不定期产检，未行NT超声、糖耐量检查、唐氏筛查、四维彩超未提示明显异常。孕期无头晕、头痛，无眼花、视物不清等。10余天前出现双下肢水肿，当地医院尿常规提示尿蛋白（++），测量血压正常，未进一步检查。1周前无明显诱因出现胸闷憋气，间断性不能平卧，伴咳嗽，无咳痰、发热，有上腹部不适，无恶心、呕吐，当地医院测量血压145/98 mmHg，建议住院治疗，未进一步诊治。1天前无明显诱因出现心慌，胸闷加重，急来我院，急诊以"①心衰？②重度子痫前期；③孕3

产1，宫内孕34^{+5}周，头位"之诊断平诊收住院。自停经以来，精神可，饮食、睡眠可，大小便正常，孕期体重增加12 kg。

既往史及个人史： 否认高血压、糖尿病及心脏病病史。

月经史及婚育史： 24岁结婚，孕3产1，流产1次。2012年分娩1活女婴，体重3 500 g，无产后出血及产褥感染史。平素月经周期规律，量中等，无痛经。

入院查体： T 36.3 ℃，P 122次/分，R 25次/分，BP 172/110 mmHg。一般情况：发育正常，营养中等，端坐体位，神志清楚，查体合作。全身皮肤黏膜无黄染。无眼睑水肿，口唇发绀，颈动脉搏动正常，肝颈静脉回流征阴性，胸廓正常。双肺下界叩诊浊音，呼吸急促，双肺呼吸音低，双肺底闻及湿啰音，无胸膜摩擦音。心率122次/分，律齐，肺动脉瓣区第二心音亢进。腹膨隆如孕周，无压痛、反跳痛，腹部无包块。肝、脾未触及，Murphy征阴性，肾脏无叩击痛，无移动性浊音。肠鸣音正常，5次/分。肛门及外生殖器无异常。下肢水肿（+++）。

专科检查： 宫高29 cm，腹围98 cm，估计胎儿体重3 000 g，胎心率150次/分，头位，无宫缩。骨盆外侧量：IS-IC-EC-TO为24-27-20-8.5 cm。阴道无出血、无流液。

辅助检查：

（1）胎心监护：反应型。

（2）心电图：窦性心动过速。

（3）急诊床旁彩超：左心大，左室壁运动减弱伴不协调，二尖瓣反流（中度），心包积液（少量），EF 50%，双侧少量胸水。

入院诊断： ①妊娠合并急性心衰；②重度子痫前期；③孕3产1，宫内孕34^{+5}周，头位。

诊疗经过： 入院后立即吸氧、持续心电监护，完善相关血常规、凝血六项、血气分析、肝肾功能、电解质、心肌酶谱、BNP、心电图及心脏彩超等相关检查，予以解痉、降压、促胎肺成熟、强心、利尿、镇静等对症支

持治疗。向患者及其家属充分告知病情，考虑妊娠期高血压疾病、重度子痫前期、急性心衰，建议对症治疗的同时，尽快手术终止妊娠，患者在蛛网膜下隙麻醉下行子宫下段剖宫产术，术中剖一活男婴，术中胎盘、胎膜娩出完整，子宫收缩良好，出血约300 mL，术中探查子宫双附件无异常。术后转入产科重症病房，予以解痉、降压、强心、利尿、抗感染、营养心肌、纠正低蛋白血症等对症治疗，并限制液体入量，控制输液速度。术后3天转入普通病房，继续予以降压、利尿等对症治疗。术后7天，病情平稳，出院。

出院诊断：①妊娠合并心衰；②重度子痫前期；③孕3产2，宫内孕34^{+5}周，头位，剖宫产分娩；④早产儿。

（二）诊治要点

1.诊断依据

（1）育龄期女性，停经8月余，双下肢水肿10余天，胸闷1周，心慌1天。

（2）既往无高血压、心脏病史。

（3）查体：血压172/110 mmHg，端坐体位，呼吸急促，双肺呼吸音低，双肺底可闻及湿啰音。心率122次/分，律齐，肺动脉瓣区第二心音亢进。双下肢凹陷性水肿（+++）。

（4）专科检查：宫高29 cm，腹围98 cm，估计胎儿体重3 000 g，胎心率150次/分，头位，无宫缩。阴道无流血、无流液。

（5）心电图示窦性心动过速。心脏彩超示左心大、左室壁运动减弱伴不协调，二尖瓣反流（中度），心包积液（少量），射血分数（EF）50%，双侧少量胸腔积液。

2.鉴别诊断

（1）支气管哮喘：严重左心衰竭患者常出现"心源性哮喘"，多见于器质性心脏病患者，发作时必须坐起，重症者肺部有干、湿啰音，甚至咳粉红色泡沫痰。支气管哮喘多见于青少年，患者常有过敏史，发作时双肺可闻及典型哮鸣音，咳出白色黏痰后呼吸困难常可缓解。测定血浆BNP水平对鉴别心源性和支气管性哮喘有较大的参考价值。

（2）心包积液、缩窄性心包炎：由于腔静脉回流受阻，同样可以引起颈静脉怒张、肝大、下肢水肿等表现，应根据病史、心脏及周围血管体征进行鉴别，超声心动图、心脏磁共振成像（CMR）可确诊。

（3）肝硬化腹腔积液伴下肢水肿：应与慢性右心衰竭相鉴别，除基础心脏病体征有助于鉴别外，非心源性肝硬化不会出现颈静脉怒张等上腔静脉回流受阻的体征。

3. 治疗要点

心衰是妊娠合并心脏病严重并发症，危及母儿生命。应该把如何避免发生心衰放在首位，包括孕前体检，评估有无妊娠禁忌证，孕早期再次评估孕妇身体情况，对于不适合继续妊娠的尽早终止。孕中晚期加强围产保健，定期评估心脏功能，对于心功能下降明显的孕妇，应加强监护，及时终止妊娠，避免发生严重并发症。

（三）经验总结与关注要点

1. 处理原则

急性心衰需要多学科合作抢救，根据孕周、疾病的严重程度及母儿情况综合考虑终止妊娠的时机和方式。慢性心衰有疾病逐渐加重的过程，应严密关注疾病的发展，保护心功能，促胎肺成熟，把握好终止妊娠的时机。一般措施：尽量在妊娠前对心脏瓣膜病和先天性心血管疾病进行手术治疗。轻度心衰患者，适当限制其活动量即可；中、重度心衰患者应采用半卧位卧床休息，减少静脉回流，减轻心脏负荷及肺淤血。鼓励患者下肢适度主动活动，预防下肢静脉血栓形成。适当限制钠盐摄入，纠正贫血、低蛋白血症、控制血压，积极治疗感染。

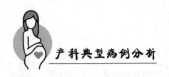

2. 药物治疗

妊娠期心衰的治疗应考虑药物对胎儿的影响。

（1）利尿剂：利尿剂能降低左心充盈压，增加肺液吸收，且不限制胎儿生长。孕妇出现因左心功能不全引起前负荷增高的心衰症状时，首选利尿剂。急性严重先兆子痫引起血管阻力增高和左心室舒张功能异常时，利尿剂的使用会减少已经浓缩的血管内容量，且不减低外周血管阻力，故不宜应用。螺内酯具有轻度利尿、保钾作用，与其他利尿剂具有协同作用。因螺内酯的抗睾酮及可能的致畸作用，故孕妇禁用。乳汁中螺内酯的浓度低于血液中的1%，故哺乳期女性可使用。

（2）硝酸甘油：静脉滴注硝酸甘油减轻前负荷对妊娠期心衰患者是有益的。

（3）血管紧张素转换酶抑制剂（ACEI）：该类药物作用于肾素-血管紧张素-醛固酮系统，减少血管紧张素 II 的生成，减少醛固酮分泌，使水钠潴留减轻，回心血量减少，有利于减轻心脏前负荷。有研究表明，妊娠期接受ACEI的孕妇，其新生儿肾衰竭的风险增高，故孕妇禁用ACEI。

（4）β受体阻滞剂：应用β受体阻滞剂治疗的妊娠高血压孕妇，胎儿宫内生长受限、围生期死亡率增高。但是，妊娠期高血压疾病诊治指南中，妊娠期高血压疾病降压的首选仍为β受体阻滞剂。

妊娠32~34周、分娩期及产褥期的最初3天内，心脏负担最重，是患有心脏病的孕妇最危险的时期，极易发生心衰。妊娠期发生心衰的患者，积极纠正心衰，若胎儿出生后能存活，及时剖宫产终止妊娠；若患者病情允许，促胎肺成熟后手术终止妊娠；若孕周太小，待心衰改善后再次评估，对于不适合继续妊娠又不能耐受引产的患者，剖宫取胎终止妊娠。

心脏病妊娠风险分级 I ~ II 级且心功能 I 级者可以妊娠至足月，如果出现严重心脏并发症或心功能下降则提前终止妊娠。心脏病妊娠风险分级 III 级且心功能 I 级者可以妊娠至 34~35 周终止妊娠，如果有良好的监护条件，可妊娠至37周再终止妊娠；如果出现严重心脏并发症或心功能下降，则提前终止妊娠。心脏病妊娠风险分级Ⅳ级但仍然选择继续妊娠者，即使心功能Ⅰ级，也建议在妊娠32~34周终止妊娠；部分患者经过临床多学科评估可能需要在孕32周前终止妊娠，如果有很好的综合监测，可以适当延长孕周；出现严重心脏并发症或心功能下降，则及时终止妊娠。心脏病妊娠风险分级Ⅴ级者属妊娠禁忌证，一旦诊断，需要尽快终止妊娠，如果患者及其家属在充分了解风险后拒绝终止妊娠，需要转诊至综合诊治和抢救实力非常强的医院进行保健，综合母儿情况适时终止妊娠。

3. 围分娩期管理要点

（1）孕晚期终止妊娠方法的选择：

1）经阴道分娩：心脏病妊娠风险分级Ⅰ~Ⅱ级且心功能Ⅰ级者通常可耐受经阴道分娩。分娩过程中需要持续心电监护，严密观察患者的自觉症状，及时发现病情变化。避免产程过长；有条件者可考虑分娩镇痛，以减轻疼痛对于血流动力学的影响；尽量缩短心脏负荷较重的第二产程，必要时可使用产钳或胎头吸引助娩。推荐产程中行持续胎心监护。结构异常性心脏病者围分娩期预防性使用抗生素。

2）剖宫产术终止妊娠：心脏病妊娠风险分级≥Ⅲ级且心功能≥Ⅱ级者，或者有产科剖宫产手术指征者，行剖宫产术终止妊娠。

（2）围手术期的注意事项：

1）手术时机：剖宫产术以择期手术为宜，应尽量避免急诊手术。

2）术前准备：孕34周前终止妊娠者促胎肺成熟；结构异常性心脏病者剖宫产术前预防性应用抗生素1~2日；请麻醉科医师会诊，评估患者病情，与家属沟通患者病情及麻醉风险，选择合适的麻醉方法；对严重和复杂心脏病者，酌情完善血常规、凝血功能、血气分析、电解质、BNP（或pro-BNP）、心电图和心脏超声等检查。术前禁食6~12小时。

3）术中监护和处理：对严重和复杂的心脏病患者予以心电监护、中心静脉压（CVP）和氧饱和度（SpO_2或SaO_2）监测、动脉血气监测、尿量监测。胎儿娩出后予以腹部沙袋加压，防止腹压骤降导致的回心血量减少。

可以使用缩宫素预防产后出血或使用其他宫缩剂治疗产后出血，但要避免血压波动过大。

4）术后监护和处理：对严重和复杂的心脏病患者酌情进行心电监护、CVP和氧饱和度（SpO_2或SaO_2）监测、动脉血气监测、尿量监测。限制每天的液体入量和静脉输液速度，心功能下降者尤其要关注补液问题；对无明显低血容量因素（大出血、严重脱水、大汗淋漓等）的患者，每天液体入量一般宜在1 000~2 000 mL，甚至更少，保持每天出入液量负平衡约500 mL，以减少水钠潴留，缓解症状。产后3天，病情稳定，逐渐过渡到出入液量平衡。在负平衡下应注意防止发生低血容量、低血钾和低血钠等，维持电解质及酸碱平衡。结构异常性心脏病患者术后继续使用抗生素预防感染5~10日。预防产后出血。

（3）抗凝问题：

1）孕期：对于机械瓣膜置换术后、伴心房颤动或严重泵功能减退的心脏病患者以及有血栓栓塞高危因素的患者，需要使用抗凝治疗。抗凝药物种类的选择需要根据疾病、孕周、母亲和胎儿安全性等综合考虑。华法林对胚胎的致畸作用与剂量相关；低分子肝素对胎儿的影响较小，但是预防母亲发生瓣膜血栓的作用较弱。建议孕12周内，原来使用华法林者减少华法林剂量或停用华法林，选择以低分子肝素为主；孕中、晚期建议华法林剂量<5 mg/d，调整国际标准化比率（INR）至1.5~2.0。

2）分娩前：妊娠晚期口服抗凝药（如华法林）者，终止妊娠前3~5日应停用口服抗凝药，更改为低分子肝素或普通肝素，调整INR至1.0左右时剖宫产手术比较安全。使用低分子肝素者，分娩前停药12~24小时以上；使用普通肝素者，分娩前停药4~6小时以上；使用阿司匹林者，分娩前停药4~7日以上。若孕妇病情危急，紧急分娩时未停用普通肝素或低分子肝素抗凝治疗者，如果有出血倾向，可以谨慎使用鱼精蛋白拮抗；如果口服华法林，可以使用维生素K_1拮抗；阿司匹林导致的出血风险相对较低。

3）分娩后：分娩24小时后若子宫收缩好、阴道流血少，可恢复抗凝治疗。原应用华法林者，因其起效缓慢，在术后最初数天应同时使用低分子肝素并监测INR，华法林起效后停用低分子肝素。需要预防血栓者，分娩24小时后使用低分子肝素。加强新生儿监护，注意新生儿颅内出血问题。

（4）麻醉的选择：

1）硬膜外麻醉：分娩镇痛首选。

2）硬膜外阻滞麻醉：是目前妊娠合并心脏病患者剖宫产手术的主要麻醉方法之一。蛛网膜下隙阻滞起效迅速、麻醉成功率高、药物用量小，通过胎盘的药量少，但外周血管阻力下降容易导致血压骤然下降。

3）全身麻醉：适合有凝血功能障碍者、使用抗凝或抗血小板药物者、穿刺部位感染等椎管内麻醉禁忌证者、严重胎儿窘迫需紧急手术者、有严重并发症（如心衰、肺水肿）未有效控制者，以及特殊病例如艾森曼格综合征等复杂心脏病、重度肺动脉高压、术中需抢救保证气道安全等情况。

（四）孕产期管理及风险防范

妊娠合并心脏病严重危害母儿健康，心衰为其严重的并发症，是导致孕产妇死亡的主要原因。先天性、瓣膜性或缺血性心脏病的孕妇，妊娠期心衰的发生率显著增高。妊娠期心衰的正确诊断和及时处理，对保证孕妇和胎儿的安全尤为重要。

1. 孕前准备和指导

（1）告知妊娠风险：尽管有些患者妊娠风险分级属Ⅰ~Ⅲ级范围，但仍然存在妊娠风险，可能在妊娠期和分娩期病情加重，出现严重的心脏并发症，危及生命。因此，建议充分告知患者妊娠风险并动态评估妊娠风险。

（2）建议孕前心脏治疗：对于有可能行矫治手术的心脏病患者，应建议在孕前行心脏手术治疗，尽可能纠正心脏的结构及功能异常，如先天性心脏病矫治术、瓣膜球囊扩张术、瓣膜置换术、起搏器置入术、射频消融术等，术后再次由心脏科、产科医师共同行妊娠风险评估，患者在充分了

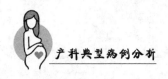
解病情及妊娠风险的情况下再妊娠。

（3）补充叶酸：0.4~0.8 mg/d。或者补充含叶酸的复合维生素。纠正贫血。

（4）遗传咨询：先天性心脏病或心肌病的妇女，有条件时应提供遗传咨询。

2. 孕期母亲保健

（1）产前检查的频率：妊娠风险分级Ⅰ~Ⅱ级且心功能Ⅰ级的患者，产前检查频率同正常妊娠，进行常规产前检查。妊娠风险分级增加者，缩短产前检查的间隔时间，增加产前检查次数。

（2）产前检查内容：①除常规的产科项目外，还应重视心功能的评估，询问自觉症状，是否有胸闷、气促、乏力、咳嗽等，有无水肿，加强心肺的听诊。酌情定期复查血红蛋白、心肌酶谱、BNP、心电图、心脏超声、血气分析、电解质等，复查频率根据疾病性质及严重程度而定。②产科医师和心脏内科或心脏外科医师共同评估心脏病的严重程度及心功能。疾病严重者要在充分告知母儿风险的前提下严密监测心功能，予以促胎肺成熟。③及时转诊。各级医院按要求分层进行心脏病患者的诊治，并及时和规范转诊。

七、室间隔缺损、肺动脉高压

（一）病历汇报

主诉：停经7个月，心慌2月余。

现病史：LMP：2016年11月20日。EDC：2017年08月27日。停经40天查尿妊娠试验阳性，停经后无明显早孕反应，停经4月时自觉胎动，活跃至今，孕期未建立围保，不定期产检，NT超声、唐氏筛查、糖耐量检查及四维彩色超声未提示明显异常。2个月前无明显诱因自觉心慌，休息后稍缓解，轻微活动后出现胸闷、气短，无头晕、眼花等症状。3天前于我院行彩超检查提示先天性心脏病：①室间隔缺损（膜部，左向右分流）；②动脉导管未闭（管型，左向右分流）；③左室及右心大；④肺动脉明显增宽；⑤肺动脉高压；⑥室间隔稍厚；⑦三尖瓣中度反流；⑧二尖瓣轻度反流。门诊以"孕1产0，宫内孕28^{+2}周，头位，先天性心脏病"之诊断收住院。孕期体重随孕周增加。

既往史：发现"先天性心脏病"20余年。否认高血压，否认糖尿病、脑血管疾病病史等

个人史、月经史、婚育史及家族史：均无特殊。

入院查体： T 36.6 ℃，P 99 次/分，R 22 次/分，BP 112/73 mmHg。发育正常，营养中等，神志清楚，查体合作。皮肤黏膜无黄染，无眼睑水肿，口唇无发绀；颈动脉搏动正常，颈静脉无怒张，肝颈静脉回流征阴性；胸廓正常，呼吸急促，双肺叩诊清音，听诊呼吸音粗，闻及肺底细湿啰音；心尖搏动向左上移位，位于胸骨左缘锁骨中线第5肋间外1 cm，心界大，心律不齐，胸骨左缘第3、4肋间可闻及3~4级全期杂音；腹部膨隆，无腹壁静脉曲张，无压痛、反跳痛，肝、脾未触及；双下肢指凹性水肿（++）。

专科检查：宫高28 cm，腹围85 cm，估计胎重2 500 g，胎心率146次/分，无宫缩。骨盆外测量：IS–IC–EC–TO为24–26–20–8.5 cm。阴道无出血、无流液。

辅助检查：

（1）血常规：白细胞10.9×10^9/L，中性粒细胞百分比74.9 %，红细胞2.9×10^{12}/L，血红蛋白100.0 g/L，血小板123×10^9/L。

（2）急诊心肌酶谱：谷草转氨酶 24 U/L，肌酸激酶同工酶MB 9 U/L，肌酸激酶 59 IU/L，乳酸脱氢酶 581 U/L。

（3）B型钠尿肽前体测定：703 ng/L。

（4）血气分析：pH 7.44，氧分压 67 mmHg，二氧化碳分压 32 mmHg，动脉血氧饱和度 94 %，剩余碱 –1.8 mmol/L。

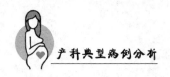

（5）超声心动图：先天性心脏病。①室间隔缺损（膜部，左向右分流）；②动脉导管未闭（管型，左向右分流）；③左室及右心大；④肺动脉明显增宽；⑤肺动脉高压（重度）；⑥室间隔稍厚；⑦三尖瓣中度反流；⑧二尖瓣轻度反流。

（6）产科超声：胎儿头位，双顶径70 mm，头围263 mm，腹围252 mm，股骨长54 mm，羊水指数102 mm，胎心率153次/分。

（7）心电图：窦性心律，室性早搏，不完全性右束支阻滞，左心室高电压。

入院诊断：①妊娠合并先天性心脏病：室间隔缺损，动脉导管未闭。②肺动脉高压（重度）。③心功能不全（心功能Ⅲ级）。④孕1产0，宫内孕28^{+2}周，头位。

诊疗经过：入院后即向家属告知患者病情危重，完善相关检查，请心内科、心外科、重症医学科、麻醉科会诊。综合多学科会诊意见，给予间断吸氧，营养心肌，控制及降低肺动脉高压，以及强心、利尿等治疗，严密监测心脏彩超、BNP、胎心胎动等。入院2天后，患者渐出现胸闷、气短，夜间不能平卧，考虑心功能不全加重，建议及时终止妊娠以减轻心脏负担。当日患者在硬膜外麻醉下行子宫下段剖宫产术+双侧子宫动脉结扎术，术中娩一活男婴，出生1分钟Apgar评分10分。术中生命体征平稳，术中出血约300 mL，尿量300 mL，术后血压142/79 mmHg，心率59次/分。术后患者转入产科重症病房。术后第1天复查BNP 1 230 ng/L，D-二聚体 6.02 mg/L，继续给予预防感染、强心、利尿、营养心肌、降低肺动脉高压、抗凝等治疗。术后第4天，患者自觉症状明显好转，无胸闷、心慌、气短，双下肢水肿减轻，子宫复旧良好，恶露量少，复查BNP 809 ng/L。查24小时动态心电图示：①窦性心律；②偶见加速的房性心律；③频发房性早搏，部分成对，部分呈三联律；④偶发室性早搏；⑤不完全性右束支阻滞；⑥部分时间部分导联ST段异常；⑦心率变异性正常。给予美托洛尔减慢心率。术后7天，患者病情稳定出院。

出院诊断：①妊娠合并先天性心脏病：室间隔缺损，动脉导管未闭。②肺动脉高压。③心功能不全（心功能Ⅲ级）。④孕1产1，宫内孕28^{+3}周，头位，剖宫产术后。⑤早产。

（二）诊治要点

1. 诊断依据

（1）育龄期女性，停经7月余，心慌2月余。

（2）既往发现"先天性心脏病"20余年，未行手术治疗。

（3）查体：P 99次/分，R 22 次/分，BP 112/73 mmHg。呼吸略急促，双肺叩诊清音，听诊呼吸音粗，可闻及双肺底细湿啰音；心尖搏动向左上移位，位于胸骨左缘锁骨中线第5肋间外1 cm，心界大，心律不齐，胸骨左缘第3、4肋间可闻及3~4级全收缩期杂音；腹部膨隆，双下肢凹陷性水肿（++）。

（4）专科检查：宫高28 cm，腹围85 cm，估计胎重2 500 g，胎心率146次/分，无宫缩。阴道无出血、无流液。

（5）辅助检查：超声心动图及心电图检查结果见前文。BNP：703 ng/L。

2. 鉴别诊断

（1）无心血管结构异常的心律失常：临床症状也可表现为心慌、胸闷，行超声心动图、心电图及心血管磁共振检查可与心血管结构异常的心律失常相鉴别。

（2）围生期心肌症：指在妊娠基础上新发生的心脏病，而妊娠前无心脏病史。多发生于妊娠末期和产后早期，利用超声心动图可与结构异常性心脏病鉴别。

（3）妊娠期高血压性心脏病：为妊娠期特有的心脏病，孕妇既往无心脏病史，通过详细的病史采集、查体可进行鉴别。

3. 治疗要点

根据患者的症状、体征及辅助检查，多数室间隔缺损能够确诊。患者

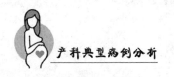

能否继续妊娠，取决于缺损的部位、大小，心功能情况，以及是否合并肺动脉高压等。

心脏病孕产妇的主要死亡原因是心衰，应通过规范的围产保健尽早发现及减少心衰的发生。根据"改良的世界卫生组织（mWHO）心血管疾病女性妊娠风险分级"，未经治疗的室间隔缺损属于mWHO Ⅰ级或Ⅰ~Ⅲ级，孕妇病死率轻度增加，母儿并发症中度增加，应于具有经验丰富的多学科管理团队的诊治中心行妊娠前咨询、妊娠期和分娩期管理。2018 ESC妊娠期心血管疾病管理指南指出，任何原因导致的肺动脉高压，无论压力高低均属于最高分级的Ⅳ级，一旦妊娠，需考虑终止妊娠。

（三）经验总结与关注要点

1. 处理原则

妊娠合并先天性心脏病的孕妇必须在三级医院，由专业的、经验丰富的多学科团队共同处置，评估妊娠风险。如评估提示高风险，应考虑终止妊娠，最好在妊娠早期进行。评估提示中低风险的孕妇，应充分告知妊娠期孕妇及胎儿的风险，增加孕期检查次数，制订预期分娩计划，包括分娩方式和麻醉方式以及产后治疗计划，每日随访1~2次。

2. 分娩方式

室间隔缺损如不合并肺动脉高压，孕妇能较好地耐受妊娠和分娩。心脏病妊娠风险分级Ⅰ~Ⅱ级且心功能Ⅰ级者通常可耐受经阴道分娩。分娩过程中需要心电监护，严密监测患者的自觉症状、心肺情况，避免产程过长；有条件者可给予分娩镇痛，第二产程必要时可用产钳或胎头吸引助产。心脏病妊娠风险分级≥Ⅲ级且心功能≥Ⅱ级者，或者有产科剖宫产手术指征者，应行剖宫产术终止妊娠。

（四）孕产期管理及风险防范

1. 孕前管理

妊娠前已确诊有室间隔缺损或其他心脏病的患者应行妊娠前咨询，评估疾病及妊娠风险。一般修补术后预后较好，但因妊娠期正常的生理改变，仍存在修补处异常、心衰、感染性心内膜炎的可能。

2. 妊娠期管理

应根据风险分级就诊于不同级别的医院或医疗中心，并增加妊娠期随访次数，2018 ESC妊娠期心血管疾病管理指南推荐高危妊娠合并心血管疾病患者（即 mWHO Ⅲ、Ⅳ级）应至少每月评估1次病情及心功能。妊娠期新发现的心脏病患者应由心脏科和产科医师共同诊治，及时明确诊断、评估母儿可能的并发症，决定是否继续妊娠及规范妊娠期监管，必要时给予必要的妊娠期干预措施。妊娠合并室间隔缺损不排除染色体异常可能，故应行遗传咨询，必要时应行羊水穿刺检查。

第三节　内分泌疾病

一、甲状腺功能亢进

（一）病历汇报

患者，王某，31岁。

主诉： 停经9月，恶心、呕吐2天。

现病史： 患者平素月经规律。LMP：2017年02月10日。EDC：2017年11月17日。孕期未定期产检，未行NT、唐氏筛查、OGTT检查。四维彩超

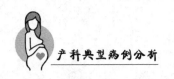

未提示异常。孕期有持续多汗、焦虑、易怒等症状。2天前无明显原因出现恶心、呕吐症状，约10次/天，呕吐物为胃内容物，后逐渐为黄色黏液状分泌物，后转为褐色分泌物，伴胸闷、心率加快。当地医院给予止吐对症治疗，无好转，建议转上级医院就诊，遂急诊至我院。

既往史： 确诊甲状腺功能亢进（简称甲亢）4年，口服丙硫氧嘧啶（2片/次，3次/天），维生素 B_4 片（1片/天），盐酸普萘洛尔片（3次/天，1片/次），控制不佳，孕期未服用药物治疗。

个人史： 无低碘区居住史，无化学性物质、放射性物质、毒物质接触史，无吸毒史，否认吸烟史，否认饮酒史。

婚育史： 未婚。孕2产0，药物流产1次。

月经史： 13岁初潮，每次持续3~4天，周期30天。月经量中等，颜色正常。无血块，有痛经史。

家族史： 父母体健；同胞2人，1哥体健。否认家族性遗传病史。

入院查体： T 39.1 ℃，P 156次/分，R 25次/分，BP 156/90 mmHg。神志清，精神差。双眼Ⅰ度突出，瞬目减少，双眼辐辏不良。双侧甲状腺Ⅲ度肿大，无压痛，触之柔软。颈部闻及吹风样杂音。咽腔充血，双侧扁桃体无明显红肿。心率156次/分，律齐，各瓣膜听诊区未闻及杂音，双肺听诊无明显异常。双手细颤，双下肢无肿胀。

专科检查： 宫高30 mm，腹围98 mm，胎心率165次/分，无宫缩。骨盆外测量：IS–IC–EC–TO为23–26–20–8.5 cm。阴道无流血、无流液。

辅助检查：

（1）心电图：①心率不明（可能是室上性心动过速）；②ST段抬高（可能是早期复极）。

（2）彩超：①宫内晚孕，单活胎，头位；②胎儿心率快；③母体甲状腺体积大且血供丰富。

入院诊断： ①甲亢危象；②甲亢合并妊娠；③妊娠期高血压疾病；④孕2产1，宫内孕36周，头位。

　　诊治经过：入院后积极完善相关检查，急诊查血常规、甲状腺功能、BNP、凝血功能、肝肾功能等相关指标，给予口服"普萘洛尔10 mg、拉贝洛尔50 mg，每日3次"，调节心率、降压、物理降温。给予地塞米松10 mg肌内注射，纠正水、电解质紊乱及酸碱失衡，并同时给予丙硫氧嘧啶（PTU）600 mg口服。2小时后给予复方碘溶液，首剂30~60滴，后每6~8小时一次，每次5~10滴。病情稳定2小时后，行子宫下段剖宫产术。分娩一活女婴，体重2 980 g，Apgar评分1分钟评8分，5分钟评9分，早产儿转新生儿科。术后给予抗感染、纠正甲状腺功能、降压、促进子宫复旧等对症治疗措施。后复查甲状腺功能结果显示：三碘甲腺原氨酸（T_3）3.9 ng/ mL，甲状腺素（T_4）24.82 μg/dL，游离三碘甲腺原氨酸（FT_3）：21 pmol/L，游离甲状腺素（FT_4）66.64 pmol/L，超敏促甲状腺素0.052 μIU/mL，甲状腺球蛋白抗体65.4 IU/ mL，甲状腺过氧化物酶抗体126.35 IU/ mL。术后第6天产妇恢复良好出院。

　　出院诊断：①甲亢危象；②甲亢合并妊娠；③早产；④妊娠期高血压疾病；⑤孕2产1，宫内孕36^{+1}周，胎方位头位，剖宫产分娩。

（二）诊治要点

1. 诊断依据

　　（1）育龄期女性，停经9个月，恶心、呕吐2天。

　　（2）LMP：2017年02月10日。EDC：2017年11月17日。孕期有持续多汗、焦虑、易怒等症状。2天前无明显原因出现恶心、呕吐症状，伴胸闷、心率加快。确诊"甲亢"4年，孕期未用药。

　　（3）查体：T 39.1 ℃，P 156次/分，R 25次/分，BP 156/90 mmHg。神志清，精神差。双眼Ⅰ度突出，瞬目减少，双眼辐辏不良。双侧甲状腺Ⅲ度肿大，无压痛，触之柔软。颈部闻及吹风样杂音。咽腔充血，双侧扁桃体无明显红肿。心率156次/分，律齐。双手细颤。腹膨隆如孕周，宫高30 mm，腹围98 mm，胎心率165次/分，无宫缩。骨盆外测量：IS-IC-EC-TO

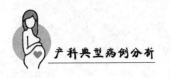

为23-26-20-8.5 cm。阴道无流血、无流液。

（4）辅助检查：

1）心电图：①心率不明（可能是室上性心动过速）；②ST段抬高（可能是早期复极）。

2）彩超：①宫内晚孕，单活胎，头位；②胎儿心率快；③母体甲状腺体积大且血供丰富。

2. 鉴别诊断

（1）妊娠甲亢综合征（SGH）：SGH发生在妊娠前半期，呈一过性，与HCG产生增多，过度刺激甲状腺激素产生有关。

（2）高热：甲亢危象所致的高热一般伴有大汗淋漓，同时伴有其他甲亢症状，而且脉率增快比体温升高更明显。一般降温与抗感染治疗效果不佳。

（3）急性肠胃炎：甲亢危象的消化道症状主要表现为恶心、呕吐、腹泻，腹泻以便次增多为主要症状，腹痛不明显。有其他甲亢症状。

（4）冠心病心律失常：甲亢危象者心律失常按一般心律失常治疗效果不佳，用β受体阻滞剂治疗效果较好。合并其他甲亢症状是鉴别的要点。

3. 治疗要点

（1）孕期甲亢危象的识别与诊断：妊娠期血清TSH<0.1 mIU／L，FT_4大于妊娠特异参考值上限，排除妊娠甲亢综合征（SGH）后，甲亢诊断可以成立。甲亢孕产妇在孕期、分娩、感染及各种应激的情况下，均有发生甲亢危象的风险，具体表现为高热39 ℃以上、脉率＞140次/分、脉压增大、焦虑、烦躁、大汗淋漓、恶心、厌食、呕吐以及腹泻等消化系统症状，可伴脱水，休克，心律失常及高心排血量心衰或肺水肿。

（2）妊娠期甲亢的诊治要点：

1）药物治疗：妊娠早期，优选丙硫氧嘧啶（PTU）。妊娠中晚期优选甲巯咪唑（MMI）。妊娠期间检测甲亢控制指标首选血清FT_4。

2）手术治疗：妊娠期间原则上不采取手术方法治疗甲亢。如确实需要，甲状腺切除术选择的最佳时间是妊娠中期的后半期。

（三）经验总结与关注要点

1. 甲亢合并妊娠处理原则

控制甲亢发展，通过治疗安全度过妊娠及分娩。甲亢不是终止妊娠的指征，除非伴甲亢心脏病及高血压等重症病例，才考虑终止妊娠。分娩前应药物控制。若胎儿已成熟，在基本控制甲亢的基础上适时终止妊娠，注意预防甲状腺危象。甲亢控制的目标：使血清FT$_4$接近或轻度高于参考值上限。

2. 分娩方式选择

根据2011—2017美国甲状腺协会（ATA）及中华医学会内分泌分会制定的指南，对于妊娠合并甲状腺功能异常的孕产妇，要严密监测症状体征，加强孕期及产程的管理，在排除禁忌证的前提下，阴道分娩是安全的。禁忌证如下：①甲状腺功能亢进未规律治疗或治疗效果不明显。②评估后发生甲亢危象风险高。③甲状腺功能亢进性心脏病。④具有产科阴道分娩禁忌证。

3. 围产期管理要点

孕后期及分娩时应严密观察患者的临床表现，监测体征，及时进行判断。该患者诊治成功的关键在于及时的判断与正确的治疗。

（1）预防甲亢危象：先兆甲亢危象是指甲状腺功能亢进具备以下任一症状：①体温38~39 ℃；②心率120~159次/分，可有心律不齐；③食欲不佳，恶心，呕吐，腹泻，多汗；④烦躁，焦虑，易怒。

（2）产程中应给予患者精神安慰，减轻疼痛，吸氧，鼓励患者休息及进食，严密观察产程，尽量缩短第二产程时间，避免加重心脏负担，必要时手术助产。

（3）发生甲状腺危象及时处理：如有高热（体温超过39 ℃），大汗淋漓、心动过速、脉压增大、焦虑、烦躁、大汗淋漓、恶心、厌食、呕吐及

腹泻等症状时，应给予高度重视。

本例患者烦躁、恶心、呕吐症状明显，体温39.1 ℃，脉搏156次/分，查彩超提示母体甲状腺体积大并丰富血供。既往甲亢病史等，诊断为甲亢危象。2014年《中华妇产科学》指出：甲亢危象常根据病史及临床表现判断，一旦高度怀疑甲亢危象或甲亢危象前兆，应按甲亢危象处理，无须等甲状腺功能检查结果回示。该患者并未等结果回示，初步诊断甲亢危象后立即按照甲亢危象处理，及时准确地给予丙硫氧嘧啶及复方碘溶液治疗，稳定后立即行剖宫产手术结束妊娠，孕妇及胎儿预后均良好。

因此，早期识别及快速诊断是该病例成功诊治的关键，更是此类病例中降低母婴风险的关键。

（四）孕产期管理及风险防范

妊娠期发现甲状腺功能异常时应及时进行全面检查，排除相关疾病，规范诊治。

1. 孕前

已患有甲亢的妇女最好在甲状腺功能恢复正常后考虑怀孕，碘治疗的甲亢患者至少在碘治疗结束后6个月后妊娠。对备孕的患者进行指导，告诫患者不能在没有监督和指导的情况下骤然停药。

2. 孕期

所有有甲亢症状和实验室结果异常的妊娠患者均应接受治疗。即使没有症状，甲状腺功能检查结果升高异常明显者也应进行治疗，轻度异常者需要动态监测甲状腺功能并进行评估。对于高TRAb和（或）TSAb的患者，不需要治疗。对于存在高滴度TRAb的孕妇，需要从孕中期开始监测胎儿心率，超声检查胎儿的甲状腺体积。

3. 产后

（1）对于具有甲亢高危因素的新生儿，出生时可取脐血检测T_3、T_4。注意新生儿甲状腺大小，有无杂音，有无甲亢或甲低的症状及体征。

（2）哺乳问题：PTU可以通过乳腺到达乳汁，但乳汁中PTU量很少，产后哺乳是安全的。

二、嗜铬细胞瘤

（一）病历汇报

患者，李某，34岁。

主诉： 停经8月余，胸闷2天，发现血压升高1天。

现病史： 患者平素月经规律。LMP：2018年02月01日。EDC：2018年11月08日。孕期未定期产检，未行NT超声、唐氏筛查、OGTT检查。四维彩超未提示异常。2天前无明显诱因出现胸闷症状，休息后不缓解，伴头晕、心悸、视物模糊。1天前至当地医院就诊，测最高血压165/110 mmHg，给予降压解痉对症治疗，效果欠佳，建议至上级医院就诊，遂急诊至我院。

既往史： 否认高血压病史、心脏病病史，否认糖尿病、脑血管疾病病史，否认手术、外伤史。

个人史、婚育史、月经史、家族史： 均无特殊。

入院查体： T 37.0 ℃，P 106次/分，R 22次/分，BP 158/96 mmHg，心、肺听诊无异常，双下肢无水肿，腹部膨隆，宫高29 cm，腹围93 cm，胎心率140次/分，头位，无宫缩，阴道无流血、无流液。

辅助检查：

（1）心电图：窦性心动过速。

（2）彩超：提示胎儿双顶径78 mm，头围285 mm，腹围270 mm，宫内晚孕，单活胎，头位。

入院诊断： ①妊娠期高血压疾病；②孕1产0，宫内孕31^{+2}周，头位。

诊治经过： 入院后完善相关检查。24小时动态血压监测提示血压呈发作性升高，发作时血压160~190/95~120 mmHg，缓解时130~150/

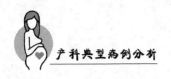

75~90 mmHg。彩超提示左肾上腺区范围约34 mm×27 mm×39 mm低回声，边界清，形态规则，呈类圆形，内回声欠均匀。MRI提示：①双肾动脉MRA未见明显异常；②双侧肾脏未见明显异常；③左肾门水平腹主动脉左旁占位性病变。考虑：嗜铬细胞瘤？ 24小时尿3-甲氧基-4-羟苦杏仁酸（VMA）68.8 μmol/L，血儿茶酚胺（CA）5.5 mmol/L，更正诊断为左肾上腺嗜铬细胞瘤。此后每日监测血压，间断使用酚妥拉明以保证血压维持在（110~130/70~80mmHg）。于孕32周开始口服酚苄明10 mg、2次/日降压治疗，血压平稳于110/70~130/80 mmHg。术前两天给予肌内注射地塞米松促胎肺成熟，于孕34周时在硬膜外麻醉下行腹壁横切口子宫下段剖宫产术，娩一活男婴，Apgar评分9分，体重3 000 g。剖宫产分娩后改为全身麻醉，行腹腔镜下左肾上腺嗜铬细胞瘤切除术，术中发现左侧肾上腺区一大小约3.0 cm×4.0 cm肿瘤，呈圆形，表面血管怒张，未见正常肾上腺体组织。术中血压波动，高压最高至210 mmHg，切除肿瘤后，血压稳定在130/90 mmHg左右。病理报告：左肾上腺嗜铬细胞瘤。术后6天出院，嘱定期随访。

出院诊断：①妊娠合并嗜铬细胞瘤；②早产；③孕1产1，宫内孕34周，头位，剖宫产分娩；④高血压视网膜病变。

（二）诊治要点

1. 诊断依据

（1）育龄期女性，停经8月余，胸闷2天，发现血压升高1天。

（2）LMP：2018年02月01日。EDC：2018年11月08日。2天前无明显诱因出现胸闷症状，休息后不缓解，伴头晕、心悸、视物模糊。

（3）查体：T 37.0 ℃，P 106次/分，R 22次/分，BP 158/96 mmHg，心、肺听诊无异常，双下肢无水肿，腹部膨隆，宫高29 cm，腹围93 cm，胎心率140次/分，头位，无宫缩，无阴道出血及流液。

（4）辅助检查：24小时动态血压监测提示血压呈发作性升高，发作时血压160~190/95~120 mmHg，缓解时130~150/75~90 mmHg。彩超提示左肾上腺区范围约34 mm×27 mm×39 mm低回声，边界清，形态规则，呈类圆形，内回声欠均匀。MRI提示：①双肾动脉MRA未见明显异常；②双侧肾脏未见明显异常；③左肾门水平腹主动脉左旁占位性病变。考虑：嗜铬细胞瘤？24小时尿3-甲氧基-4-羟苦杏仁酸（VMA）68.8 μmol/L，血儿茶酚胺（CA）5.5 mmol/L。术后病理：左肾上腺嗜铬细胞瘤。

2. 鉴别诊断

妊娠合并嗜铬细胞瘤极易被误诊为重度子痫前期。以下几点可供鉴别时参考：

（1）前者高血压多为突然发作，或持续高血压突然加重，并且可出现于孕前或孕20周以前；而后者血压多呈持续性，波动较小，并且多发生于孕20周后。

（2）前者高血压多合并心悸、多汗及头痛、水肿、蛋白尿较少见且很轻；而后者多合并水肿及蛋白尿且较重，较少合并心悸、多汗。

（3）应用硫酸镁或终止妊娠后，前者症状多不减轻，而后者症状多减轻或消失。

（4）前者多有血及尿儿茶酚胺激素和24小时尿VWA增高，且影像学检查多可找到肿块，而后者无。

该患者蛋白尿阴性，无水肿，24小时尿3-甲氧基-4-羟苦杏仁酸（VMA）68.8 μmol/L，血儿茶酚胺（CA）5.5 mmol/L。彩超及MRI均提示左肾上腺区域占位性病变，立即更改诊断为妊娠合并左肾上腺嗜铬细胞瘤。

3. 治疗要点

对于妊娠合并嗜铬细胞瘤，最有效的治疗方法是手术切除，但手术的时机存在争议。孕早期，由于流产的发生率高，不考虑手术治疗；孕中期，手术导致流产的风险降低，且子宫较小不影响手术操作，推荐在孕中期充分术前准备后实施肾上腺肿瘤切除术；孕晚期嗜铬细胞瘤切除术可产后择期实施或者在剖宫产术中同时进。该患者入院时孕31^{+2}周，孕期未定期

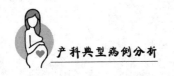
产检，未监测血压，已出现高血压视网膜病变，给予酚苄明阻断儿茶酚胺的外周血管收缩效应、调整血压的同时积极完成促胎肺成熟和胎儿脑保护等治疗后终止妊娠。

（三）经验总结与关注要点

1. 处理原则

早期诊断很重要，本病一旦被诊断或临床有高度怀疑时，必须马上应用 α 受体阻滞剂如酚苄明等预防危及生命的并发症发生。若发生反射性心动过速或心律失常，可加用 β 受体阻滞剂；此外，可适当使用镇静药物。与此同时，需产科、心血管内科、内分泌科等多学科会诊，综合评估器官功能状态。酚苄明的起始剂量为10 mg，2次/d，每2~3天增加10~20 mg，直至总剂量达1 mg/ kg。术前药物准备常需10 ~14天。该患者诊断为妊娠合并左肾上腺嗜铬细胞瘤后立即使用酚苄明阻断儿茶酚胺的外周血管收缩效应，降低血压是降低母婴风险的关键，也是该病例成功诊治的关键。

2. 诊断要点

妊娠合并嗜铬细胞瘤患者临床症状同非妊娠患者相似。典型的三联征包括头痛、心悸、血压升高，用于诊断该病时，敏感性及特异性分别为89%和67%。本症最易与妊娠高血压综合征相混淆，因为嗜铬细胞瘤的高血压可以表现为阵发性，甚至在平时无症状，及至妊娠期，由于体内内分泌系统的改变以及各种应激因素的作用，患者才表现出各种症状。该患者入院前被误诊为妊高征，而妊高征患者多在妊娠中后期出现持续存在的高血压，且常伴有不同程度的水肿和蛋白尿，高血压在妊娠终止后可以逐渐减轻或消失。而该患者蛋白尿阴性，无水肿。

由于妊娠本身并不改变血和尿的儿茶酚胺水平，所以血、尿的儿茶酚胺及其代谢产物检测有一定的提示诊断意义。定位诊断包括B超、MRI、CT。B 超检查方便，对胎儿无害，可作为首选，其缺点是灵敏度低，CT 检查敏感性高，94%以上可准确定位，但由于会造成胎儿的放射性暴露而受到限制。MRI 检查敏感性、特异性高，且可避免胎儿暴露于放射线，因此是妊娠并嗜铬细胞瘤的最佳检查手段。结合超声及影像学结果即可诊断。

3. 围手术期管理要点

注意在嗜铬细胞瘤切除术前5~7天充分扩容，术前10~14天使用α受体阻滞剂，可降低孕产妇及胎儿死亡率。术前需要麻醉科、内分泌科、泌尿外科多学科会诊，做好完善的术前准备。该患者术前应用2周酚苄明阻断儿茶酚胺的外周血管收缩效应，充分扩容后，剖宫产终止妊娠。

（四）孕产期管理及风范预防

1. 孕前

若孕前发现嗜铬细胞瘤，可经充分术前准备后行嗜铬细胞瘤切除术，定期随访。

2. 终止妊娠的时机

妊娠合并嗜铬细胞瘤临床极为罕见，由于缺乏特异性的临床症状及体征，容易误诊和漏诊。对于有典型阵发性血压升高，伴头痛、心悸或难以控制的高血压患者，应警惕该病的可能性，并尽早完善检查。对于孕早、中期患者，如患者要求终止妊娠，可在药物治疗控制症状后进行。孕中期患者，如症状控制良好，在严密监测下继续妊娠。孕晚期患者，如症状控制欠佳，应积极完成促胎肺成熟和胎儿脑保护等治疗再终止妊娠；如症状控制良好，可继续妊娠至足月后再终止妊娠。一旦出现危及母儿生命的严重并发症，应随时终止妊娠，以剖宫产为宜。

3. 术后

嗜铬细胞瘤切除术后7~10天，儿茶酚胺等指标一般可恢复正常，术后4~6周能准确地评估手术治疗效果。术后应定期随访1年，监测血压、心率等指标，复查肾上腺超声。单侧病灶切除者，术后每年随访1次，至少10年；高危人群和遗传性妊娠合并嗜铬细胞瘤患者每半年到1年复查1次，终身随访。

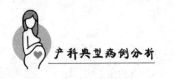
第四节　神经系统疾病

一、淋巴细胞性垂体炎

（一）病历汇报

患者，梁某，32岁。

主诉：停经7月余，头痛2周，加重3天。

现病史：平素月经规律，4~5/30天。LMP：2017年03月21日。EDC：2017年12月28日。孕13周孕检时发现甲状腺素（T_4）、三碘甲腺原氨酸（T_3）正常，促甲状腺素（TSH）4.2 μIU/mL，诊断为"妊娠期甲状腺功能减退"，给予左甲状腺素（优甲乐）25 μg/d，之后规律复查甲状腺功能。服药1个月后调整优甲乐用量为50 μg/d，孕20周时调整致75 μg/d。余正常围保，NT彩超、唐氏筛查、四维彩超、糖耐量等未见明显异常。3周前时无明显诱因出现头痛，不剧烈，能忍受，不伴恶心、呕吐、视物模糊等，未在意，未治疗。近3天头痛较前明显加重，偶有恶心、呕吐，呕吐物为胃内容物，非喷射性，伴多饮及多尿等。就诊于当地医院，给予流质饮食，营养、补液治疗，症状无改善，为进一步治疗转至我院。门诊以"①头痛查因；②妊娠期甲状腺功能减退；③孕1产0，宫内孕32周"为诊断收入院。发病以来，神志清，精神稍差，饮食、睡眠差，大便正常，小便增多，体重较前下降2 kg。

既往史、个人史、婚育史、月经史及家族史：均无特殊。

入院查体：T 36.5 ℃，HR 78次/分，R 21次/分，BP 124/68 mmHg。神经系统查体未见明显异常，右眼内收受限，宫底位于脐与剑突之间，胎心正常。

辅助检查：

（1）头颅MRI：垂体稍增大。

（2）电解质四项：钠131 mmol/L，余在正常范围。

入院诊断： ①头痛查因；②妊娠期甲状腺功能减退；③孕1产0，宫内孕32周。

诊治经过： 入院后完善相关检查。头颅MRI平扫示垂体增大。甲功三项：T_3 2.26 mmol/L（1.3~3.1 mmol/L），T_4 10.07 mmol/L（12~22 mmol/L），TSH 4.62 μIU/ mL，甲状腺免疫球蛋白抗体阴性，甲状腺过氧化物酶抗体阴性。电解质：钠129 mmol/L。尿常规：尿渗透压280 mOsm/L（600~1 000 mOsm/L），24小时尿量4 300 mL。视图提示视野缺损。ACTH节律和皮质醇节律提示继发性肾上腺皮质功能减退。入院后请神经内科、影像科、神经外科、内分泌科会诊，考虑淋巴细胞性垂体炎可能性大，建议行增强MRI进一步诊断，因增强MRI有一定风险，患者拒绝检查，此时已妊娠32^{+5}周，患者头痛症状不能缓解，要求终止妊娠。给予地塞米松6 mg，每12小时一次，肌内注射4次，于妊娠33周剖宫产1活女婴，体重2 100 g，出生情况良好。术后头痛较前轻微缓解，第3天行增强头颅MRI，提示淋巴细胞性垂体炎可能性大。给予激素治疗，甲泼尼龙依次600 mg、400 mg、100 mg、80 mg、60 mg、40 mg静脉滴注，每天1次，各3天，之后改为泼尼松20 mg/d，每2周减5 mg，减至5 mg/d，维持2周后再减至2.5 mg/d，维持2周后停药。甲泼尼龙治疗4天后头痛症状较前明显减轻，治疗2周后复查头颅MRI提示垂体较前明显缩小。治疗结束患者无明显临床症状，复查甲状腺功能、尿常规、24小时尿量、糖皮质功能均恢复正常。

（二）诊治要点

1.诊断依据

（1）育龄期女性，停经7月余，头痛2周，加重3天。

（2）孕13周孕检时诊断为"妊娠期甲状腺功能减退"，给予优甲乐口

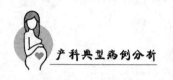
服。3周前时无明显诱因出现头痛，近3天头痛较前明显加重，偶有恶心、呕吐，非喷射性，呕吐物为胃内容物，伴多饮及多尿等。

（3）查体：生命体征平稳，神经系统查体未见明显异常，右眼内收受限，宫底脐与剑突之间，胎心正常。

（4）辅助检查：

1）头颅MRI平扫示垂体增大。

2）甲功三项：T_3 2.26 mmol/L（1.3~3.1 mmol/L），T_4 10.07 mmol/L（12~22 mmol/L），TSH 4.62 μIU/ mL；甲状腺免疫球蛋白抗体阴性，甲状腺过氧化物酶抗体阴性。

4）电解质：钠129 mmol/L。

5）尿常规：尿渗透压280 mOsm/L（600~1 000 mOsm/L）；24小时尿量4 300 mL。

6）视图提示视野缺损。

7）肾上腺皮质功能减退，ACTH节律试验减低。

8）产后头颅增强MRI示垂体炎可能性大。

2. 鉴别诊断

（1）垂体腺瘤：淋巴细胞性垂体炎往往表现为垂体功能激素分泌减少，而功能性垂体瘤则多表现为垂体功能激素分泌亢进，其他激素降低或正常。影像学对鉴别淋巴细胞性垂体炎和垂体腺瘤尤为重要，在MRI图片上，典型的垂体腺瘤垂体增大常呈不对称性，病变界限一般较淋巴细胞性垂体炎清晰，垂体柄往往表现为倾斜移位，而很少增粗；一般垂体腺瘤不影响神经垂体，垂体后叶高信号仍可见。另外垂体腺瘤不会引起邻近硬脑膜的强化，而淋巴细胞性垂体炎可伴有前颅窝底及斜坡硬脑膜的强化。

（2）颅咽管瘤：垂体炎多发生于女性，且以妊娠晚期和产后女性多见；颅咽管瘤有两个发病高峰，即5~15岁及50岁以上人群。影像学上，淋巴细胞性垂体炎主要表现为垂体柄增粗，伴有或不伴有垂体弥漫性增大；而颅咽管瘤病变绝大多数位于鞍上区，垂体及垂体柄多表现正常。同时，钙化为该病的特征性表现，肿瘤呈囊性者囊壁钙化呈弧线状、蛋壳状，实质肿瘤钙化呈斑片状、点状；增强后囊壁呈环形强化，实性部分呈团块状强化。

（3）生殖细胞瘤：生殖细胞瘤临床表现主要为尿崩症和垂体功能低下，MIR可见垂体柄增粗，垂体后叶高信号消失，这些都与淋巴细胞性垂体炎很相似，因此，这两种疾病的鉴别尤为重要。生殖细胞瘤多发生于儿童，检测脑脊液和血清中绒毛膜促性腺激素和甲胎蛋白水平有助于生殖细胞瘤的诊断，而且此病对放射治疗更敏感。

3. 治疗要点

目前关于淋巴细胞性垂体炎的最佳治疗方法仍在探索中，多数研究认为以糖皮质激素为主的免疫抑制剂治疗是淋巴细胞性垂体炎的首选治疗措施。糖皮质激素能有效抑制炎症、缩小鞍区占位体积、改善垂体功能，在糖皮质激素治疗反应欠佳或复发时可联合其他免疫抑制剂、手术或放疗。目前常用的糖皮质激素包括泼尼松和甲泼尼龙，但是关于其用量和疗程还存在争议，有研究推荐泼尼松用量20~60 mg/d，甲泼尼龙120 mg/d。淋巴细胞性垂体炎常用的免疫抑制剂为硫唑嘌呤。糖皮质激素和硫唑嘌呤在FDA妊娠期用药分级中分别属于C类和D类，妊娠期大剂量糖皮质激素和免疫抑制剂治疗仍存在较多风险与争议，可能增加胎儿生长受限、胎盘功能不全、死胎的发生率。妊娠期是否使用激素及免疫抑制剂治疗应根据患者的孕周及疾病严重程度综合判断，充分告知患者风险及可能的受益。

（三）经验总结与关注要点

淋巴细胞性垂体炎（lymphocytic hypophysitis）是一种罕见的自身免疫性疾病，其特征是垂体淋巴细胞浸润，随后纤维化，主要临床表现为头痛、视野缺损、多饮多尿，部分患者可有乏力、闭经、呕吐、性欲减退等。淋巴细胞性垂体炎的发病率大约为九百万分之一，女性发病率高于男性，尤其容易发生在妊娠及产后。但是因为淋巴细胞性垂体炎症状不典

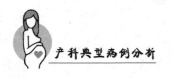

型，很容易被漏诊，因此它的真实发病率可能被低估。

淋巴细胞性垂体炎的临床表现与炎症累及范围、炎症的不同时期及严重程度有关。垂体增大导致压迫症状，如头痛、视力视野缺损等，是淋巴细胞性垂体炎最常见临床表现。如果炎症侵犯海绵窦，则出现颅神经功能障碍，如动眼神经、展神经麻痹。

MRI检查是淋巴细胞性垂体炎最重要的影像学检查手段。淋巴细胞性垂体炎的典型MRI表现为：垂体弥漫性增大，向鞍上蔓延，边界欠清晰。当其侵犯漏斗及下丘脑时，表现为下丘脑视神经受压移位，垂体增粗，垂体后叶正常短T1信号消失，进展期还可侵犯海绵窦及周围硬脑膜。增强时病变多呈均匀强化，但也可以不均匀强化。增强MRI对淋巴细胞性垂体炎的鉴别诊断十分重要，有助于与垂体瘤及垂体脓肿的鉴别。虽然目前认为妊娠期，特别是妊娠晚期MRI平扫是安全的，但是MRI增强检查所使用的钆能通过胎盘，动物实验证实其具有致畸作用，美国放射安全指南建议应避免在妊娠期静脉注射钆制剂。

（四）孕产期管理及风险防范

淋巴细胞性垂体炎发病率极低，易发生在妊娠及产后。对于妊娠期出现头痛、视野缺损、多饮多尿等患者，需行头颅MRI检查；若提示垂体增大，则进一步完善垂体内分泌功能检查；若高度怀疑为淋巴细胞性垂体炎，根据孕周及患者意愿，在充分告知风险并知情同意的情况下可给予糖皮质激素经验性治疗，避免漏诊、误诊及手术。

二、癫痫

（一）病历汇报

患者，于某，32岁。

主诉：间断抽搐5年，停经9月余，阴道流血3小时。

现病史：5年前无明显诱因出现突发意识丧失和全身强直和抽搐，持续2分钟后缓解，在当地医院诊断为"癫痫"，给予"卡马西平"及"丙戊酸钠"控制，间断停药，偶有发作。平素月经规律，4~5/30天。LMP：2017年04月23日。EDC：2018年01月30日。孕早期口服"丙戊酸钠700 mg，每日1次"，停经35日发现妊娠后即自行停药。停经3月余再次出现上述症状，到我院就诊，建议口服"左乙拉西坦500 mg，每日2次；叶酸4 mg，每日1次"。孕5月再次出现上述症状，遂增加剂量为"左乙拉西坦750 mg，每日2次"，孕期未再次出现类似症状。余正常围保，NT彩超、唐氏筛查、四维彩超、糖耐量等未见明显异常。3小时前出现少量阴道出血，无下腹痛及阴道流液，就诊于我院，门诊以"①妊娠合并癫痫；②孕1产0，宫内孕38^{+6}周，头位，先兆临产"为诊断收入院。发病来，神志清，精神可，饮食、睡眠可，大小便正常，体重较孕前增加12 kg。

既往史、个人史、婚育史、月经史及家族史：均无特殊。

入院查体：T 36.7 ℃，HR 88次/分，R 22次/分，BP 129/ 82 mmHg。神经系统查体未见明显异常，宫底位于脐与剑突之间，胎心正常。

入院诊断：①妊娠合并癫痫；②孕1产0，宫内孕38^{+6}周，头位，先兆临产。

诊治经过：入院后完善血尿常规、肝肾功能、心电图、彩超等检查，无明显异常。请神经内科会诊，建议密切观察产程，继续口服抗癫痫药物，避免分娩过程中癫痫发作。于入院第二天出现规律宫缩，第二产程宫口开大5 cm时患者突发意识丧失、全身强直和抽搐，给予吸氧、防止舌后坠及咬伤，同时给予劳拉西泮0.1 mg/kg静脉注射，抽搐持续1分钟后停止，急诊全麻下行剖宫产终止妊娠。产后继续口服左乙拉西坦预防癫痫发作，母乳喂养，随访至产后6个月未再次发作。

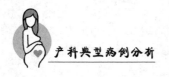

（二）诊治要点

1.诊断依据

（1）育龄期女性，间断抽搐5年，停经9月余，阴道流血3小时。

（2）5年前无明显诱因出现突发意识丧失和全身强直和抽搐，持续2分钟后缓解，在当地医院诊断为"癫痫"，给予"卡马西平及丙戊酸钠"控制，间断停药，偶有发作。停经35日发现妊娠后即自行停药。停经3月余再次出现上述症状，到我院就诊，建议口服"左乙拉西坦500 mg，每日2次；叶酸4 mg，每日1次"至今，孕中晚期再次出现突发意识丧失和全身强直和抽搐1次，增加左乙拉西坦剂量后未再次发作。

（3）查体：生命体征平稳，神经系统查体未见明显异常，宫底位于脐与剑突之间，胎心正常。

2.鉴别诊断

（1）子痫：多发生在孕28周以后，有高血压、蛋白尿、水肿、肝肾功能及眼底改变等，癫痫发作时舒张压一般不超过95 mmHg，也不伴有水肿及蛋白尿。

（2）低钙血症：任何孕周均可发生，以手足搐搦为主，患者多有偏食习惯，接受日照少，发作时Chvostek征阳性，血钙检测处于正常低限或以下。

（3）脑血管疾病：抽搐时伴有颅压增高的症状或神经系统定位体征，头颅磁共振及CT检查可有相应改变。

（4）羊水栓塞：产程中多见，出现突发呼吸困难、发绀、抽搐，继发血压下降，多伴凝血功能障碍。

（5）癔症：有一定的诱因，如生气，激动或各种不良的刺激。发作时经常带有感情色彩，发作式样不固定，时间较长，癔症性发作的患者还有多种多样神经精神方面的其他症状。脑电图有助于鉴别诊断，暗示治疗有效。

3. 治疗要点

女性癫痫患者中有1/3为育龄期女性，妊娠合并癫痫的发生率为0.5%~1.0%，其死亡率为正常健康孕妇的10倍。妊娠合并癫痫的处理难点在于既要控制癫痫发作，又要减少抗癫痫药物对胎儿的影响，需要神经内科医师及产科医师共同管理。妊娠期及围产期癫痫发作和不合理的抗癫痫药物使用，均会增加孕妇及胎儿不良结局的风险。

传统的抗癫痫药物胎儿畸形发生率较高，尤其是丙戊酸钠，有生育计划的女性癫痫患者应尽量避免使用。若必须使用，应调整到最小有效剂量，最好<600 mg/d。尽量避免多种药物联合使用。使用丙戊酸钠的患者应补充大剂量叶酸（4 mg/d），叶酸补充不足会引起先天畸形，围妊娠期补充叶酸（4 mg/d）可减少75%的神经管畸形，还可提高儿童的智商。所以为了预防重大畸形，建议使用丙戊酸钠的患者围妊娠期补充叶酸至少4 mg/d。此外，孕期的心理辅导是必要的，有效的心理辅导可以减轻患者的焦虑和抑郁情绪，使患者在孕期保持良好的心理状态，减少癫痫的发作。

抗癫痫药物对胎儿的影响主要表现为致畸性及认知功能的下降，常见的抗癫痫药物均可导致胎儿畸形风险升高，且与剂量呈正相关。传统抗癫痫药物的致畸性及对胎儿认知功能的损害较新型抗癫痫药物高，多种抗癫痫药物联合使用致畸性较单种药物治疗高。其中丙戊酸的致畸性最高，对认知功能影响较大。卡马西平相关的畸形主要为脊柱裂。苯巴比妥和苯妥英钠的致畸风险较高。拉莫三嗪虽然致畸性较低，但孕期癫痫控制效果较差。左乙拉西坦、奥卡西平在妊娠期使用相对安全，癫痫控制效果较好。托吡酯致畸风险、致低胎龄儿和低体重儿的风险较其他新型抗癫痫药物高。

虽然多数抗癫痫药物都会通过乳汁传递给婴儿，但抗癫痫药物对母乳喂养造成的不良事件的影响很小，而且母乳喂养利大于弊，因此可母乳喂养。

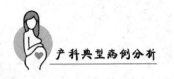

（三）经验总结与关注要点

大多数（约67%）癫痫患者孕期病情稳定，无癫痫发作。孕前癫痫发作的频率是评估孕期病情有无恶化风险的最重要指标。一般而言，癫痫频繁发作（每个月发作1次以上）的妇女孕前即使病情得到控制，孕期仍有可能加重，癫痫稀发（每9个月发作＜1次）的患者只有25%在孕期病情加重。对于妊娠前至少9个月无癫痫发作的患者，孕期无癫痫发作的可能性约74%~92%。孕期癫痫发作频率增加，多发生在早孕期，大多数在妊娠结束后恢复到孕前状态，但仍有少数病情控制后仍持续恶化，如孕前癫痫发作频繁及局灶性癫痫患者。孕期癫痫发作频率的增加可能与孕期药物代谢、激素或血液改变相关，妊娠相关的睡眠缺乏、分娩时的疼痛及过度换气均可能降低癫痫发作阈值，诱发癫痫发作。此外，由于对抗癫痫药物致畸风险的担忧，癫痫患者自行停药或减量也可能导致抗癫痫药物治疗不足，增加癫痫的发作频率。

癫痫发作使孕妇死亡和妊娠不良结局的风险增高。有研究显示，癫痫孕妇死亡的风险比正常孕妇高10倍以上。癫痫孕妇先兆子痫、产前出血、剖宫产、早产的发生率明显高于正常孕妇。

癫痫发作对胎儿先天畸形无明显影响，但会影响胎儿宫内发育的速度。癫痫未治疗的妇女出现胎儿畸形的概率为2.67%（正常人群畸形率2%~3%）。妊娠期癫痫发作会导致胎儿宫内发育迟缓，出现低胎龄儿、低体重儿。

对癫痫孕妇，目前尚无最佳分娩时机及分娩方式的研究。孕期癫痫病情控制良好的孕妇，若无合并其他产科高危因素，没有提前分娩的指征。妊娠合并癫痫不是剖宫产指征，但对于妊娠晚期频繁癫痫发作或严重应激状态下有癫痫持续发作病史的女性，择期剖宫产可能更为合理。分娩时由于睡眠减少、紧张、疼痛及脱水等因素可能诱发癫痫发作，建议充分补液及适度镇痛以降低癫痫发作风险。镇痛方式包括经皮神经电刺激，硬膜外、蛛网膜下隙阻滞或二者联合镇痛等都是安全可行的。如果需要全麻剖宫产，尽可能避免使用杜冷丁、氯胺酮和七氟醚，因为前两者降低癫痫发作的阈值，而七氟醚有引起癫痫的可能。

（四）孕产期管理及风险防范

癫痫对妊娠期妇女及胎儿危害较大，癫痫是导致孕妇死亡和胎儿发育障碍的危险因素。妊娠期应尽量避免癫痫发作，抗癫痫药物使用最小剂量，左乙拉西坦、奥卡西平在妊娠期使用相对安全，癫痫控制效果较好。妊娠期避免自行停药或减量，避免感染、酗酒、劳累等诱发因素。分娩及产后应及时调整药物剂量，避免药物过量中毒。对孕期控制良好的癫痫患者，若无产科剖宫产指征，可选择阴道分娩，尽量避免产时癫痫的发生。产后规范的抗癫痫管理对母婴的安全也非常重要。

三、结核性脑膜炎

（一）病历汇报

患者，王某，26岁。

主诉：停经7月余，间断发热伴头痛1周。

现病史：平素月经规律，3~4/31天。LMP：2017年01月22日。正常围产保健，行NT彩超、唐氏筛查、四维彩超、糖耐量等检查未见明显异常。2周前时无明显诱因出现发热，最高38.7 ℃，之后出现头痛、视力下降、喷射性呕吐等，当地医院诊断为"流感"，给予抗感染治疗（具体不详），疗效欠佳，到我院就诊。门诊以"①发热待查；②孕1产0，宫内孕32周"为诊断收入院。发病来，精神萎靡，饮食、睡眠差，大小便正常，体重较前下降2 kg。

既往史、个人史、婚育史、月经史及家族史：均无特殊。

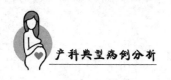

入院查体：T 38.5 ℃，HR 98次/分，R 24次/分，BP 115/68 mmHg。精神萎靡，呈急性病容，反应迟钝，视物模糊，可见眼震，面色潮红，颈项抵抗阳性，双侧Kernig征阳性。

辅助检查：

（1）实验室检查：白细胞6.6×10^9/L，CRP 45 mg/L，红细胞沉降率（简称血沉，ESR）43 mm/h，血清钠123 mmol/L，血清氯87 mmol/L，血浆渗透压263 mOsm/L。T细胞免疫斑点试验（T–SPOT）、结核分枝杆菌早期分泌抗原靶–6（ESAT–6）（＞50）、培养分泌蛋白–10（CFP–10）（＞50）均呈阳性反应。

（2）脑脊液检查：腰椎穿刺脑脊液压力370 mmH$_2$O，无色透明，中性粒细胞0.82×10^6/L，淋巴细胞0.11×10^6/L，潘氏试验阳性，蛋白定量0.6 g/L，葡萄糖1.32 mmol/L，氯化物121 mmol/L，抗酸染色阳性，未见隐球菌生长。

（3）影像学检查：头部MRI检查显示左侧颞叶、部分海马和右侧颞底部灰质区异常信号，考虑脑炎。胸部CT显示双肺广泛感染性病变，考虑血行播散型肺结核。

入院诊断：①急性血行播散型肺结核；②结核性脑膜炎（TBM）；③孕1产0，宫内孕32周；④电解质紊乱。

诊治经过：诊断明确后转入传染病医院给予抗结核治疗，治疗方案为：异烟肼0.4 g，每日1次口服；利福平0.45 g，每日1次口服；吡嗪酰胺0.5 g，每日3次口服，三联抗结核治疗。维生素B$_6$ 25 mg，每日1次口服。治疗2周后患者体温持续正常，头痛消失，意识清楚，颈抵抗消失，脑膜刺激征转为阴性。继续抗结核治疗至妊娠37^{+2}周择期剖宫产分娩1活女婴。

（二）诊治要点

1.诊断依据

（1）育龄期女性，停经7月余，间断发热伴头痛1周。

（2）LMP：2017年01月22日，2周前时无明显诱因出现发热，最高38.7 ℃，之后出现头痛、视力下降、喷射性呕吐等。

（3）查体：精神萎靡，呈急性病容，反应迟钝，视物模糊，可见眼震，面色潮红，颈项抵抗阳性，双侧Kernig征阳性。

（4）辅助检查：T细胞免疫斑点试验（T-SPOT）阳性、腰椎穿刺脑脊液检查排除化脓性脑膜炎，头部MRI检查及胸部CT检查支持结核诊断。

2. 鉴别诊断

（1）隐球菌性脑膜炎：亚急性或慢性脑膜炎与TBM病程和脑脊液改变相似，TBM早期临床表现不典型时不易与隐球菌性脑膜炎相鉴别，应尽量寻找结核菌和新型隐球菌感染的实验室证据。

（2）化脓性脑膜炎：重症TBM临床表现与化脓性脑膜炎相似，脑脊液细胞数>1 000×10^6/L和分类中性粒细胞占优势时更难以鉴别，必要时可双向治疗。

（3）病毒性脑膜炎：轻型或早期TBM脑脊液改变和病毒性脑膜炎相似，可同时抗结核与抗病毒治疗，边观察边寻找诊断证据。病毒感染通常有自限性，4周左右明显好转或痊愈；而TBM病程迁延，不能短期治愈。

3. 治疗要点

同结核患者一样，妊娠期合并结核患者也应该规律、联合治疗。多数研究认为尽早、规范的抗结核治疗是改善母儿预后的关键。具体治疗方案可根据孕龄、结核病是否活动及病情进展等综合决定。妊娠期头3个月：当患者处于静止期结核，不排菌，结核中毒症状不明显并能坚持在妊娠3个月后开始抗结核治疗者，向患者及其家属详细交代可能出现的情况，在患者充分休息和密切观察下等待妊娠3个月以后进行治疗。若患者病情严重，如血行播散型肺结核、结核胜脑膜炎伴胸腔积液或肺内病变严重等，必须立即治疗，最好劝其终止妊娠，但一定要在充分抗结核治疗的基础上，至少结核中毒症状改善或缓解后，择期行人工流产，尽可能避免因人工流产造成结核病的播散，且必须建立在患者知情同意的基础上。妊娠3个月后胎

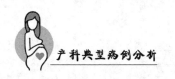

儿所有器官的原基已经形成，一般用药则无明显影响。一旦诊断确立，立即行以抗结核化疗药物为主的治疗。常用的抗结核药物为：异烟肼、利福平、吡嗪酰胺、乙胺丁醇。根据《肺结核门诊诊治规范（2012年版）》和《妊娠期用药指南》，孕期推荐强化期2个月和巩固期4个月治疗。强化期治疗可选药物有异烟肼、利福平、吡嗪酰胺、乙胺丁醇。服用异烟肼的孕妇应该每日服用维生素B_6 25 mg。

（三）经验总结与关注要点

肺结核的早期诊断是改善孕产妇和新生儿健康的关键，目前对结核病的诊断主要依靠临床特征、细菌学诊断、病理学诊断、影像学诊断、免疫学诊断和分子生物学诊断。国内外针对妊娠合并结核常用的实验室诊断主要包括：皮肤结核菌素试验（TST）、结核抗体检测以及结核T细胞斑点检测（T-SPOT. TB），同时也可以进行痰抗酸杆菌涂片或培养。但妊娠期的结核患者的抗酸杆菌染色敏感性较低，建议行3次以上痰检，避免漏诊。而结核菌分离培养敏感性、特异性相对高，建议对孕妇行结核菌分离培养试验。另一种常用的检测方法TST已经被证明在孕期是安全有效的，而且试验结果不受妊娠影响。对临床怀疑结核病的孕妇还可在权衡利弊后考虑X线或CT、MRI检查，注意对子宫内胚胎及胎儿的保护，要在腹部放置遮护物后拍片，一般妊娠早期不推荐使用X线或CT检查。MRI较CT更具优势，在对症状不典型的肺结核及肺外结核的诊断中有着重要的意义。

胎儿畸形的发生多在妊娠12周之前，妊娠合并结核早期治疗的焦点就在于此。胚胎受损最敏感的时期为器官高度分化、发育、形成阶段，如果在妊娠头3个月发现肺结核，要对患者病情进行全面评估，权衡利弊后再决定治疗方案。研究认为，妊娠合并肺结核治疗的重要原则有：① 一旦确诊为活动性结核病，抗结核治疗应立即开始，因为未经治疗的疾病对母亲和胎儿会构成更大危害；②建议妊娠和非妊娠状态采用相同的抗结核治疗方案，链霉素除外；③ 妊娠期服用二线抗结核药物的安全性尚存在疑问，因此应该建议耐多药结核病的孕妇终止妊娠，若患者坚持妊娠，则应详细告知后果；④ 对于所有接受异烟肼治疗的患者应给予维生素 B_6，以防周围神经病变。

妊娠中晚期合并急性血行播散型肺结核、颅内结核瘤者可以继续妊娠，关键是早期诊断、给予合理有效的药物治疗，如联合、规律、足疗程治疗，避免间断用药，以防止发生耐药，同时注意休息、补充营养和正确的产科处理，多可获得良好预后。

多数学者认为，肺结核并非终止妊娠的指征，但有以下况时应建议终止妊娠。①严重肺结核伴有肺功能减低，不能耐受继续妊娠及分娩者。②活动性肺结核需要及时进行抗结核治疗，考虑药物对胎儿不良影响难以避免者。③合并其他系统疾病不能继续妊娠者。④有产科终止妊娠的指征者。

目前还没有婴儿从乳汁感染结核的报道，只有少量抗结核药物分泌入乳汁，对婴儿造成极小的风险。如果母亲已经服用允许孕妇使用的一线抗结核药且不再感染时，鼓励母乳喂养。

（四）孕产期管理及风险防范

一旦怀疑为妊娠期合并结核，首先应该行相关检查明确诊断，避免因症状与妊娠早期出现的早孕症状相似而延误治疗。妊娠期结核的治疗原则同非妊娠期，但要注意药物对胚胎及胎儿可能造成的不良影响。除了药物治疗外，妊娠期合并结核，需要多学科共同管理、共同制订抗结核治疗方案，监测治疗效果及改善妊娠结局。

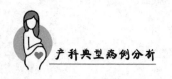

四、产后颅内静脉窦血栓

（一）病历汇报

患者，黄某，34岁。

代主诉：阴道分娩后7天，头痛4天，加重2天，抽搐1天。

现病史：7天前在当地医院足月顺产1活女婴，3天后出院。3天前无明显诱因出现头痛，呈全脑涨痛。2天前头痛加重，伴恶心、呕吐，无视物模糊、复视，无耳鸣、听力下降，无吞咽困难、言语含糊及肢体活动障碍，未在意，未治疗。1天前突发意识丧失，双眼向上凝视，四肢抽搐，持续约2分钟后抽搐缓解、意识转清。此后发现右侧肢体活动欠佳，遂就诊于当地医院，测体温38.5 ℃，头颅MRI提示双侧额叶T1、T2加权成像呈斑片状高信号灶。在当地医院接受静脉输液治疗（具体不详），仍有间断性的意识不清，情绪烦躁，偶发抽搐，为进一步治疗转入我院。门诊以"①抽搐查因；②阴道分娩后"为诊断收入院。发病以来偶有神志不清，精神差，饮食、睡眠差，大小便正常。

既往史、个人史、婚育史、月经史及家族史：均无特殊。

入院查体：体温38.8 ℃，脉搏123次/分，呼吸24次/分，血压127/79 mmHg。神清语利，心、肺、腹部未见异常。双侧瞳孔等大等圆，约3 mm，对光反应灵敏。左侧鼻唇沟略变浅。伸舌略右偏，右侧肢体肢肌张力增高，肌力1级，左侧正常。双侧肱二头肌反射、膝反射及跟腱反射增强，颈项抵抗（−），克氏征（−），布氏征（−），右侧Babiski征（＋）。

辅助检查：头颅MRI提示双侧额叶T1、T2加权成像呈斑片状高信号灶。

入院诊断：①抽搐查因；②阴道分娩后。

入院检查：血糖5.3 mmol/L。血常规：白细胞计数19.4×10⁹/L，中性粒细胞百分比89.3%，血红蛋白104 g/L。血钾2.88 mmol/L，D-二聚体

9.92 ng/ mL。甲状腺功能、肝肾功能、风湿病3项、自身抗体谱均正常，腰椎穿刺（简称腰穿）测得脑脊液压力320 mmH$_2$O，脑脊液检查未见明显异常。头颅MRI提示双侧额顶叶脑梗死并出血；低场强磁共振脑静脉窦血管成像（MRV）显示上矢状窦血栓形成并周围侧支循环形成；头颅CT提示脑水肿。

治疗经过：入院3小时后患者再次出现四肢抽搐。给予地西泮、苯巴比妥钠镇静抗癫痫治疗，甘露醇脱水降颅内压治疗。结合患者病史、体征及相关检查，考虑为颅内静脉窦血栓，给予皮下注射低分子肝素钙5 000 IU（立迈青），每12小时一次皮下注射；联合口服华法林2 mg，每日1次抗凝治疗；甘露醇脱水降颅内压治疗；抽搐发作时给予地西泮10 mg静脉注射。10天后患者症状缓解，未再发抽搐。办理出院，出院诊断：①颅内静脉窦血栓；②阴道分娩后。2周后停用低分子肝素，继续口服华法林抗凝治疗，控制INR在2~3。3周后复查头颅MRI，显示双侧额顶叶梗死灶范围缩小；MRV显示上矢状窦血栓形成并周围侧支循环形成。继续口服华法林至3个月后自行停药，随访1年未再出现头痛症状。

（二）诊治要点

1. 诊断依据

（1）阴道分娩后7天，头痛4天，加重2天，抽搐1天。

（2）神清语利，心、肺、腹部未见异常。双侧瞳孔等大等圆，约3 mm，对光反应灵敏。左侧鼻唇沟略变浅。伸舌略右偏，右侧肢体肢肌张力增高，肌力1级，左侧正常。双侧肱二头肌反射、膝反射及跟腱反射增强，颈项抵抗（–），克氏征（–），布氏征（–），右侧Babiski 征（＋）。

（3）辅助检查：D-二聚体9.92 ng/ mL。头颅MRI提示双侧额顶叶脑梗死并出血；MRV显示上矢状窦血栓形成并周围侧支循环形成；头颅CT提示脑水肿。

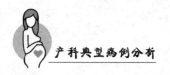
2. 鉴别诊断

（1）脑后部可逆性脑病综合征：常出现在产后，急性起病，数小时内达高峰，早期呈典型癫痫样发作，常伴有恍惚、丧失或视幻觉，头痛常呈钝性或搏动性，而非霹雳样头痛。多伴有高血压，如果血压控制佳，症状常在数天至1周内消失。MRI T2加权成像在顶枕叶常有异常改变，也可累及脑的其他部分，约15%患者有脑出血。

（2）可逆性脑血管痉挛综合征：常在产后，急骤起病，呈暴发性；有霹雳样头痛、短暂性局灶性脑功能缺损症状，如伴有脑出血和脑梗死，则可变成持久性症状。CT结果常正常（如果没有蛛网膜下隙出血），MRI 20%显示凸面蛛网膜下隙出血，在脑动脉痉挛时，多层螺旋CT血管成像和磁共振血管造影术常显示脑动脉痉挛呈典型"线样带"。动态观察第1周头痛常见，第2周常并发脑出血，第3周常见缺血性中风症状。

（3）子痫：可发生于产前、产时或产后，伴有视觉症状、水肿、反射亢进、高血压和蛋白尿等。

3. 治疗要点

（1）一般治疗：脱水降颅压，可给予甘露醇、高渗盐水、白蛋白、呋塞米等治疗，视患者颅内压情况和基本情况选用或合用，如不能控制，还可以外科手术减压。抽搐发作时可给予地西泮镇静治疗。

（2）抗凝治疗：是静脉窦血栓最重要的治疗方法，目的在于防止血栓扩大，促进血栓溶解，其中低分子肝素的疗效和安全性优于普通肝素，早期应用低分子肝素联合华法林抗凝治疗，抗凝治疗的最佳疗程尚不明确，但通常为3~12个月。抗凝治疗可以使大多数静脉窦血栓患者获益，但仍有10%的患者抗凝治疗无效或预后不良。全身静脉溶栓由于静脉窦内局部药物浓度低，易引起颅内出血等多种并发症，现已较少使用。随着神经介入放射技术的快速发展，对抗凝治疗无效、颅内压明显增高及静脉窦血栓累及范围较广的重症患者，在有神经介入治疗条件的医院，采用静脉窦内接触性溶栓、动脉溶栓、机械性碎栓或取栓、静脉窦内支架植入等多途径血管内治疗，尽早实现闭塞静脉窦的再通，可有效改善患者的预后。2017年欧洲卒中组织颁布的静脉窦血栓的诊断和治疗指南指出，妊娠并不是静脉窦血栓抗凝的禁忌证，妊娠期间发生静脉窦血栓，建议皮下注射低分子肝素预防静脉血栓事件复发，3~12个月后接受口服抗凝治疗，不推荐新型口服抗凝剂。

（三）经验总结与关注要点

当孕产妇出现不明原因的头痛，伴有神经系统局灶体征及视盘水肿时，应高度警惕静脉窦血栓的可能，尽早进行影像学检查。早期诊断尤其是首诊的误诊率是影响静脉窦血栓预后的因素之一。MRI和MRV能够早期发现静脉窦血栓，并且能够更准确地描述静脉窦血栓的程度及并发症，对胎儿较安全，在孕妇中应首选MRI检查。孕产妇合并静脉窦血栓既需要与妊娠相关性疾病相鉴别，又需要与妊娠合并神经系统疾病相鉴别。首先需要与妊娠期高血压疾病相鉴别，尽早启动影像学检查，可明确是否同时伴有脑出血。当影像学检查提示有脑出血时，应注意与动脉系统脑梗死或脑出血相鉴别。另外，还需要与妊娠相关的Wernick综合征、中枢神经系统感染、可逆性脑血管收缩综合征、可逆性后部白质脑病、颅内肿瘤、良性颅内压增高、绒癌脑转移等相鉴别。

入院时昏迷是预后不良的重要预测因素，患者往往起病急、病情进展快。不同部位的血栓由于其引流的大脑功能区域、侧支循环建立情况及继发性脑损害程度不同，临床预后相差较大。

对于排除其他疾病，诊断为静脉窦血栓患者，应尽早开始抗凝治疗，急性期采用低分子肝素联合华法林治疗，注意监测INR。对于有抽搐的患者应预防再次抽搐及舌咬伤的风险。

（四）孕产期管理及风险防范

妊娠及产后颅内静脉窦血栓发病率极低，对于妊娠及产后出现头痛、

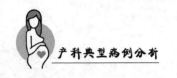

视物模糊、恶心、呕吐等症状的患者，应想到有颅内静脉窦血栓的可能，需行头颅MRI检查。对于确诊的颅内静脉窦血栓的患者，尽早开始抗凝治疗。对于有血栓形成高危因素的患者要预防性使用低分子肝素预防血栓形成。

五、颅内肿瘤

（一）病历汇报

患者，戴某，31岁。

主诉： 停经8月余，头痛、耳鸣3周，加重2天。

现病史： 平素月经规律，4~6/30天。LMP：2017年04月21日。EDC：2018年01月28日。孕期平顺，正常围保，NT彩超、唐氏筛查、四维彩超、糖耐量等未见明显异常。3周前无明显诱因出现头痛、耳鸣，不剧烈，能忍受，不伴恶心、呕吐、视物模糊等，未在意，未治疗。近2天头痛较前明显加重，偶有恶心、呕吐，非喷射性，呕吐物为胃内容物，伴左眼视物模糊。就诊于当地医院，行头颅MRI检查提示颅内占位，为进一步治疗转至我院。门诊以"①颅内占位；②孕1产0，宫内孕33^{+4}周"为诊断收入院。发病来，神志清，精神稍差，饮食、睡眠差，大小便正常，体重较3周前下降4 kg。

既往史、个人史、婚育史、月经史及家族史： 均无特殊。

入院查体： 体温36.7 ℃，心率71次/分，呼吸23次/分，血压128/78 mmHg。左耳听力显著降低，右耳听力粗试正常。宫底脐与剑突之间，胎心正常。

辅助检查： 头颅MRI示颅内占位。

入院诊断： ①颅内占位；②孕1产0，宫内孕33^{+4}周。

诊治经过： 入院后完善相关检查，头颅MRI平扫示左侧桥小脑角占位。视力检查提示左眼复视。影像科、神经外科会诊考虑听神经瘤可能性大，此时患者已妊娠33^{+5}周，给予地塞米松6 mg，每12小时肌内注射一次，注射4次后剖宫产1活女婴，体重2 210 g，出生情况良好。剖宫产术后7天转神经外科行手术治疗，病理结果回示听神经瘤。随访1年健在。

（二）诊治要点

1. 诊断依据

（1）停经8月余，头痛、耳鸣3周，加重2天。

（2）3周前时无明显诱因出现头痛、耳鸣，不剧烈，能忍受，不伴恶心、呕吐、视物模糊等，未在意，未治疗。近2天头痛较前明显加重，偶有恶心、呕吐，非喷射性，呕吐物为胃内容物，伴左眼视物模糊，视力检查提示左眼复视。

（3）查体：左耳听力显著降低，右耳听力粗试正常。

（4）辅助检查：头颅MRI平扫示左侧桥小脑角占位。

2. 鉴别诊断

（1）膜瘤：不累及内耳道，囊变少见，CT平扫呈等密度或略高密度，MRI T1WI呈等信号，T2WI呈等信号或略高信号，增强扫描多呈均匀明显强化。

（2）皮样囊肿：常为分叶状或不规则状，有"见缝就钻"的特点，CT平扫多为低密度，MR上呈长T1、长T2信号，增强扫描多无明显强化。

（3）三叉神经瘤：首发的临床表现为三叉神经痛、面部麻木、咀嚼肌萎缩，影像学检查可见颞骨岩部尖端骨质吸收或破坏，内耳道无改变，肿瘤可跨颅中、后窝生长，呈哑铃状。

3. 治疗要点

无论是原发还是转移来源的脑肿瘤，都有头痛、恶心、呕吐等非特异性症状及局灶神经受损的表现，如轻度偏瘫和视野受损。妊娠期常见症状如恶心、呕吐可与这些非特异症状相混淆。所以，神经影像学的检查在确诊颅内占位病变方面具有非常重要的地位。如孕前确诊颅脑肿瘤建议先行肿瘤

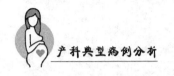
切除术后再妊娠。

妊娠合并良性脑肿瘤，如脑脊膜瘤或低度恶性的神经胶质瘤等，如孕期病情稳定，可待终止妊娠后择期手术。恶性肿瘤根据孕周、母儿状况及孕母家庭情况综合考虑决定治疗的时机和方式。可联系神经内科、神经外科、新生儿科等多学科会诊综合评估干预时机及终止妊娠时间、手术方式等。如胎儿胎肺已成熟,可终止妊娠以尽早开始肿瘤的治疗。如孕周较小胎儿出生后不能成活者，可先行脑局部放疗,同时注重对胎儿的防护，使放射线对胎儿的危害降至最小。部分肿瘤可导致血管源性脑水肿，可用糖皮质激素治疗。

（三）经验总结与关注要点

妊娠本身并不增加颅内肿瘤的发生风险，但妊娠可加速已存在的颅内肿瘤的生长，加重临床表现。妊娠可促进生长的脑瘤有脑膜瘤、垂体腺瘤、听神经瘤等。妊娠期间可出现与颅内肿瘤相似的神经系统症状和体征，如头痛、呕吐及视盘水肿等，常被误认为早期的妊娠呕吐及晚期的妊娠期高血压疾病，需要加以鉴别。本例患者3周前已出现相关症状，但是未予重视，至我院就诊时已发病近1个月。因此对孕期出现无法解释的头痛、头痛、视物模糊、耳鸣等症状，需行头颅MRI检查了解是否有器质性颅内病变。

目前认为中晚孕期MRI平扫是安全的，但是MRI增强检查所使用的钆能通过胎盘，动物实验证实其具有致畸作用，《美国放射安全指南》建议应避免在妊娠期静脉注射钆制剂，也不主张在早孕期行MRI检查。

颅内肿瘤头痛通常呈持续性发生、渐进性加重。不同病理类型的肿瘤在妊娠期症状出现及加重的时间不一样，胶质瘤多集中在妊娠早、晚期；脑膜瘤则是在妊娠中、晚期；听神经瘤是良性肿瘤，预后很好。若听神经瘤较小，仅听力丧失，则分娩前不需要特殊治疗。若肿瘤较大、症状严重

（脑积水），应在妊娠早期行肿瘤切除术，妊娠晚期早期行颅内减压引流，产后再行肿瘤切除术。

由于妊娠可促进部分颅内肿瘤生长，随时危及母胎安全，因此对妊娠合并颅内肿瘤患者是期待治疗还是终止妊娠需要多方面评估。开颅术和剖宫产术的时机依赖于患者颅内肿瘤的病理类型、颅内压升高的程度以及胎龄。妊娠期合并恶性胶质细胞瘤患者病情变化多端，病情重者需及时终止妊娠，轻者可延长孕周至足月，因此临床治疗较困难。髓母细胞瘤恶性程度极高，肿瘤易生长于小脑蚓部并向第四脑室、两侧小脑半球及延髓部侵犯，若侵犯部位较多，则术后可能出现小脑扁桃体疝，危及生命。一经发现，应考虑行颅内肿瘤切除术，据母胎情况决定是否在切除术前行剖宫产术。

（四）孕产期管理及风险防范

对于确诊的颅内肿瘤患者，应充分权衡颅内疾病对孕妇造成的威胁和胎儿的存活率之间的关系，争取在其中找到一个最佳的平衡点。若颅内病变病情危、急、重，不允许长时间保守治疗，就应积极治疗颅内病变，不应期待胎儿成熟度的增加而延误治疗颅内病变的时机。妊娠期合并神经外科疾病患者的处理，应充分个体化，综合多科室之力协作进行。妊娠合并颅内肿瘤的孕妇颅内肿瘤情况急需处理且胎儿有存活可能的，均行全麻下剖宫产术，依患者情况，有手术指征者应积极、适时行神经外科开颅手术。

六、感染性休克

（一）病历汇报

患者，张某，27岁。

主诉： 停经8月余，腰痛伴发热1周，加重2天。

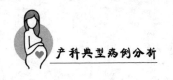

现病史：平素月经规律，4~5/30天。LMP：2016年06月21日。EDC：2017年03月28日。正常围保，NT彩超、唐氏筛查、四维彩超、糖耐量等未见明显异常。1周前无明显诱因出现腰痛，左侧为重，伴发热，体温最高39.5 ℃，当地医院查彩超提示左侧输尿管及肾盂结石伴肾盂积水，右侧肾盂结石，给予"头孢曲松4.0 g，每日1次"抗感染治疗，疗效欠佳。2天前腰痛加重，体温进一步升高，最高达40 ℃，并且出现血压下降，最低75/46 mmHg。更换抗生素为比阿培南0.3 g，每6小时一次抗感染治疗，疗效欠佳，为进一步治疗转入我院。急诊以"①妊娠合并急性肾盂肾炎；②左肾积水；③感染性休克；④双肾结石；⑤孕1产0，宫内孕32^{+6}周"为诊断收入院。发病以来，神志清，精神稍差，饮食、睡眠差，大便正常，小便量少，混浊，体重较前下降2 kg。

既往史、个人史、婚育史、月经史及家族史：均无特殊。

入院查体：体温39.5 ℃，心率118次/分，呼吸25次/分，血压99/67 mmHg（多巴胺维持）。皮肤湿冷，结膜稍苍白，呼吸急促，脉搏细，双侧肾区叩击痛阳性，左侧为著。

辅助检查：

（1）彩超：左侧输尿管结石及肾盂结石，右侧肾盂结石，左肾肾盂积水宽66 mm，右侧肾盂积水宽约45 mm。晚孕，单活胎，头位。

（2）血常规：白细胞 18.26×10^9/L，C反应蛋白（CRP）＞200 mg/L，降钙素原（PTC）6.7 ng/mL。

（3）尿常规：白细胞计数576/μL，细菌计数4 789/μL，潜血（++）。

（4）肾功能：血肌酐178 μmol/L，尿素氮18.7 μmol/L。

入院诊断：①妊娠合并急性肾盂肾炎；②感染性休克；③双肾积水；④双肾结石；⑤孕1产0，宫内孕32^{+6}周，头位。

诊治经过：入院后给予亚胺培南西司他丁0.5 g，每6小时一次静脉滴注抗感染，多巴胺维持血压，对乙酰氨基酚解热，并给予液体复苏。因肾功能异常，无明显宫缩，未给硫酸镁保胎治疗。泌尿外科会诊建议行彩超引导下双侧肾穿刺造瘘引流术。入院第2天行双侧肾穿刺造瘘引流术，入院第3天尿细菌培养及血培养结果回示大肠埃希菌阳性，对哌拉西林他唑巴坦、亚胺培南西司他丁敏感，继续原方案抗感染治疗。入院第3天体温较前下降，最高38.5 ℃，停用多巴胺后血压正常。查白细胞13.4×10⁹/L，CRP 134 mg/L，降钙素原2.7 ng/ mL，肌酐118 μmol/L，尿素氮11.2 μmol/L。入院第6天体温正常，白细胞11.1×10⁹/L，CRP 34 mg/L，降钙素原0.9 ng/mL，肾功能正常。复查彩超，双侧肾盂积水消失，更改抗生素为哌拉西林他唑巴坦4.5 g，每6小时一次继续抗感染治疗，1周后出院。

出院诊断：①妊娠合并急性肾盂肾炎；②左肾积水；③感染性休克；④双肾结石；⑤孕1产0，宫内孕33⁺⁶周。

出院后定期围保，孕38周剖宫产分娩一活男婴，术后1周取出双侧肾穿刺造瘘引流管，定期复查泌尿系彩超及尿常规，无发热，产后2个月行经皮肾镜取石术。

（二）诊治要点

1.诊断依据

（1）停经8月余，腰痛伴发热1周，加重2天。

（2）1周前时无明显诱因出现腰痛，伴发热，最高39.5 ℃，当地医院查彩超提示左侧输尿管及肾盂结石伴肾盂积水，右侧肾盂结石。2天前症状加重，并且出现血压下降，最低75/ 46 mmHg。

（3）查体：体温39.5 ℃，心率118次/分，呼吸25次/分，血压99/ 67 mmHg（多巴胺维持）。皮肤湿冷，结膜稍苍白，呼吸急促，脉搏细，双侧肾区叩击痛阳性，左侧为著。

（4）辅助检查：彩超及血尿常规、降钙素原等结果同前。

2.鉴别诊断

本例患者因尿路梗阻致急性肾盂肾炎导致脓毒血症，进而发展为感染性休克，症状典型，须与心源性休克、过敏性休克、神经源性休克及肾结

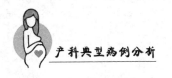

核等疾病相鉴别。

（1）心源性休克：是由于各种原因导致心脏功能极度减退，引起心输出量显著减少，导致血压下降，重要脏器和组织灌注严重不足，引起全身微循环功能障碍，从而出现的一系列以缺血、缺氧、代谢障碍及重要脏器损害为特征的一种临床综合征。

（2）过敏性休克：常因机体对某些药物(如青霉素等)或生物制品发生过敏反应所致，表现为以急性周围循环灌注不足为主的全身性变态反应，可出现全身细小血管扩张、通透性增加。发病迅速，除引起休克的表现外，常伴有喉头水肿、气管痉挛、肺水肿等征象。

（3）神经源性休克：是由于动脉阻力调节功能严重障碍，血管张力丧失，导致血管扩张，周围血管阻力降低，有效血容量减少。多因严重创伤、剧烈疼痛(胸腔、腹腔或心包穿刺等)刺激及高位脊髓麻醉或损伤所致。

以上三种常见原因导致的休克均无发热、腰痛等临床表现，实验室检测无CRP、降钙素原增高，彩超检查无肾积水、肾结石。

（4）肾结核：是由结核分枝杆菌感染引起的慢性、进行性、破坏性肾脏病变。肾结核症状取决于肾脏病变范围和输尿管、膀胱结核病变严重程度。肾结核早期常无明显症状及影像学改变，随着病情的发展，可出现发热、尿频、尿急、尿痛、血尿、脓尿、腰痛和肿块等典型临床表现。患者多有其他部位结核病史，结核菌素试验阳性，普通抗生素治疗无效。

3. 治疗要点

对妊娠期上尿路结石梗阻合并脓毒血症者，在积极处理休克及感染的同时，应早期进行外科干预解除梗阻，否则会导致不可逆性病情变化，失去挽救生命的机会。抗感染治疗应给予足量广谱抗生素，常用药物包括头孢曲松、哌拉西林他唑巴坦、亚胺培南西司他丁等，但是近年来头孢曲松耐药率有增加趋势。膀胱镜下双J管置入引流或B超引导下肾穿刺引流在妊娠期上尿路结石梗阻合并脓毒血症患者的治疗中显得非常重要，因为梗阻不解除，感染难以控制，延误治疗，可导致孕妇和胎儿失去生命。盲目选择膀胱镜下双J管置入引流，又可能会引发严重并发症或加重感染性休克。因双J管置管内引流，利于妊娠期的顺利进行，肾穿刺外引流对于妊娠期多有不便且不利于护理，因此病情较轻、结石小且位于输尿管上段及肾内者，以及妊娠早、中期患者尽量选用膀胱镜下双J管置管内引流。但在妊娠晚期结石较大、结石位于中下段、积水较重、出现感染性休克症状时，孕妇全身情况差，在B超技术及肾穿刺造瘘技术熟练的基础上，选择B超引导下肾穿刺造瘘尽快引流尤为重要。

（三）经验总结与关注要点

妊娠期尤其是妊娠晚期肾积水可反复发作，脓毒血症起病突然，诊疗不及时，可导致病情恶化，危及孕妇和胎儿安全。妊娠期尿路感染尤其是妊娠期尿脓毒血症早期、正确的诊断与及时、有效的治疗有重要临床意义。翔实的病史采集、查体、辅助检查、多学科联合诊断是早期确诊的主要依据。妊娠期的特殊性，使得射线相关的检查应用受到限制。磁共振检查是妊娠期重要的辅助检查方法，但也有局限性，如结石显影阴性、检查时间较长、花费较高等，限制了急诊的应用。B超为妊娠期疾病检查的常用方法，可检查肾及输尿管扩张积水，对部分显影阴性的结石有诊断优势，同时B超可实时了解胎儿的发育情况，常作为临床的常规检查。细菌培养是临床上尿路感染的确诊依据，包括尿细菌培养及血细菌培养，但临床细菌培养阳性率不高，结果回报滞后，对于早期的诊断作用不大，而且假阴性及假阳性结果影响诊断。对于怀疑急性肾盂肾炎的孕妇应积极抗感染治疗，不应因尿培养结果阴性或等待培养结果而延误治疗。

尿脓毒血症的诊疗工作应遵循如下原则：①及时、有效地与患者及其家属沟通交流，了解既往史及相关产检情况，做好早期诊断；②疾病初期留取血、尿培养样本后立即行经验性抗菌药物治疗；③积极行病因治疗，及时解除尿路梗阻，通畅引流；④稳定血压，维持呼吸道通畅；⑤持续监测胎儿健康情况。

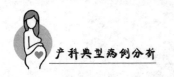

（四）孕产期管理及风险防范

妊娠期上尿路结石梗阻合并脓毒血症的治疗较为棘手，积极抗感染及持续引流、维持内环境稳定，并综合治疗、多学科会诊是提高诊疗效率的基础。选择控制感染的药物要遵守药物毒性低、无致畸作用的原则。积极抗感染的同时，应当尽快解除梗阻，根据患者具体病情尽早行膀胱镜下置入双J管引流或B超引导下行肾穿刺造瘘引流，可以避免病情加重，为感染性休克的控制和治疗创造有利条件，有效挽救患者生命。

七、烟雾病

（一）病历汇报

患者，于某，24岁。

主诉： 停经8月余，头痛、恶心4天，加重1天。

现病史： 平素月经规律，4~5/30天。LMP：2016年05月20日。EDC：2017年02月27日。孕期平顺，定期围保，NT彩超、唐氏筛查、四维彩超、糖耐量等未见明显异常。4天前无明显诱因出现头痛，不剧烈，能忍受，不伴恶心、呕吐、视物模糊等，未在意，未治疗。1天头痛较前明显加重，偶有恶心、呕吐，非喷射性，呕吐物为胃内容物。就诊于我院。门诊以"①头痛查因；②孕1产0，宫内孕34周"为诊断收入院。发病来，神志清，精神稍差，饮食、睡眠差，大小便正常，体重较孕前增加8 kg。

既往史、个人史、婚育史、月经史及家族史： 均无特殊。

入院查体： 体温36.5 ℃，心率71次/分，呼吸23次/分，血压121/63 mmHg。肢体活动自如。神经系统检查未发现阳性体征。

入院诊断： ①头痛查因；②孕1产0，宫内孕34周，头位。

诊治经过： 入院后完善相关检查，头颅MRI平扫示双侧大脑中动脉、大脑前动脉狭窄（Ⅲ度），双侧大脑后动脉增粗迂曲，颅底多发异常小血管。血常规、电解质、肝肾功能、尿常规、心电图、肝胆胰脾彩超、心脏彩超及胎儿超声检查未见明显异常。诊断为烟雾病。给予地塞米松6 mg，每12小时一次肌内注射，共4次；低分子肝素5 000 IU，每天一次皮下注射抗凝治疗，头痛、恶心、呕吐症状较前缓解，于妊娠37^{+5}周行剖宫产分娩1活男婴。术后第4天出院，无头痛、头晕症状，嘱烟雾病需神经内科随诊。

（二）诊治要点

1. 诊断依据

（1）育龄期女性，停经8月余，头痛、恶心4天，加重1天。

（2）4天前无明显诱因出现头痛。1天头痛较前明显加重，偶有恶心、呕吐，非喷射性，呕吐物为胃内容物。

（3）查体：生命体征平稳，神经系统查体未见明显异常。

（4）辅助检查：头颅MRI平扫示双侧大脑中动脉、大脑前动脉狭窄（Ⅲ度），双侧大脑后动脉增粗迂曲，颅底多发异常小血管。

2. 鉴别诊断

（1）自身免疫性脑炎：是一类自身免疫机制介导的针对中枢神经系统抗原产生免疫反应所导致的脑炎，急性或亚急性起病，临床主要表现为精神行为异常、认知功能障碍和急性或亚急性发作的癫痫等。激素及免疫球蛋白治疗，总体预后良好。自身免疫相关性脑炎相关抗体检测阳性、头颅MRI和脑脊液检查有助于诊断。

（2）动脉硬化性脑动脉狭窄：是指脑动脉硬化后，脑部的多发性梗死、软化、坏死和萎缩，可引起神经衰弱综合征、动脉硬化性痴呆等慢性脑病。脑动脉硬化症可引起短暂性脑缺血发作（TIA）、脑卒中等急性脑循环障碍，以及慢性脑缺血症状。患者多有长期高血压及糖尿病病史。头颅MRI和颅内血管彩超有助于诊断。

（3）脑膜炎：是指蛛网膜下隙和脑膜的感染性炎症，可由病毒、细

菌、原虫或真菌引起。宿主在感染后产生相应的症状和体征。主要症状为发热、头痛、呕吐，严重者可出现意识障碍，部分患者可有畏光、畏寒、肌痛，以及一些局部神经系统病变如偏瘫、失语等。脑脊液检查及神经系统体格检查有助于诊断。

3. 治疗要点

烟雾病的治疗分内科治疗和外科治疗。内科治疗均以改善脑缺血症状为主，不能从根本上改善脑血管狭窄的病理改变，无法阻止疾病进一步发展。外科建议诊断明确后尽早行颅内外血管重建术以改善脑组织血液供应，但在近期有脑梗死、颅内出血或颅内感染等情况时推迟手术也是合理的。手术方式有直接血管重建术和间接血管重建术，如颞浅动脉转移术、颞浅动脉和大脑中动脉吻合术。这些手术可以不同程度地改善患者的脑部血液供应。妊娠期烟雾病主要采用内科治疗，缺血性烟雾病可行抗血小板聚集、改善微循环等对症治疗。对于多数妊娠合并烟雾病患者，妊娠期密切监测即可。

（三）经验总结与关注要点

尚无资料证明烟雾病是妊娠的禁忌证，在计划妊娠或当前妊娠的情况下，建议患者咨询神经内外科，判断脑血管动力学情况。脑梗死或脑出血是妊娠合并烟雾病患者最容易出现的脑血管意外，并且与孕产妇及新生儿的预后密切相关。2018年法国《烟雾病临床实践指南》表明，妊娠和围生期烟雾病并发症的危险性尚不清楚，直到分娩，脑血管并发症似乎没有明显增加。而在围生期报告的并发症（脑出血和短暂性脑缺血发作）主要发生在烟雾病诊断尚未明确的患者中。

妊娠合并烟雾病的分娩时机和方式应根据患者病变的部位和严重程度、孕周等综合考虑，在妊娠晚期决定终止妊娠的方式时，需要患者、神经内科医生、产科医生和麻醉科医生共同参与讨论。临床普遍选择剖宫产，主要是为了避免分娩时血压升高引起过度通气和颅内出血。也有研究发现，妊娠合并烟雾病孕妇行硬膜外麻醉后安全经阴道自然分娩的比率为74.1%，明显降低了剖宫产率，认为妊娠合并烟雾病孕妇选择自然分娩是可行的。

（四）孕产期管理及风险防范

烟雾病不是妊娠的禁忌，及时诊断与多学科管理对烟雾病的预后至关重要，需要产科、神经内科、麻醉科、儿科医师等共同努力。终止妊娠的方式及时机与疾病的部位和严重程度、孕周等密切相关，目前终止妊娠的方式主要为剖宫产，无特殊情况可期待至足月。

八、重症肌无力

（一）病历汇报

患者，黄某，25岁。

主诉： 停经9月余，双下肢无力10天。

现病史： 平素月经规律，4~6/31天。LMP：2016年09月17日。EDC：2017年06月25日。停经35天自测尿HCG阳性，停经45天彩超提示宫内早孕，孕4个月自觉胎动，正常围保，NT彩超、唐氏筛查、四维彩超、糖耐量等未见明显异常。近10天出现双下肢无力，未在意，未治疗。今为进一步治疗来我院，门诊以"①妊娠合并重症肌无力；②孕2产0，宫内孕37^{+6}周，头位"为诊断收入院。发病来，神志清，精神可，饮食、睡眠可，大便正常，小便增多，体重较孕前增加12 kg。

既往史、个人史、婚育史、月经史及家族史： 均无特殊。

入院查体： 生命体征平稳，体温36.6 ℃，心率72次/分，呼吸22次/分，血压114/69 mmHg。双下肢凹陷性水肿（＋），双上肢肌力Ⅳ级，双下肢肌力Ⅲ级。

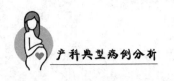

专科检查： 宫高32 cm，腹围95 cm，估计胎儿体重3 240 g，胎心率145次/分。

辅助检查： 彩超（2017年06月10日，本院）示胎儿头位，双顶径96 mm，头围336 mm，腹围343 mm，羊水指数64 mm。

入院诊断： ①妊娠合并重症肌无力；②羊水偏少；③孕2产0，宫内孕37^{+6}周，头位。

诊治经过： 入院后完善相关检查，未见明显异常，因已足月，羊水偏少，建议患者终止妊娠，无剖宫产指征，可选择阴道试产，患者家属同意阴道试产，内诊宫颈评分3分，给予宫颈球囊扩张促宫颈成熟后静脉滴注催产素加强宫缩，宫口开大3 cm时因胎心监护提示频繁变异减速，家属要求剖宫产终止妊娠，急诊行连续硬膜外麻醉下剖宫产术，术后转ICU观察2天，病情稳定后转我科，于术后4天出院。出院后继续口服溴吡斯的明，母乳喂养，母婴良好。

（二）诊治要点

1. 诊断依据

（1）育龄期女性，停经9月余，双下肢无力10天。

（2）4年前因呼吸困难、四肢乏力诊断为重症肌无力，长期口服"溴吡斯的明"治疗，孕期未停药。近3年发病4次，均住院治疗后好转，近1年未发病。LMP：2016年09月17日，近10天出现双下肢无力。

（3）查体：双下肢凹陷性水肿（＋），双上肢肌力Ⅳ级，双下肢肌力Ⅲ级。专科检查：宫高32 cm，腹围95 cm，估计胎儿体重3 240 g，胎心率145次/分。

2. 鉴别诊断

（1）吉兰-巴雷综合征：又称格林-巴利综合征，是由免疫介导的急性炎性周围神经病，表现为弛缓性肢体肌无力、腱反射减低或消失。肌电图示运动神经传导潜伏期延长、传导速度减慢、传导阻滞、异常波形离散等。脑脊液有蛋白-细胞分离现象。

（2）慢性炎性脱髓鞘性多发性神经病：是由免疫介导的慢性感觉运动周围神经病，表现为弛缓性肢体无力、套式感觉减退、腱反射减低或消失。肌电图示运动或感觉神经传导速度减慢、波幅减小和传导阻滞。脑脊液有蛋白-细胞分离现象，周围神经活检有助于诊断。

（3）进行性脊肌萎缩：属于运动神经元病的亚型，表现为弛缓性肢体无力和萎缩、肌束震颤、腱反射减低或消失。肌电图呈典型神经源性改变。静息状态下可见纤颤电位、正锐波，有时可见束颤电位，轻收缩时运动单位电位时限增宽、波幅增大、多相波增加，最大用力收缩时运动单位电位减少，呈单纯相或混合相。神经传导速度正常或接近正常范围，感觉神经传导速度正常。

3. 治疗要点

重症肌无力是以神经肌肉接头传递障碍及骨骼肌疲乏、软弱无力为特征的慢性自身免疫性疾病。重症肌无力确切发生机制不明，除乙酰胆碱受体自身抗体的产生以外，神经、内分泌、免疫多系统的交叉对话可能参与其发生。重症肌无力的临床特征为眼睑、眼外肌、面部肌肉、口咽肌以及四肢肌肉极易疲劳。重症肌无力是少见病，好发于育龄期女性，妊娠合并重症肌无力的发生率为0.023%~0.073%。

妊娠期间重症肌无力病情变化常难以预测，约1/3患者病情稳定，1/3患者病情好转，而另1/3患者则出现病情进展恶化。妊娠女性重症肌无力病情进展常出现在妊娠早期或产褥期，生理负担加重、劳累、精神紧张、感染等是重症肌无力病情加重的常见诱因。

患有重症肌无力的育龄期女性生育功能并没有受到影响，但若患者有生育愿望，则建议提前咨询并且评估病情及治疗重症肌无力的药物在妊娠期使用的安全性。

（1）手术治疗：有研究表明，胸腺瘤可能与重症肌无力的发生有关，即使没有胸腺瘤，若抗乙酰胆碱受体抗体（AChR-Ab）阳性，重症肌无力

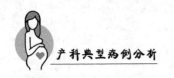

患者行胸腺切除也有一定的疗效，并可减少妊娠后治疗药物的剂量，切除胸腺后5年重症肌无力完全缓解率为45%。但部分研究提示，妊娠前已行手术治疗的患者对妊娠期间的病情并无明显益处。胸腺切除术对于新生儿发生短暂性重症肌无力无明显改善，故是否孕前手术治疗仍存在争议。

（2）药物治疗：溴吡斯的明不会大量透过胎盘，没有关于该药物致畸的报道，因此可推荐在妊娠期服用；糖皮质激素在妊娠期间使用是安全的，对胎儿几乎没有致畸作用，但部分研究提示可能引起胎儿唇裂，在孕期使用会增加妊娠期糖尿病、高血压、感染及早产等风险，故建议在孕12周前谨慎使用，并且孕期要定期检查，及时发现和处理并发症；丙种球蛋白对免疫系统有抑制作用，在妊娠期间使用是安全有效的，多在疾病的急性加重期使用。

重症肌无力妊娠妇女可因情绪激动、使用麻醉镇静镇痛药物、分娩手术等因素使病情加重，诱发肌无力危象、导致呼吸衰竭甚至死亡。一旦患者发生肌无力危象，应在重症监护室进行病情监测，应用皮质类固醇激素、血浆置换或静脉注射丙种球蛋白等治疗可稳定病情。对于使用激素治疗的患者应注意预防感染。有学者在择期剖宫产术之前预防性应用丙种球蛋白、进行血浆置换，以预防围手术期肌无力危象的发生。

（三）经验总结与关注要点

由产科和神经内科医师共同制订的严密监护治疗方案对妊娠合并重症肌无力患者非常重要。妊娠期用药应采用个体化方案，常用的抗胆碱酯酶药物溴吡斯的明为C类妊娠期用药，在妊娠期使用相对安全。应避免使用多黏菌素、链霉素、卡那霉素等可能加重肌无力症状的药物。重症肌无力患者应增加妊娠期检查的频次，尤应密切监测胎动情况。妊娠期超声检查对重症肌无力患者有重要价值，通过胎动、胎儿呼吸样运动以及羊水量的监测可评估胎儿吞咽功能是否受损。当出现重症肌无力病情进展时应警惕有无胎儿窘迫的发生。重症肌无力患者还应积极预防子痫前期的发生，避免加重病情。

在重症肌无力的孕妇中，由于母体AChR-Ab透过胎盘屏障进入胎儿血液循环，10%~30%的新生儿会出现一过性肌无力症状。因此，必须密切监护新生儿的四肢肌力、呼吸功能和延髓肌等功能。肌无力症状会在新生儿出生的最初几天内出现，包括吸吮无力、哭声微弱、呼吸无力和上睑下垂等。由于母体带来的抗体会在3周内完全代谢，因此新生儿肌无力有自愈性，但症状有可能会持续约4个月。新生儿的重症肌无力发病和严重程度与母亲重症肌无力的严重程度无关，与新生儿体内的重症肌无力抗体滴度有关。新生儿重症肌无力一旦诊断明确，就应当予以相应治疗。治疗原则以对症治疗为主。症状较轻的婴儿给予留置鼻饲和通气治疗，可鼻饲注入溴吡斯的明或者肌内或静脉注射新斯的明，症状较重的患儿可予以血浆置换。

子宫由平滑肌组成，不受重症肌无力的影响。因此，对重症肌无力妊娠人群推荐阴道分娩。剖宫产对重症肌无力的患者来说是一个应激，可能会加重病情，仅在有产科适应证的情况下采用。在进入第二产程后，由于有横纹肌的参与，患者可能需要产钳、胎头吸引器等进行助产。重症肌无力妊娠患者可使用硬膜外麻醉，硬膜外麻醉剂量较小，不易引发全身肌无力及呼吸抑制，能避免发生运动功能阻滞。由于乙酰胆碱酯酶（AChE）抑制剂会水解、破坏酯类麻醉药物，因此在重症肌无力孕妇分娩时最好使用酰胺类麻醉药。罗哌卡因属于酰胺类局麻药，其麻醉效果明显并且不易出现运动阻滞，不易影响分娩产程，因此在妊娠的重症肌无力患者中较为适用。另外在重症肌无力患者的分娩过程中，必须对运动功能等进行严密的监护。

合并重症肌无力的母亲可以进行母乳喂养。有研究者通过对母亲血液和乳汁的样本分析，发现溴吡斯的明和类固醇激素在乳汁中的分布很少，哺乳期可以服用。如果在服用激素4小时后哺乳，对婴儿的影响会更小。在产后最初3个月，重症肌无力疾病复发的概率高达30%，通常需要增加AChE

抑制剂或激素的剂量。另外，在妊娠期和哺乳期硫酸镁是禁止使用的，因为它可影响神经肌肉接头的传递而导致疾病加重。

（四）孕产期管理及风险防范

妊娠过程及产褥期的多种因素均可造成重症肌无力症状加重甚至出现肌无力危象。患者的妊娠并发症及新生儿不良预后的危险性增高。在妊娠期间溴吡斯的明、皮质激素、丙种球蛋白及血浆置换是相对安全的治疗方法。妊娠前应使患者了解这些相关的妊娠危险，并在妊娠中采取积极的围生期护理，包括严格的胆碱酯酶抑制剂治疗监测、避免加重因素、定期超声检测及密切的产褥早期观察等。胎儿娩出后需正确评估，及时发现新生儿肌无力病情。这些患者的诊断、治疗及孕期保健应由神经科、产科、新生儿科、麻醉科医生共同参与。

第五节　泌尿系统疾病

一、急性肾盂肾炎

（一）病历汇报

患者，张某，29岁。

主诉： 停经8月余，发热3天，发现肾功能异常1天。

现病史： LMP：2016年06月18日。EDC：2017年03月25日。入院核对孕周无误，胎儿系统超声检查未见异常，孕期血压正常，早孕期血肌酐45 μmol/L。入院前3天无明显诱因出现右侧腰痛后发热，最高体温40℃，当地医院予口服中药对症处理后腰痛好转，但仍间断发热，不伴头痛、头晕、视物模糊、咳嗽、咳痰、恶心、呕吐、尿频、尿急等不适。外院急查血肌酐219 μmol/L；腹部超声提示双肾积水；当地医院给予静脉抗感染药物输注1次（具体药物名称不详），输注后体温降至正常，为进一步诊治急诊转至我院产科。

既往史： 否认高血压、心脏病、肾病等慢性病史，2013年曾因"臀位"足月剖宫产分娩1次。

个人史： 无烟、酒等不良嗜好。

婚育史： 24岁结婚，配偶体健，夫妻关系和谐。孕2产1，2013年曾因臀位足月剖宫产分娩1活女婴，现体健。

月经史： 13岁初潮，每次持续5~7天，周期28~30天。LMP：2016年06月18日。月经量中等，无血块，无痛经史。

家族史： 无特殊。

入院查体： T 36.5 ℃，P 100次/分，R 21次/分，BP 120/65 mmHg，心律齐，未闻及杂音，双肺呼吸音清，腹膨隆，无明显压痛及反跳痛，右肾区轻微叩痛，双下肢轻度凹陷性水肿。

专科检查： 宫底位于剑突下2指，胎心率142次/分，头位，无宫缩。阴道无流血、无流液。

辅助检查：

（1）血常规：白细胞计数 7.32×10^9 /L，血红蛋白103 g/L，C反应蛋白189 mg/L，降钙素原10.43 ng/mL。

（2）尿常规：白细胞70~80/HP，留中段尿培养。

（3）肾功能：血肌酐354 μmol/L。

（4）肝功能、凝血功能、心肌酶：未见异常。

（5）腹部超声：双肾增大合并肾盂积水，左肾略比左肾偏小。

入院诊断： ①急性肾盂肾炎；②急性肾损伤；③肾积水；④孕2产1，宫内孕36^{+1}周，头位；⑤贫血（轻度）；⑥瘢痕子宫。

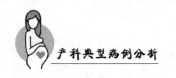

诊疗经过：入院后监测体温及血压均正常，予静脉输注头孢哌酮舒巴坦3.0 g，每12小时一次抗感染治疗。次日复查血肌酐215.2 μmol/L，C反应蛋白85 mg /L。因患者突发肾功能不全及高热，遂请肾内科、泌尿外科及抗感染科等多学科会诊。根据会诊意见，更换抗生素为美罗培南0.5 g，每8小时一次静脉滴注。相关免疫学检查均未见明显异常，血、尿培养阴性。入院第3日复查白细胞4.9×10^9/L，血肌酐168.5 μmol/L，降钙素原5.56 ng / mL。尿白细胞90/HP。第4日复查血肌酐80.56 μmol/L。考虑抗感染治疗有效，已近足月，估计胎重2 500 g，继续期待治疗母儿风险较高，且患者有剖宫产史，建议急诊行剖宫产终止妊娠。遂全麻下行子宫下段剖宫产术娩一活男婴，体重2 680 g，Apgar 评分均为10 分，手术顺利，术中出血500 mL。术后继续监测体温及血肌酐水平，继续静脉应用美罗培南抗感染。术后第1天复查血肌酐74.26 μmol/L，尿白细胞22/HP。术后第7 天停用抗生素。术后第8天复查C反应蛋白24 mg/L，血肌酐69.5 μmol/L，准予出院。

出院诊断：①急性肾盂肾炎；②急性肾损伤；③孕2产2，宫内孕36^{+5}周，头位，剖宫产分娩；④双肾积水；⑤轻度贫血；⑥早产；⑦瘢痕子宫。

（二）诊治要点

1. 诊断要点

（1）患者育龄期女性，停经8月余，发热3天，发现肾功能异常1天。

（2）3天前无明显诱因右侧腰痛后发热，最高体温40 ℃，当地医院予口服中药对症处理后腰痛好转，但仍间断发热，不伴头痛、头晕、视 物模糊、咳嗽、咳痰、恶心、呕吐、尿频、尿急等不适。

（3）查体：右肾区轻微叩痛。

（4）辅助检查：C反应蛋白189 mg/L，降钙素原10.43 ng/mL。尿常规示白细胞70~80/HP。肾功能：血肌酐354 μmol /L。腹部超声示双肾增大合并肾盂积水，左肾略比左肾偏小。

2. 鉴别诊断

因急性肾盂肾炎存在高热、腹痛、肋部疼痛等表现，临床上需要与存在以下症状的疾病进行鉴别。

（1）发热：若患者有高热症状，需与上呼吸道感染相鉴别。上呼吸道感染有明显的呼吸道症状，如咳嗽、流涕、全身肌肉酸痛，病毒感染时白细胞计数及中性粒细胞分类均降低。上呼吸道感染一般不存在脊肋角叩痛，同时尿检查常无异常发现。

（2）腹痛：急性肾盂肾炎若合并持续性腹痛及血尿症状，常提示泌尿道破裂可能，诊断需要与下述急腹症相鉴别。

1）急性阑尾炎：起病常在脐周，伴转移性右下腹痛，但在孕中、晚期症状可能不典型。

2）胆绞痛：既往有胆石症史，多见于右上腹，严重时可向肩部放射，可伴有黄疸、发热等症状，实验室检查多有胆汁酸增高。超声检查常可在胆囊或胆管处发现结石。

3）急性胃肠炎：有发热、恶心、呕吐及腹泻症状，常有不洁饮食史。

4）胎盘早期剥离：可有腹部压痛、子宫敏感或局限性压痛，有或无阴道流血，多存在心率改变。

5）子宫肌瘤变性：超声检查能发现变性的肌瘤，可存在低热、腹痛症状。

6）慢性肾盂肾炎：影像学检查常有局灶粗糙的肾皮质瘢痕，伴有相应的肾盏变形。常有一半慢性间质性肾炎表现，并有间歇的尿路感染发作病史。

7）肾结核：本病尿频尿急及尿痛症状更突出，一半抗菌药物治疗无效，晨尿培养结核杆菌阳性，尿沉渣可找到结核杆菌，结核菌素试验阳性，血清结核菌抗体试验阳性。静脉肾盂造影可发现肾结核病灶X线征，部分患者可有肺等肾外表现。

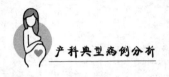

3. 治疗要点

（1）一般治疗：注意休息，增强抵抗力，积极去除易导致UTI发生的各种高危因素，如肾结石、阴道炎等。

（2）抗生素治疗：因UTI多数为细菌感染所致，因此基本都需要使用抗生素治疗。可选择细菌敏感的头孢菌素二代或三代，一般建议连续治疗10~14天，治疗后1~2周复查尿培养，结果阴性为治愈，如果尿培养检查结果仍为阳性，要考虑更换抗生素，并持续治疗到产后6周。检测出为B族链球菌，首选青霉素G或氨苄西林；若青霉素过敏，可选用头孢唑林或克林霉素；若均耐药，必要时可使用万古霉素。若患者为晚孕期，需用药至分娩。如果有尿培养药物敏感试验（简称药敏试验）结果，应根据药敏试验结果选择抗生素。对于有肾功能异常的患者，应注意适当减量及避免对肾功能的进一步伤害。

（3）其他对症治疗：因急性肾盂肾炎患者常伴有恶心、呕吐，易导致脱水，因此在治疗上应该注意补充足量液体，纠正水、电解质紊乱及酸碱失衡。体温过高时应予以物理降温或药物退热治疗，呕吐严重者可用止吐药对症处理。对于并发症可根据具体情况给予相应治疗。

（4）对妊娠期肾积水合并急性肾盂肾炎或泌尿系梗阻积水诱发的肾盂肾炎，采取双J管内引流治疗方案的效果显著，可明显改善患者的各项临床症状与体征，不会影响母婴预后，输尿管D-J管置入是一种安全有效的辅助治疗手段。

（三）经验总结与关注要点

1. 处理原则

疏通积尿及消灭细菌。采取侧卧位，以减少对输尿管的压迫，使尿液引流通畅。多饮水，每日尿量保持在2 000 mL以上。处理要点：住院治疗；尿培养和血培养；化验血红蛋白、血肌酐和电解质；监测生命体征，包括出入液量；静脉输液，使每小时尿量超过50 mL；经静脉应用抗生素；对出现呼吸困难或急促者拍胸片检查；48小时常规复查血常规和血生化；体温正常后抗生素改为经口服途径；体温正常24小时后可以出院，并继续应用抗生素；在抗生素治疗完成后每周复查尿培养。如结果为阳性，考虑持续感染或复发，应该改用敏感抗生素治疗，整个孕期应用预防性抑菌治疗。

经验性应用抗生素。首选广谱β-内酰胺类，如第三代头孢菌素、碳青霉烯类如美罗培南等。患者退热后24~48小时可改为口服抗生素并完成10~14天疗程。孕妇抗生素的选择要考虑治疗效果，同时也要避免使用对胎儿有不良影响的药物，喹诺酮类、氨基糖苷类、氯霉素、四环素类抗生素尽量避免使用，除非用药收益大于药物对胎儿的不良影响。妊娠合并急性肾盂肾炎的致病菌多为大肠埃希菌，而头孢曲松、头孢哌酮、头孢他啶等第三代头孢菌素对肠杆菌科细菌有较强的抗菌活性，因此可作为首选药物。

通常急性肾盂肾炎患者出院后需继续口服抗生素1~2周以预防复发。完成治疗后每周复查尿培养，结果仍为阳性还要继续治疗，可使用头孢菌素、氨苄西林抑菌治疗。尿培养结果为阴性者可每月做一次尿培养。对于单纯性膀胱炎和ASB患者，应该在治疗结束后1~2周复查尿培养，结果阴性为治愈。

2. 分娩方式的选择

妊娠期急性肾盂肾炎的症状与非妊娠期相似，易并发菌血症及肾功能损伤，可能增加33~36周早产的风险，但并不增加死胎率及新生儿死亡率。急性肾盂肾炎并非立即终止妊娠的指征，但感染控制后再分娩对母胎相对更安全，如无产科剖宫产指征，可以阴道分娩。妊娠中晚期应加强胎心监护及围产期检查。

（四）孕产期管理及风险防范

妊娠期肾盂肾炎治疗通常需住院治疗，静脉应用抗生素直至48小时患者不再发热，症状改善。应进行静脉水化并检测液体平衡。所有患者的抗

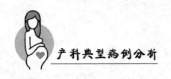
生素治疗应持续10~14天。多数患者通常在治疗48小时内显效。若72小时仍无临床改善，应评估细菌耐药性和是否存在尿路结石、肾周脓肿形成或泌尿道畸形，并调整抗菌药物。重视在孕早期对孕妇进行无症状性菌尿筛查。如诊断为无症状性菌尿，需及时给予抗菌药物治疗，并继续检测菌尿有无复发，同时强调积极治疗下泌尿道感染。

二、肾衰竭

（一）病历汇报

患者，张某，25岁。

主诉： 停经7月余，双下肢水肿伴少尿1天。

现病史： 平素月经规律。LMP：2017年05月09日。EDC：2018年02月16日。孕早期无明显早孕反应，孕期未规律产检，NT及唐氏筛查未查，四维彩超未见明显异常，孕期血压、血糖正常。10天前因不洁饮食出现腹痛、腹泻伴呕吐，在当地医院治疗，给予口服"止痛药"（具体不详）和肌内注射"卡那霉素"治疗3天，腹痛缓解。1天前患者出现双下肢水肿，自觉尿量明显减少，24小时总尿量约100 mL，食欲差伴恶心、呕吐加重，无头痛、头晕、视物模糊、咳嗽咳痰、尿频尿急等不适。遂急诊入院治疗。

既往史： 否认高血压、心脏病、肾病等慢性病史。

个人史： 无异常，无烟、酒等不良嗜好。

婚育史： 23岁结婚，配偶体健，夫妻关系和睦。孕2产0，2015年05月早孕药物流产1次。

月经史、家族史： 无特殊。

入院查体： T 36.6 ℃，P 86次/分，R 26次/分，BP 109/76 mmHg，神志清，查体合作。双侧瞳孔等大等圆。心率86次/分，律齐，心音有力，各瓣膜未闻及杂音。肝、脾肋下未触及。腹部膨隆符合孕周，无压痛及反跳痛，双侧肾区无叩痛，双下肢凹陷性水肿。生理反射存在，病理反射未引出。

专科检查：宫高26 cm，腹围95 cm，无宫缩，阴道无出血、无流液，胎心率134次/分。

辅助检查：

（1）血常规：白细胞计数8.32×10^9/L，血红蛋白108 g /L。

（2）尿常规：蛋白（+++），红细胞2~3/HP，颗粒管型2~4/HP。

（3）肾功能：血肌酐394 μmol /L，尿素氮157 mmol/L，血钾6.5 mmol/L。

（4）肝功能、心肌酶、凝血功能：未见异常。

（5）心电图：ST段抬高、高钾表现。

（6）超声：双肾无积水但明显缩小。产科超声示胎儿发育符合孕28周余。

入院诊断：①妊娠合并急性肾衰竭；②轻度贫血；③孕2产0，孕28^{+3}周，头位。

诊疗经过：入院后积极完善相关检查，记录出入液量，请肾内科会诊及给予利尿，纠正酸中毒及水、电解质紊乱等对症处理。治疗2天未见明显好转，肌酐、尿素氮无明显下降。于入院后的第3天行颈内静脉插管建立通路，以碳酸氢盐透析液常规血液透析，每次4小时，每周4~5次，经35天共16次血液透析后，患者尿量明显增多，随之肾功能逐渐恢复。于孕34^{+6}周，出现早产症状，经过促胎肺成熟后阴道分娩一活男婴，体重2 800 g，因早产儿转入新生儿科。产后5天母婴平安出院。

出院诊断：①妊娠合并急性肾衰竭；②早产；③孕2产1，宫内孕34^{+6}周，头位，自然分娩后。

随访一年，母子均健康。

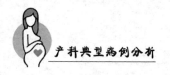

（二）诊治要点

1.诊断依据

（1）停经7月余，双下肢水肿伴少尿1天。

（2）10天前因不洁饮食出现腹痛、腹泻伴呕吐，在当地医院治疗，给予口服"止痛药"和肌内注射"卡那霉素"治疗3天，腹痛缓解。1天前患者出现双下肢水肿，自觉尿量明显减少，24小时总尿量约100 mL，食欲差伴恶心、呕吐加重，无头痛、头晕、视物模糊、咳嗽咳痰、尿频尿急等不适。

（3）查体：腹部膨隆符合孕周，无压痛及反跳痛，双侧肾区无叩痛，双下肢凹陷性水肿。

（4）辅助检查：

1）血常规：白细胞计数8.32×10^9/L，血红蛋白108 g/L。

2）尿常规：蛋白（+++），红细胞2~3/HP，颗粒管型2~4/HP。

3）肾功能：血肌酐394 μmol/L，尿素氮157 mmol/L，血钾6.5 mmol/L。

4）肝功能、心肌酶、凝血功能：未见明显异常。

5）心电图：ST段抬高、高钾。

6）超声：双肾无积水但明显缩小。产科超声示胎儿发育符合孕28周余。

妊娠合并急性肾衰竭属于妊娠过程中的一种严重并发症，它不仅威胁着母婴的生命安全，而且还直接影响着分娩结局，应及时诊断和治疗。主要依据病史、临床表现和辅助检查进行诊断：①有引起急性肾衰竭的诱因，如重度感染、失血、子痫前期等。②有失血、感染等原发病的体征，如发热、休克、贫血、高血压、水肿和黄疸等。③尿量显著减少或已达到少尿、无尿的标准。④常规检查尿比重及尿沉渣随所处病程阶段不同而有相应的变化。感染时白细胞及中性粒细胞的比例增高，DIC时血小板下降；明显溶血时，血红蛋白下降。⑤生化指标改变。⑥血培养：败血症时细菌培养阳性。⑦心电图：可协助钾异常的诊断及了解心脏功能。⑧超声检查：可排除结石、肿瘤等造成的梗阻。⑨中心静脉压的测定：可了解体液平衡状况。⑩必要时可行肾穿刺活体组织检查。

2. 鉴别诊断

急性肾衰竭根据病因可分为3类：肾前性、肾性和肾后性。妊娠期急性肾衰竭多由于血容量不足、肾血管痉挛、微血管内凝血或羊水栓塞等原因引起。需要与以下疾病相鉴别：

（1）子痫前期相关急性肾衰竭：子痫前期发生急性肾衰竭的机制目前尚未明确。患者往往出现恶性高血压并发心、肝、肾功能异常，肾小球内皮细胞肿胀是子痫前期合并肾损伤的典型表现，致使肾小球毛细血管梗阻后球后局部缺血，甚至肾皮质坏死。子痫患者肾活检或尸解时常见肾小球内皮增生，但是目前并无研究数据提示该现象与急性肾衰竭的严重程度有关。

（2）围产期出血导致的急性肾衰竭：孕早期稽留流产及分娩时羊水栓塞可导致急性肾衰竭，常合并凝血功能异常，少数患者可因胎盘早剥出血较多导致低血压、凝血机制异常，并发急性肾衰竭，患者往往有高血压病史，突发剧烈腹痛和阴道出血。及时输血补液可预防此类肾衰竭的发生和疾病进展。

（3）妊娠合并急性脂肪肝相关的急性肾衰竭：妊娠期急性脂肪肝发病率低，主要表现为产前及产后早期出现发热、恶心、呕吐、腹痛，孕晚期发病较少见，多合并黄疸，肝功能变化机制主要是肝小叶中心的微血管脂肪化生。妊娠合并急性脂肪肝发生急性肾衰竭较常见，发病率高于60%，母胎死亡率均高达 70%~75%，但死亡首因主要为肝病。肾脏的病理生理学变化包括肾小管细胞脂肪化生。

3. 治疗要点

（1）一般处理：①密切监测患者生命体征，记24小时出入量，注意血液生化、肌酐清除率、动脉血气及肾功能等。②维持水、电解质平衡。严

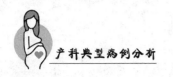

格控制液体量，必要时给予利尿剂，但血容量不足时慎用；重症患者应根据中心静脉压调整补液量。③其他对症治疗，如降压可使用甲基多巴或拉贝洛尔等，贫血可输血或使用人类重组红细胞生成素。

（2）特殊处理：①抗感染。针对败血症、脓毒血症及休克状态的急性肾衰竭，及时应用抗生素控制感染，经验性选择广谱抗生素，根据血培养及药敏试验结果选择特异性抗生素，避免肾毒性药物；对于流产合并感染者需及时清宫。②终止妊娠。对于有胎盘早剥、子痫前期及HELLP综合征的患者，及时终止妊娠可有效控制其疾病进展。③防治DIC。密切监测凝血功能，一旦出现DIC（尤其是产后和术后）应及时尽早使用肝素治疗，并根据凝血功能及病情需要及时调整肝素用量。

（3）透析治疗：透析治疗已经成为妊娠合并肾衰竭的有效治疗手段。透析指征包括尿毒症、容量负荷过重、严重代谢性酸中毒造成的循环障碍、高钾血症、肺水肿、利尿剂使用无效。透析方法包括血液透析及腹膜透析。前者为首选，血液透析时使用肝素可改善溶血性尿毒症及合并早期DIC的高凝状态、减少微血栓的形成，但需注意每次透析时间要短、增加透析次数，避免影响血流动力学造成低血压及期前收缩。腹膜透析无须抗凝且心血管发病率较低，但其效率亦较低，且有发生腹膜炎的风险。无论血液透析还是腹膜透析，剂量应每周＞24～48小时，血尿素水平＜16 mmol/L，对延长孕周、提高新生儿活产率及新生儿出生体重、降低母体高血压及羊水过多、早产的发病率有利。

（三）经验总结与关注要点

1. 肾衰竭的处理原则

妊娠期肾衰竭的处理与非妊娠期肾衰竭的处理相同，治疗不针对肾脏病变，而是针对肾衰竭。治疗重点在于调节水、电解质及酸碱平衡，控制氮质潴留，供给足够营养和治疗原发病。液体疗法能恢复并保持肾脏灌注以尽可能逆转肾脏缺血性改变，即使已经发生了肾小管坏死，充分的肾脏灌注也可以限制肾损害的进一步发展。如果对症支持治疗不能尽快纠正肾衰竭，则应立即开始肾脏替代治疗。早期应用肾脏替代治疗有助于提高存活率。替代治疗方法采用连续性血液滤过优于间断性血液透析，早期强化透析治疗可降低孕期肾衰竭患者的死亡率，对孕妇是安全和有益的。

2. 分娩方式的选择

为尽快阻止病情进展，多行剖宫产，同时要加强围术期的监护，尤其是出血、感染和容量控制。围术期出现急性肾功能不全，对于持续少尿者要高度警惕急性肾皮质坏死的发生。感染、急性肾功能不全是诱发产科DIC的常见原因，一旦发生DIC和多器官功能障碍综合征，患者的预后极差。

（四）孕产期管理及风险防范

一般认为妊娠合并肾功能不全者宜在33~36周终止妊娠，以减少继续妊娠对母儿的危害。在妊娠任何时期确诊为急性肾衰竭，应于24~48小时内终止妊娠。孕期需严格控制母体体重和透析时的滤透率，并且需注意透析中的胎儿监护。治疗过程中需补充胎儿生长发育所需的铁、钙及维生素，血清铁蛋白应维持在200~300 μg/mL，可静脉补铁10~15 mg/d，口服钙剂1.5~2 g/d。为了维持胎儿正常生长需要，妊娠期行透析治疗时应该控制营养摄取及平衡，血液透析时摄取蛋白质应＞1.3 g/（kg·d），腹膜透析时＞1.4 g/（kg·d）；血液透析时能量摄取应＞35 kcal/（kg·d），腹膜透析时＞2 kcal/（kg·d）。妊娠合并肾衰竭的病因多种多样，母儿发病率及死亡率高，应及时治疗原发病，防止并发症，尽早进行透析治疗，提高抢救成功率，减少多器官衰竭发生率，降低孕产妇及围产儿死亡率。

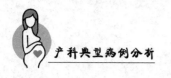
三、肾病综合征

（一）病历汇报

患者：刘某，34岁。

主诉：停经6月，双下肢水肿23天。

现病史：患者平素月经规律。LMP：2017年01月16日。EDC：2017年10月21日。孕期定期规律产检，历次超声检查胎儿生长发育与孕周相符。23天前无明显诱因出现双下肢水肿，未行治疗。近3天水肿逐渐加重，当地医院查尿常规提示尿蛋白（+++），白蛋白15.8 g/L，遂来我院就诊。自诉胎动正常，无阴道流血、流液，饮食、睡眠可，二便正常，孕期体重增加30 kg。

既往史：否认高血压、心脏病、肾病等慢性病史。2008年曾因"脐带绕颈2周"足月剖宫产分娩1次。

入院查体：T 36.7 ℃，P 89次/分，R 22次/分，BP 118/78 mmHg，体重98 kg。颜面部水肿，心律齐，未闻及杂音，双肺呼吸音清，腹膨隆，无明显压痛及反跳痛，双下肢凹陷性水肿延及大腿。

专科检查：宫底平脐，胎心率138次/分，无宫缩，阴道无出血、无流液。

辅助检查：尿常规示尿蛋白（++++），无管型，24小时尿蛋白定量5.5 g。总胆固醇9.67 mmol/L，甘油三酯5.34 mmol/L，脂蛋白789 mg/L，低密度脂蛋白胆固醇6.26 mmol/L，白蛋白13.2 g/L。ALT、AST、尿素氮、血清肌酐均正常。心脏彩超未见异常，彩超未见胸、腹腔积液；产科超声提示胎儿生长发育与孕周相符，胎儿无水肿征象，大脑中动脉血流值正常。

入院诊断：①肾病综合征；②孕4产1，宫内孕29^{+3}周；③瘢痕子宫。

诊疗经过：入院后完善检查，因孕29^{+3}周，无产科终止妊娠指征，遂积极查找病因，治疗肾脏疾病。动态监测血压正常，眼底检查未见血管痉挛，排除子痫前期。高蛋白饮食、补充白蛋白、利尿等对症治疗2周后水肿消退不明显。尿蛋白（+++），并可见管型，24小时尿蛋白定量为4.2~5.9 g/L，总量波动范围在8.4~8.9 g。白蛋白水平略有上升，至17.8~19.7 g/L。治疗效果不满意。征求孕妇及其家属同意后，给予激素及抗凝治疗，甲泼尼龙琥珀酸钠40 mg静脉输注，每日1次；低分子肝素钙注射液5 000 IU/d，皮下注射；同时给予补钙、保护胃黏膜等相关治疗。尿量显著增加，体重逐渐下降至82 kg，并稳定在85 kg左右，水肿消退，尿蛋白定性（+++），定量逐渐下降至2.4~2.6 g/L，24小时总量下降至4.6~6.1 g。白蛋白水平逐渐上升至25.1~27.6 g/L。继续妊娠至孕36^{+6}周行剖宫产分娩1活男婴，体重3 150 g。术后给予抗感染、促宫缩等对症治疗，同时给予白蛋白输注纠正低蛋白血症，并给予激素+抗凝治疗（抗凝药于术后24小时加用）。术后切口如期拆线，甲级愈合。门诊随访。

出院诊断：①肾病综合征；②孕4产2，宫内孕36^{+6}周，头位，剖宫产分娩；③瘢痕子宫；④早产。

（二）诊治要点

1. 诊断依据

（1）停经6个月，双下肢水肿23天。

（2）23天前无明显诱因出现双下肢水肿，未行治疗，近3天水肿逐渐加重；当地医院查尿常规提示尿蛋白（+++），白蛋白15.8 g/L。

（3）颜面部水肿，心律齐，未闻及杂音，双肺呼吸音清，腹膨隆，无明显压痛及反跳痛，双下肢凹陷性水肿延及大腿。

（4）尿常规：尿蛋白（++++），无管型，24小时尿蛋白定量5.5 g。总胆固醇9.67 mmol/L，甘油三酯5.34 mmol/L，脂蛋白789 mg/L，低密度脂蛋白胆固醇6.26 mmol/L，白蛋白13.2 g/L。ALT、AST、尿素氮、血清肌酐均正常。心脏彩超未见异常，彩超未见胸、腹腔积液；产科超声提示胎儿生长发育与孕周相符，胎儿无水肿征象，大脑中动脉血流值正常。

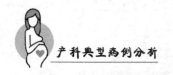

肾病综合征最基本的特征是大量蛋白尿、低蛋白血症、（高度）水肿和高脂血症，即所谓的"三高一低"。肾病综合征的诊断标准：①24小时尿蛋白定量＞3.5 g；②白蛋白低于30 g/L；③水肿；④血脂升高；其中①、②两项为诊断的必要条件。肾病综合征由肾小球疾病引起，在妊娠女性中发生率为0.028%。根据病因，可分为原发性肾病综合征与继发性肾病综合征。原发性肾病综合征病因不明，发病机制主要为免疫介导的肾小球损伤；继发性肾病综合征往往有比较明确的原发疾病，如糖尿病等代谢性疾病、系统性红斑狼疮、骨髓瘤、过敏性紫癜等。对于孕前无肾脏疾病及其他基础疾病，妊娠期首次发现的肾病综合征，子痫前期是最常见的病因。也有一些患者在孕前即有相关肾脏疾病，但病情隐匿或患者对一些症状未重视而未被发现，妊娠过程中出现水肿、高血压等症状后，经进一步完善检查才发现原发性疾病。此类患者在妊娠终止以后，最好能进行肾活检，做出病理诊断。

2. 鉴别诊断

（1）过敏性紫癜肾炎：有典型皮肤紫癜，常于四肢远端对称分布，多于出皮疹后1~4周出现血尿和（或）蛋白尿。

（2）系统性红斑狼疮性肾炎：免疫学检查可见多种自身抗体，以及多系统的损伤，可明确诊断。

（3）乙型肝炎病毒相关性肾炎：临床主要表现为蛋白尿或肾病综合征，常见病理类型为膜性肾病。诊断依据：①血清HBV抗原阳性；②患肾小球肾炎，并且排除继发性肾小球肾炎；③肾活检切片找到HBV抗原。

（4）糖尿病肾病：常见于病程10年以上的糖尿病患者。早期可发现尿微量白蛋白排出量增加，以后逐渐发展成大量蛋白尿、肾病综合征。糖尿病病史及特征性眼底改变有助于鉴别诊断。

3. 治疗要点

（1）一般治疗同非孕期：低盐、低脂及正常量[1.0 g/（kg·d）]优质蛋白饮食。高蛋白饮食能增加肾小球滤过，使蛋白质漏出增多，肾功能恶化加重，因此不主张应用高蛋白饮食。

（2）抑制免疫与炎症反应：糖皮质激素能减轻炎症的渗出，稳定溶酶体膜，减少纤维蛋白的沉着，降低毛细血管通透性，减少尿蛋白漏出，抑制增生反应，降低成纤维细胞活性，减轻组织修复所致的纤维化。糖皮质激素是治疗妊娠合并肾病综合征的首选药物。临床常用泼尼松，起始足量口服8周，必要时可延长至12周；缓慢减量；足量治疗后每2~3周减原用量的10%，当减至20 mg/d左右时症状易反复，应更加缓慢减量；最后以最小有效剂量再维持数月至半年。激素可采取全日量顿服或在维持用药期间两日量隔日一次顿服，以减轻激素的副作用。水肿严重、有肝功能损害或泼尼松疗效不佳时，可更换为泼尼松龙口服或静脉滴注。泼尼松、注射用甲泼尼龙琥珀酸钠均为美国FDA认证的妊娠期C级药物，不易通过胎盘，对胎儿影响小。但在用药期间，尤其是长期用药时，仍需密切注意糖皮质激素药物的不良反应。其他如治疗肾病综合征的免疫抑制剂及细胞毒药物，由于毒副作用，在妊娠期及哺乳期不宜应用。

（3）抗凝治疗：妊娠期间，正常孕妇血液系统处于高凝状态，妊娠合并肾病综合征患者体内由于多因素作用，导致凝血、抗凝及纤溶系统功能失衡，高凝倾向更加明显，增加了发生血栓的概率。临床工作中，多用低分子肝素降低其微血栓形成及栓塞并发症的风险，改善肾功能，降低不良妊娠结局发生率。

（4）白蛋白输注配合利尿剂的使用：可以提高患者血浆胶体渗透压，改善低蛋白血症，增加尿液的排出，改善水肿，并对肾功能有一定的保护意义。白蛋白输注过程中要注意避免过频、过多，25%白蛋白输注速度一般在1 mL/min。利尿要适当，尤其当血容量不足及血液有浓缩时，不合理地使用利尿剂可造成血容量进一步减少，影响子宫胎盘血液灌注，引起胎儿窘迫，甚至胎盘早剥等不良妊娠结局。

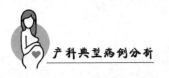

（三）经验总结与关注要点

1. 处理原则

加强孕期宣教和管理，规范产前系统检查，做到早发现、早诊断、早处理，依据患者自身的病情、是否出现严重的并发症、治疗效果等情况合理延长孕周，抓住最佳的终止妊娠时机，在一定程度上降低妊娠期并发症发生率和围产儿病死率。

2. 分娩方式的选择

如经过积极治疗，孕妇病情平稳，各项检查指标稳定，到妊娠36周时应考虑终止妊娠。如出现腹水或胎盘功能不良，特别是明显的胎儿生长受限、治疗效果不好者，应及时终止妊娠，多数未临产宫颈条件不成熟，首选剖宫产终止妊娠，可以使胎儿迅速脱离不良环境，使母体病情在短时间内改善，利于母体康复。

（四）孕产期管理及风险防范

加强妊娠期监测，适时终止妊娠。妊娠期间应定期检查尿蛋白、白蛋白、胆固醇以及肾功能，评估治疗效果，调整临床用药。孕期加强胎动监测，孕中期即可开始对脐血流进行监测。研究发现，孕18~28周脐血流值的监测对判断胎盘功能不全、胎儿生长受限等异常情况有一定指导意义。孕32周后应定期行B超检查，测脐动脉、大脑中动脉、肾动脉等血流图，监测胎儿生长发育情况，积极防治妊娠期高血压疾病。如经过治疗，病情平稳，各项指标稳定，妊娠达到36周时应考虑终止妊娠。孕期监测中如出现腹水或胎盘功能不良，特别是明显的胎儿生长受限、治疗效果不好者，应及时终止妊娠，可使病情在短时间内改善。

第六节 消化系统疾病

一、重症肝炎

（一）病历

患者，刘某，23岁。

主诉：停经8月余，皮肤黄染、尿黄2周，纳差2周，乏力2天。

现病史：平素月经规律。LMP：2016月4月10日。EDC：2017年01月17日。孕早期查肝功能及肝脏彩超未见明显异常后孕期未再监测。孕期未建立围保，未定期产检。NT、唐氏筛查、四维超声未见明显异常。2周前无明显诱因出现皮肤发黄，小便发黄，1周前出现饮食差，厌油腻，伴轻微恶心呕吐，呕吐物为胃内容物，均未在意未治疗。近2天上述症状加重，伴乏力，于当地医院就诊建议立即转诊至上级医院，遂来我院，门诊以"妊娠合并重症肝炎？孕1产0，宫内孕34^{+2}周"收住我科。发病以来，神志清，精神差，饮食差，睡眠可，小便黄染，大便正常，孕期体重增加10 kg。

既往史：9年前患"乙型病毒性肝炎"，未规律服药，未定期检查。

个人史、婚育史、月经史：均无特殊。

家族史：父母体健，2妹1弟均体健，否认家族遗传病史。

查体：T 36.6 ℃，P 96次/分，R 21次/分，BP 126/71 mmHg。神志清楚，精神欠佳，全身皮肤重度黄染，巩膜黄染，肝、脾肋下未触及，肝区叩击痛阳性，肾区叩击痛阴性。双下肢水肿（＋＋）。腹膨隆如孕周，未见肠型及蠕动波，移动性浊音阳性。

辅助检查：HBsAg阳性，HBeAg阳性，HBcAb阳性，HBV–DNA

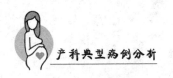

$7.67 \times 10^5/mL$，ALT 672 U/L，AST 831 U/L，总胆红素356 μmol/L，直接胆红素289 μmol/L，白蛋白26.1 g/L，球蛋白21 g/L，总胆汁酸50.3 μmol/L，血氨（9~33 μmol/L）150 μmol/L，凝血酶原时间（11~17 s）27.5 s，PT活动度（70%~150%）32%，活化部分凝血酶原时间（28~43.5 s）55.2 s，凝血酶时间（12~21 s）28 s，纤维蛋白原降解产物（0~5 μg/mL）28 μg/mL，D-二聚体（0~0.5 mg/L）8.9 mg/L，白细胞$18.7 \times 10^9/L$，血小板$77 \times 10^9/L$，血红蛋白83 g/L；降钙素原12.74 ng/mL，尿素21.7 mmol/L，肌酐105 μmol/L。彩超：肝脏弥漫性损伤，腹腔积液。

电子胎心监护： NST反应型。

入院诊断： ①妊娠合并重症肝炎；②孕1产0，宫内孕34^{+2}周，LOA。

诊治经过： 入院后积极完善相关化验检查，结合患者病史、体征及辅助检查考虑"妊娠合并重症肝炎"，肝功能明显异常，凝血功能障碍，血氨升高，消化道症状明显，病情危重，告病危，配血（血浆、红细胞、血小板、冷沉淀），同时积极联系感染科、消化科、血液科、麻醉科、新生儿科、输血科进行多学科会诊，结合目前病情及孕周，建议尽快手术终止妊娠。凝血功能障碍，术前充分备血，术中彻底止血，做好母儿抢救准备工作，术后产妇转入ICU进一步治疗，新生儿科转NICU。经充分术前准备，术前输注血浆800 mL、冷沉淀10 U，复查凝血功能好转，即于入院当日急诊全麻下行剖宫产术，助娩一活女婴，Apgar评分1分钟8分，呼吸、肌张力扣1分，5分钟9分，呼吸扣1分，10分钟评10分。手术顺利，术中出血约800 mL，术中输血浆800 mL、红细胞4 U、冷沉淀10 U，术后转ICU予以抗生素、保肝退黄药物、维持电解质及酸碱平衡、降血氨药物、抗病毒、促子宫收缩药物、补充人血白蛋白等治疗。术后当日每小时复查肝肾功能、凝血功能、血常规、血气分析，于术后12小时启用血浆置换治疗，共3次。治疗14天后病情稳定，转入感染科继续抗病毒保肝治疗。术后1月治愈出院。

出院诊断： ①妊娠合并重症肝炎；②孕1产1，宫内孕34^{+2}周，LOA，剖宫产分娩。

（二）诊治要点

1. 诊断依据

（1）育龄期女性，停经8月余，尿黄2周，纳差1周，乏力2天。

（2）既往"乙肝大三阳"病史9年。

（3）体征：巩膜、全身皮肤重度黄染，肝区叩击痛阳性，移动性浊音阳性。

（4）辅助检查：HBV–DNA 7.67×10^5/mL，ALT 672 U/L，AST 831 U/L，总胆红素356 μmol/L，直接胆红素289 μmol/L，总胆汁酸50.3 μmol/L，血氨150 μmol/L，凝血酶原时间27.5 s，PT活动度32%，活化部分凝血酶原时间55.2 s，凝血酶时间28 s，纤维蛋白原降解产物28 μg/mL。彩超：肝脏弥漫性损伤，腹腔积液。

2. 诊断要点

（1）发病时间：可发生在妊娠各期，以晚期发病最多。

（2）起病急，多以黄疸为首发表现，皮肤、巩膜黄染，尿色深黄等，且黄疸进行性加重（血清总胆红素每天增加＞ 17.1 μmol/L或血清总胆红素＞340 μmol/L）。

（3）消化道症状：表现为厌食，以及顽固性恶心、呕吐、腹胀、腹水等，肝浊音界变小，出现肝臭气味，肝功能明显异常，胆酶分离，低蛋白血症、白/球蛋白倒置。

（4）精神神经症状：表现为行为异常、性格改变，可有兴奋、烦躁不安、扑翼样震颤，后期则表现为意识障碍，由嗜睡转为肝性昏迷。

（5）凝血功能障碍：严重的出血倾向，如胃肠道出血、产后出血、尿血等，凝血酶原活动度＜40%，PT延长3 s以上，APTT延长10 s 以上等；严重者可并发DIC，可见血小板动态下降，血中纤维蛋白原降解产物（FDP）增多，凝血酶时间延长及D–二聚体增加等。

（6）急性肾衰竭、肝肾综合征：临床特征是无原发肾病史，突然出现

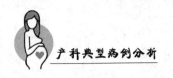

少尿、无尿、自发性氮质血症等。

3. 鉴别诊断

（1）妊娠期急性脂肪肝：多发生于妊娠晚期，起病急，病情重，病死率高。其病原学检查多为阴性，既往多没有肝病史；起病无明显特异性症状，以消化道症状为主，如腹痛、恶心、呕吐等，进而发展为急性肝衰竭，表现为DIC、消化道出血等。早期即可出现肾功能损伤，如高血压、蛋白尿、高尿酸血症等。肝活检见严重脂肪变性为确诊依据。

（2）妊娠期肝内胆汁淤积症：多发生于妊娠晚期，病原学检查为阴性，以瘙痒、黄疸为主要症状，血清胆汁酸升高明显，转氨酶及血清胆红素可有轻至中度升高。肝活检主要为胆汁淤积。

4. 治疗要点

妊娠合并重症肝炎病情凶险，母儿死亡率高，在不同医疗条件下治疗措施也有所不同，关键是挽救患者生命，降低母儿死亡率。救治过程中需要多科室共同协作，其中产科处理又是非常重要的环节。

（1）绝对卧床休息，专人护理，记录生命体征及出入量，持续吸氧纠正低氧血症。低脂、低蛋白（≤20 g/d，或每天<0.5 g/kg）、高糖类流质或半流质饮食，保证热量供给7 431 kJ/d。

（2）补液，维持水、电解质及酸碱平衡，避免诱发各组织、器官水肿，每日补液量可参考24小时尿量加1 000 mL补给。高血糖素1 mg+胰岛素10 U+10%葡萄糖注射液500 mL静脉滴注，可加强糖的利用，抗细胞坏死，同时补充维生素B、C、K和辅酶A等。并且根据血电解质测定结果随时纠正电解质紊乱，动态监测血氨及酸碱平衡，结合患者情况及时处理。

（3）防治肝性脑病。根据其病因的3种学说，即氨中毒学说、假性神经递质学说及氨基酸代谢失衡学说进行临床治疗。

1）降血氨：偏碱中毒时，选用精氨酸15~20 g/d加入葡萄糖注射液中静脉滴注；偏酸中毒时，选用醋谷胺0.6 g/d加入葡萄糖注射液中静脉滴注。20 mL门冬氨酸钾镁+10%葡萄糖注射液250 mL静脉滴注，可促进氨及二氧化碳代谢，并补充镁、钾，但肾功能不全及高钾血症者禁用。

2）补充支链氨基酸：14氨基酸注射液–800 250 mL 加等量10%葡萄糖注射液，每分钟不超过3 mL，2 次/d；或支链氨基酸–3H 注射液250 mL，静脉滴注，1~2次/d，可促进肝细胞增生和肝功能恢复。

3）减少毒性氨等肠道产物：口服新霉素或卡那霉素抑制肠内细菌繁殖，减少氨等有毒物质的生成和吸收；或乳果糖30 mL、0.9%氯化钠注射液100 mL、诺氟沙星1 g高位低压灌肠，使肠道pH达5~6，以利血氨形成铵盐排出体外。

（4）防治肝肾综合征：积极治疗原发病的同时应密切关注尿量，为保证足够血容量及尿量，需积极补液，在此基础上若发现尿少、无尿等，及时使用利尿剂呋塞米，一次60~80 mg，2~3小时可重复给药；若仍无效，及时行血液透析治疗。

（5）促肝细胞生长：胎肝细胞悬液200 mL，静脉滴注，每日或隔日1次，可用3~5 次，效果甚好；或促肝细胞生长素80~100 mg加入10%100 mL葡萄糖注射液中静脉滴注。

（6）人工肝辅助支持治疗：人工肝辅助支持治疗重症肝炎现临床上已广泛使用，包括血液透析、血液灌流、血浆置换等；其治疗的主要目的是暂时代替肝脏功能，及时有效地清除血浆中的胆红素、胆酸、内毒素等，并能补充蛋白、凝血因子等物质。该治疗一般在产后进行，治疗应掌握时机，在未形成不可逆的病理改变之前进行治疗更有意义。若经3~4 次血浆置换治疗后各项肝功能指标无好转趋势，提示预后差，应积极创造条件行肝移植。然而血浆置换治疗也存在着一些不足：如损失了大量的白蛋白、球蛋白及各种酶，一些对肝细胞再生有促进作用的生长因子也被清除；异体血浆引起的过敏及血液疾病的传播；低血压及低血压趋向。而且目前人工肝辅助支持治疗的费用仍较高，患者及其家属在考虑的过程中就有可能错过治疗的最佳时间。

（7）抗病毒治疗：多项临床研究均提示对于HBV型重症肝炎患者，予

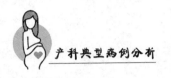

以核苷类抗病毒药物治疗可以抑制病毒复制，改善肝脏生化功能，并可以降低母婴死亡率及母婴传播率。在抗病毒药物中，拉米夫定、替比夫定、替诺福韦在FDA妊娠药物分级中属于B类，在妊娠中晚期使用较安全。

（8）预防感染：无论是否有感染征象，均应选择对肝肾影响较小的广谱抗生素，并视检验结果进行调整；注意保护隔离措施，进行外阴及口腔护理；密切关注肠道菌群平衡。

（9）防治DIC：在无产兆或术前高度怀疑DIC或确诊DIC，可使用小剂量肝素抗凝治疗，因肝脏对肝素灭活能力减弱，须小剂量使用。在临产、产后及术后24小时内应以输温鲜血、冻干血浆等为主，肝素使用须谨慎，避免出血或形成血肿，部分学者认为也可加用25 mg肝素缓慢静脉滴注，以后隔4~6小时视试管法凝血时间及病情变化继续给药，若应用得当，可迅速逆转病情。

（10）纠正凝血功能：可补充凝血因子，如新鲜血浆、冷沉淀、凝血酶原复合物、冷沉淀、纤维蛋白原、凝血酶原复合物、血小板等，以及静脉补维生素K_1等。

（11）产科处理：关于是否该终止妊娠目前仍无统一意见，有些学者建议及时终止妊娠，有些则提出单纯终止妊娠并不能明显改善肝脏功能，反而分娩、手术、麻醉会加重肝脏负担，加速肝衰竭，使母儿死亡率增加。相关文献报道认为：①对早期妊娠，积极治疗后应待病情稳定后再行人工流产。②中晚孕期在治疗母亲的同时应尽可能考虑胎儿的预后，晚期终止妊娠胎儿成活率更高，及时终止妊娠对于病情进行性恶化的患者来说是一种治疗手段，尤其是在孕晚期。因此终止妊娠需选择最佳的时机，包括：①患者经过综合治疗后临床症状及生化指标改善并保持平稳24~48小时；②发现有胎儿宫内窘迫或胎儿已经成熟；③在综合治疗后临床症状未见改善并进行性加重，如肝性脑病恶化等。在终止妊娠前必须及时纠正凝血功能，补充足量凝血因子、血浆、白蛋白，使凝血功能得到改善后尽快终止妊娠。

（三）经验总结与关注要点

1. 经验总结

（1）妊娠合并重症肝炎病情复杂，其病死率高的原因主要是未能早期识别，产科处理不当，尤其是不规范产科处理将进一步加重病情，造成患者不可逆转的病情恶化，甚至直接导致患者死亡。分娩是妊娠合并重症肝炎患者病情急剧变化的转折点，分娩后往往出现病情短期内加重。恰当的产科处理可以减轻产后病情加重的程度，改善患者的预后。

（2）对分娩的处理：原则上经积极治疗后，虽病情有好转，但会出现胎儿窘迫或临产，或病情无好转，而胎儿已可存活的情况，应立即终止妊娠。大部分妊娠合并重症肝炎的孕妇体内多种凝血因子缺乏并有低蛋白血症，分娩时子宫胎盘剥离面凝血功能障碍、组织水肿，引起子宫收缩乏力，导致产后大出血的发病率升高。另外，阴道试产产程延长，孕妇疲劳及疼痛加重肝脏负担，使病情恶化，现多数学者建议选择剖宫产终止妊娠。

（3）妊娠重症肝炎产后出血的预防及处理：据文献报道，妊娠合并重症肝炎患者产后出血及DIC是产妇死亡的主要原因，因此有效预防和控制产后出血是降低死亡率的关键。在妊娠合并重症肝炎患者产后出血的治疗中，应在积极保守治疗的同时随时做好子宫切除的准备，避免贻误时机，以抢救患者生命、提高生存率为主要目标。

2. 关注要点

（1）产前及时综合治疗，特别是足量补充凝血因子：重症肝炎患者肝脏凝血因子合成减少，出血、凝血时间明显延长，分娩时必然影响子宫胎盘剥离面的止血功能，引起产后大出血，进一步消耗凝血因子，发生DIC，加重肝脏的损害，预后极差。因此在分娩前尽早纠正凝血功能障碍是防止产时、产后大出血和DIC的关键。

（2）终止妊娠时机：晚期妊娠合并重症肝炎，多数学者主张积极治疗

补充凝血因子，纠正低蛋白血症24~48小时后行剖宫产，然而肝衰竭患者的肝脏已经不能合成主要的凝血因子，而补充的各种凝血因子将随着机体的代谢而不断被消耗掉。不少患者入院 24~48小时内就分娩，所以既要及时纠正凝血功能障碍，又要在凝血功能得到改善的情况下及时剖宫产。妊娠合并重症肝炎，肝脏损害进展快，通常妊娠终止前，病情难以有根本的改善，因此一旦确诊，应尽快补充足量凝血因子，补充血浆、白蛋白，入院时产程未进入活跃期即可行剖宫产，活跃期后术前准备充分者仍主张剖宫产。

（3）主动干预分娩：妊娠晚期合并重症肝炎患者体内蛋白合成障碍致低蛋白血症、肝性脑病，易发生子宫收缩乏力，产程中对宫缩的痛感不敏感，患者感觉腹痛时已进入活跃期，第二产程无法用力屏气，即使使用产钳或行胎头吸引，仍容易发生宫缩乏力、胎盘滞留，产后大出血凶猛，很快出现DIC，抢救困难，往往第三产程还没有完成患者就已死亡。所以多数学者主张重症肝炎尽量创造条件剖宫产。

（四）孕产期管理及风险防范

婚前、孕前常规体检，注射乙肝疫苗，增强免疫力；若发现肝炎病毒感染，及时治疗；加强围产期保健，定期产检，进行肝功能及病毒载量检查，判断是否可以继续妊娠；若有发展为重症肝炎的趋势，应及时转送到有救治条件的医院，以免贻误病情。妊娠合并肝炎的患者应进行多学科管理。

二、急性胰腺炎

（一）病历汇报

患者，王某，20岁。

主诉：停经8月余，腹痛3天，加重半天。

现病史：平素月经规律。LMP：2017年04月26日。EDC：2018年02月02日。孕早期有轻微早孕反应，孕期定期产检，NT超声、唐氏筛查、四维彩超、OGTT等无明显异常。3天前食用油腻食物后出现腹痛，上腹部明显，呈持续性，偶感腰酸，改变体位后无缓解，伴腹胀、发热，体温最高达38.5 ℃。无皮肤黏膜及巩膜黄染，无畏寒、寒战，无心慌、胸闷、呼吸困难，无双下肢水肿，肛门坠胀感，无尿频尿急等不适，无阴道出血及流液，经休息、保暖后无缓解，遂至当地医院就诊。查血淀粉酶235 U/L，血钙2.03 mmol/L，尿淀粉酶2 558 U/L，查彩超肝、脾未见明显异常，因腹腔气体较多，胰腺显示不够清晰，仅可见胰腺周围无回声区，胆囊内可见高回声区，诊断为"胰腺炎，宫内孕37^{+1}周"，给予胃肠减压、止痛等对症处理（具体不详），效果差。半天前腹痛加重，不能忍受，伴恶心、呕吐，呕吐物为胃内容物，遂急诊转入我院，急诊以"急性胰腺炎，孕1产0，宫内孕37^{+3}周，头位"之诊断收住我科。发病以来，神志清，精神尚可，禁食水，睡眠尚可，大小便正常，孕期体重增加20 kg。

既往史：既往体健，无特殊。

个人史：无特殊。

婚育史：20岁结婚，配偶体健，孕1产0。

月经史：无特殊。

家族史：父母体健，2妹1弟均体健，否认家族遗传病史。

查体：T 37.8 ℃，P 96次/分，BP 116/69 mmHg。神志清，精神差，心、肺未见明显异常，全身皮肤黏膜及巩膜无黄染，未见肝掌、蜘蛛痣。

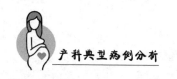
腹膨隆如孕周，宫底位于剑突下2横指。未见肠型及蠕动波，腹壁无静脉曲张，上腹部压痛明显，左侧较重，轻度反跳痛。肝、脾肋缘下触诊不满意，Murphy征阴性。腹部叩诊呈鼓音，肝区无叩击痛，移动性浊音阴性。肠鸣音减弱，1~2次/分，双下肢无水肿。

辅助检查：

（1）血常规：WBC 16.03×10^9/L，N 85.5%，Hb 105 g/L，CRP 80.6 mg/L，PCT 0.35 ng/ mL。

（2）实验室检查：血淀粉酶235 U/L，血清脂肪酶100 U/L，血钙2.03 mmol/L；尿淀粉酶2 558 U/L。

（3）肝功能：ALT 70 U/L，AST 60 U/L。

（4）腹部彩超：胰腺周围可见无回声区，胆囊内可见高回声区。

入院诊断：①妊娠合并急性胰腺炎；②孕1产0，宫内孕37^{+3}周，LOA。

诊治经过：入院后积极完善相关化验检查（血尿常规、肝肾功能、电解质、血尿淀粉酶、血脂六项、降钙素原、血沉、C反应蛋白、心肌酶谱、BNP、凝血六项、全身系统超声），结合当地检查结果诊断为"妊娠合并急性胰腺炎"，予以禁食水、持续胃肠减压、营养支持等对症治疗，病情危重，告病危，请肝胆外科及消化内科急会诊，结合入院后相关急诊化验检查及超声，诊断为"急性胰腺炎"。急查全腹部CT回示胰腺体积增大，边缘模糊，周围脂肪密度增高模糊，双侧肾前筋膜稍增厚，胆囊体积大，壁稍厚，可见阳性结石影，提示胰腺炎、胆囊炎、胆囊结石。经多学科会诊商讨后急诊行剖宫产手术，手术顺利，娩出1活男婴，重3 200 g，Apgar评分1分钟10分、5分钟10分。术后继续给予禁食水、持续胃肠减压、广谱抗生素抗感染、抑酸保护胃黏膜、生长抑素抑酶、促子宫收缩等对症治疗，严密观察生化指标，复查血淀粉酶127 U/L，尿淀粉酶380 U/L，于我院治疗7天，痊愈出院，嘱其产后42天复查胆囊结石情况，必要时择期手术。

出院诊断：①妊娠合并急性胰腺炎（APIP）；②孕1产1，宫内孕37^{+3}周，LOA，剖宫产分娩；③胆结石；④胆囊炎。

（二）诊治要点

1. 诊断依据

（1）育龄期女性，进食油腻食物后出现上腹部疼痛。

（2）体征：上腹部压痛明显，左侧较重，轻度反跳痛，Murphy氏征阴性。腹部呈鼓音，肠鸣音减弱。肠鸣音减弱，1～2次/分，双下肢无水肿。

（3）辅助检查：血常规示WBC 16.03×10^9/L。血淀粉酶235 U/L，尿淀粉酶2 558 U/L。腹部彩超：胰腺周围可见无回声区，胆囊内可见高回声区。CT：胰腺体积增大，边缘模糊，周围脂肪密度增高模糊，双侧肾前筋膜稍增厚，胆囊体积大，壁稍厚。

2. 诊断要点

（1）临床表现：主要症状多为急性发作的持续性腹上区剧烈疼痛，常向背部放射，伴有腹胀及恶心呕吐。临床体征轻症者仅表现为腹部轻压痛，重症者可出现腹膜刺激征、腹腔积液，偶见腰肋部皮下淤斑征(Grey-Turner征)和脐周皮下淤斑征(Cullen征)。腹部因液体积聚或假性囊肿形成可触及肿块。可以并发一个或多个器官功能障碍，也可伴有严重的代谢功能紊乱。

（2）实验室检查：

1）血尿淀粉酶测定：为最常用的诊断方法，由于正常妊娠常伴有生理性的淀粉酶升高，因此要动态监测血淀粉酶变化。

2）影像学检查：超声、腹部CT等。妊娠期首选超声，CT能直接反映胰腺肿胀程度、有无坏死、胰周及腹膜后积液，因此对于疑似病例应尽早行腹部CT检查。此外，磁共振胰胆管造影（MRCP）、胆管内窥镜超声（EUS）、逆行胰胆管造影（ERCP）对于急性胰腺炎的诊断也有重要价值，其优点是可明确结石的位置。

3. 鉴别诊断

妊娠合并急性胰腺炎（APIP）的临床表现不典型，误诊率较高。早期

因消化道症状容易误诊为妊娠剧吐。妊娠期胰腺炎多发于妊娠中晚期，此时由于增大的子宫使大网膜不能对炎症产生包裹局限作用，炎性渗出物流至下腹部引起疼痛或腹泻，可被误诊为阑尾炎或急性胃肠炎。妊娠中晚期发生的腹痛症状还可与临产时的宫缩痛相混淆，此时因子宫增大使胰腺位置相对较深，而炎症刺激子宫收缩掩盖原发腹痛病灶，易误诊为临产。此外还应于胎盘早剥、肠梗阻、消化性溃疡穿孔等相鉴别。

4. 治疗要点

（1）妊娠合并急性胰腺炎（APIP）的治疗强调在"个体化治疗"的原则下，按不同病因及病程分期施行不同的治疗方案，即在治疗中充分考虑病因和患者本身情况及胎儿的生长状况而应用不同的治疗方法。

（2）APIP的保守治疗包括禁食、禁水、胃肠减压、抗休克、胰腺的休息疗法、生长抑素和胰酶抑制剂的应用、早期预防性应用抗生素、镇痛、营养支持等。对高脂血症引起的APIP，禁止用脂肪乳剂，严重者可采用血浆置换的方法。胆源性APIP可以进行内镜治疗。

（3）对于下列病情较重者建议手术治疗：腹膜炎持续存在，不排除其他急腹症；重症胆源性胰腺炎伴壶腹部嵌顿结石，合并胆道梗阻感染者；胰腺坏死，腹腔内大量渗出性液，迅速出现多脏器功能损伤，需彻底清除坏死组织并充分引流；合并肠穿孔、大出血或胰腺假性囊肿。

（4）产科处理：妊娠合并急性胰腺炎早期，尤其在胎儿尚未成熟时不主张手术治疗。但若在积极保守治疗情况下，患者病情恶化如出现腹内高压、胎儿宫内窘迫等情况时，为保证胎儿生命安全，必要时须进行手术治疗。

（三）经验总结与关注要点

1. 经验总结

（1）早期确诊APIP是提高其治愈率的关键，但因妊娠子宫大、胰腺位置较深，故此病的临床表现常不典型，误诊率较高。我们要重视该病的特点，对孕期急腹症患者要提高警惕，认真询问病史，及时行血、尿淀粉酶及影像学检查，做到早期诊断、早期治疗，防止误诊、漏诊而延误病情。但须注意：急性胰腺炎的严重程度与血、尿淀粉酶水平的高低不成正比，尤其是重症胰腺炎，由于胰腺腺泡破坏增多，血、尿淀粉酶可不增高。

（2）在保守治疗时除观察母体病情变化，也要注意胎儿宫内状态，往往胎儿的变化在某种程度上也能反映母体的病情程度。手术时机的选择要因人、因病情、视主要矛盾（肺、肾、腹部、休克）而定。有些学者认为虽有几个脏器功能不全，但经积极的综合治疗，及时手术，还有救治成功的可能。但到了脏器衰竭阶段，一旦多个脏器相继衰竭，再彻底的手术也是无效的，只会加快死亡。

2. 关注要点

（1）腹部CT检查时机：腹部CT为明确急性胰腺炎的重要检查，尤其是腹部增强CT。腹部平扫CT不论孕周大小都可尽早进行；增强CT如病情允许，尽量延长至产后检查，但如病情危重，为明确疾病严密程度，亦应权衡利弊、充分沟通后尽快进行检查。

（2）胰腺炎（AP）的病理分型及严重度分级：

1）病理分型：①间质水肿性胰腺炎。多数APIP患者由于炎性水肿引起弥漫性或局限性胰腺肿大，CT检查表现为胰腺实质均匀强化，但胰周脂肪间隙模糊，可伴有胰周积液。②坏死性胰腺炎。部分APIP患者伴有胰腺实质和（或）胰周组织坏死。胰腺灌注损伤和胰周坏死的演变需要数天，早期增强CT检查有可能低估胰腺及胰周坏死的程度，起病1周之后的增强CT检查更有价值。

2）严重程度分级：①轻症急性胰腺炎。不伴有器官衰竭及局部或全身并发症，通常在1~2周内恢复，病死率极低。②中度急性胰腺炎。伴有一过性（≤48小时）的器官功能障碍。早期病死率低，后期如坏死组织合并感染，病死率增高。③重症急性胰腺炎（SAP）。占APIP的5%~10%，伴有持续（>48小时）的器官衰竭。SAP早期病死率高，如后期合并感染，则病死

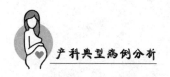

率更高。

3）病程分期：①早期（急性期）。发病至2周，此期以全身炎症反应综合征（SIRS）和器官衰竭为主要表现，构成第1个死亡高峰。治疗的重点是加强重症监护、稳定内环境及器官功能保护治疗。②中期（演进期）。发病2~4周，以胰周液体积聚或坏死性液体积聚为主要变现。此期坏死灶多为无菌性，也可能合并感染。此期治疗的重点是感染的综合防治。③后期（感染期）。发病4周以后，可发生胰腺及胰周坏死组织合并感染、全身细菌感染、深部真菌感染等，继而可引起感染性出血、消化道瘘等并发症。此期构成重症患者的第2个死亡高峰，治疗的重点是感染的控制及并发症的外科处理。

（3）终止妊娠时机及方式：剖宫产终止妊娠有如下优点。①由于产后宫体缩小、腹压减小等，可能会部分改善症状；②可因子宫收缩，暴露胰腺，便于探查及处理；③可减轻机体负担，减轻增大子宫对胰腺的压迫；④无胎儿顾虑，治疗用药更方便；⑤终止妊娠会更快地降低血脂水平，加快胰腺炎的好转；⑥早期手术治疗是阻止急性出血坏死性胰腺炎出现器官功能障碍最有效的手段；⑦SAP可并发腹腔室隔综合征，轻度尚可保守治疗，重度时开腹减压终止妊娠是目前唯一有效的治疗方法；⑧自然分娩产程长，产妇体力消耗大，易加重对各脏器的损害，而剖宫产可在短时间内结束分娩，使胎儿脱离不良的母体环境，有助于提高母儿的生存率。对于妊娠晚期患者，如预计胎儿出生后可以存活，应做准备后立即终止妊娠。对孕早、中期患者应加强对胎儿的监测，一旦发现胎儿死亡，应及早采取措施，排出死胎。在终止妊娠的决策过程中应以保全孕妇的生命为首要目标，不应为了胎儿而过分延误，也不能因为治疗胰腺炎的需要而盲目伤害胎儿，导致最佳治疗时机的丧失。

（四）孕产期管理及风险防范

（1）孕前需早期治疗胆囊结石，可选用胆囊切除或保胆取石术。对高血脂患者要控制高脂、高糖摄入，并监测血脂，对肥胖患者需通过调整饮食及运动控制体重、降低血脂。

（2）妊娠期强调均衡饮食，避免高脂食物的过量摄入，加强血脂监测对降低妊娠合并高脂血症性急性胰腺炎（HLAP）的发病率意义重大。

（3）在围产保健阶段对孕妇进行详细的病史采集，对于有急腹症的孕妇要尽早行相关检查以排除胰腺炎。

三、急性化脓性阑尾炎

（一）病历汇报

患者，莫某，30岁。

主诉：停经2月余，腹痛20小时。

现病史：平素月经规律，2016年12月17日于我院行胚胎移植术（成功移植囊胚2枚），推算LMP 2016年11月30日，EDC 2017年09月07日。停经后出现明显早孕反应，20小时前无明显诱因出现腹痛，中上腹部明显，脐周较重，伴有轻度恶心、呕吐，伴有腹泻。自发病来腹泻3次，成形，无便血，无阴道出血，伴发热、畏寒，体温最高至38.5 ℃，在当地医院彩超示宫内早孕（双胎），未予特殊处理。14小时前腹痛转移至右下腹，呕吐及腹泻较前稍好转，我院彩超示右下腹阑尾区肿大的阑尾，考虑急性化脓性阑尾炎。查血常规示白细胞16.3×10^9/L，中性粒细胞比例89%，CRP 44.7 mg/L。急诊以"①腹痛待查：急性化脓性阑尾炎？②双胎妊娠（双绒双羊）；③孕2产0，宫内孕11^{+6}周；④珍贵儿"之诊断收住院。自发病以来，神志清，精神差，饮食、睡眠差，小便正常，腹泻，体重未见明显变化。

既往史：6年前因"慢性阑尾炎"于当地医院保守治疗，痊愈出院，余无特殊。

婚育史：25岁结婚，配偶体健，孕2产0，1年前自然流产1次。

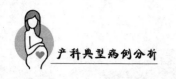
家族史：父亲患有"心脏病"，母体健；独生女。否认家族性遗传病史。

查体：T 38.3 ℃，P 96次/分，R 24次/分，BP 126/70 mmHg。神志清，精神差，心、肺未见明显异常。全身皮肤黏膜及巩膜无黄染，未见肝掌、蜘蛛痣。腹平坦，未见肠型及蠕动波，腹壁无静脉曲张，右下腹部压痛、反跳痛，腹肌紧张，麦氏点压痛明显。腹部叩诊呈鼓音，肝区无叩击痛，移动性浊音阴性。肠鸣音减弱，1~2次/分，双下肢无水肿。

辅助检查：

（1）血常规：WBC 14.02×10^9/L，N 83.1%，Hb 107 g/L，CRP 83.72 mg/L，ESR 22 mm/h。

（2）肝功能：未见明显异常。

（3）彩超：肝、胆、胰、脾及泌尿系彩超均未见明显异常；超声（阑尾区）示阑尾较宽处外径约8 mm，壁厚（约2 mm），考虑炎性改变；行妇科彩超，宫腔内可探及两个囊性回声，内均可见一胎儿样回声，头、臀长分别约45.4 mm、46.5 mm，均可见胎心搏动，盆腔未探及明显液性暗区。

入院诊断：①急性化脓性阑尾炎；②双胎妊娠（双绒双羊）；③孕2产0，宫内孕11^{+6}周；④珍贵儿。

诊治经过：入院后积极完善相关化验检查，告病重，请胃肠外科及感染科医师急会诊，建议首选手术治疗，与患者及其家属充分沟通，但患者与家属考虑孕周小，珍贵儿，有药物致畸及术中、术后流产可能，拒绝手术，要求暂行保守治疗，告知其治疗过程中有感染加重、肠穿孔、错失最佳手术时间、流产等风险，遂给予禁食水、营养补液、纠正电解质紊乱、保护胃黏膜等对症治疗。感染科会诊后建议给予比阿培南抗感染治疗，应用3天，体温稳定，腹痛缓解、感染指标好转后降阶梯治疗，治疗期间严密监测感染生化指标变化，保守治疗8天后痊愈出院。

出院诊断：①急性化脓性阑尾炎；②双胎妊娠（双绒双羊）；③孕2产0，宫内孕13周；④珍贵儿。

（二）诊治要点

1.诊断依据

（1）育龄期女性，停经2月余，转移性右下腹痛20小时。

（2）体征：T 38.3 ℃，右下腹部压痛、反跳痛阳性，腹肌紧张，麦氏点压痛明显。

（3）辅助检查：WBC 14.02×10^9/L，N 83.1%，CRP 83.72 mg/L，ESR 42 mm/h，PCT 2.5 μg/mL。超声（阑尾区）示：阑尾较宽处外径约8 mm，壁厚，厚约2 mm，考虑炎性改变。

2. 诊断要点

（1）临床表现：由于孕期子宫增大，阑尾解剖位置改变及孕妇本身特点，急性阑尾炎不具有典型症状及体征。①妊娠早期阑尾炎出现发热、恶心、呕吐、腹痛，检查腹部有压痛、反跳痛和腹肌紧张及血白细胞增高等，而早孕反应与此相似，易混淆。②妊娠中、晚期症状不典型，最可靠的症状是右下腹痛，可为非转移性右下腹痛，腹痛及压痛的位置较高，甚至可达右肋下肝区，有时可位于右侧腰部，反跳痛及肌紧张、发热的发生较非孕期少。采用下列检查方法有助于诊断。①Bryman试验：嘱患者取右侧卧位，妊娠子宫移至右侧引起疼痛，提示疼痛并非子宫的疾病所致。②Alder试验：检查者将手指放在阑尾区最明显的压痛点上，嘱患者取左侧卧位，使子宫移至左侧，如压痛减轻或消失，提示疼痛来自子宫；如疼痛较仰卧位时更明显，提示疼痛来自子宫以外病变，则阑尾的病变可能性大。

本病例患者症状为典型右下腹痛，诊断相对简单，而孕期腹痛患者多数症状无特异性，临床工作中需要我们将流产、早产与阑尾炎、胰腺炎、胆囊炎、消化道穿孔、泌尿系结石等常见急腹症相鉴别。

（2）辅助检查：

1）血常规：妊娠早、中期，白细胞呈生理性增加，一般为

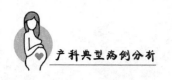

（6.0~16.0）$\times 10^9$/L。因此，白细胞计数的增加对诊断阑尾炎意义不大，但分类计数中性粒细胞超过0.80有临床意义。

2）B超：B超是一种简便安全、无创伤的检查方法，急性阑尾炎时由于阑尾管壁水肿、充血、渗出，使阑尾呈低回声管状结构，僵硬且压之不变形，横切面呈同心圆似的靶样图像，直径≥7 mm是阑尾炎的超声诊断依据。

2. 鉴别诊断

妊娠期急性阑尾炎应与卵巢囊肿蒂扭转、输卵管妊娠破裂、急性肾盂肾炎、输尿管结石、急性胆囊炎、重型胎盘早剥和子宫肌瘤红色变性相鉴别，诊断时必须逐一加以鉴别，以避免临床误诊误治。

3. 治疗要点

（1）治疗原则：一旦确诊，应立即手术治疗，对于高度可疑为急性阑尾炎者应剖腹探查，避免病情迅速发展，并发阑尾穿孔和弥漫性腹膜炎，引起严重后果。

（2）妊娠各期处理：

1）妊娠早期：阑尾炎切除手术导致流产的可能性不大，而保守治疗危险性大，会引起阑尾穿孔和复发。因此，即使是单纯性阑尾炎也应早期手术，同时行保胎治疗。

2）妊娠中期：胎盘已经形成，子宫相对不敏感，流产率低。妊娠4~6个月是手术的最好时机，应及时手术切除病灶，对脓肿已局限、B超检查无脓腔、体温正常者，可试行非手术治疗，并密切观察。

3）妊娠后期：尤其孕32周以后，因临床症状极不典型，即使已经穿孔继发腹膜炎，腹部体征也可能很轻，给诊断带来困难，所以对可疑者应及时剖腹探查，以免造成严重后果。

4）临产期：可采用非手术治疗，分娩后根据病情决定处理方法，如果症状未缓解或有复发可能，可择期手术；如为化脓、坏疽型阑尾炎，应及时手术；对明确诊断阑尾穿孔和腹膜炎者，应及时行剖宫产和阑尾切除术并行腹腔冲洗、引流。

（三）经验总结与关注要点

1. 经验总结

（1）早期诊断是防止并发症的关键。妊娠期最常见的急腹症是急性阑尾炎，发病率为0.04%~0.1%，穿孔多发生在妊娠中晚期。为防止并发症的发生，必须做到早期诊断、及时治疗，特别是中晚期妊娠患者。在诊断时要注意：①妊娠合并急腹症时首先应想到有并发阑尾炎的可能。②对症状隐匿的患者要仔细询问病史，进行细致的查体。这是提高早期诊断率的重要手段。

（2）早期手术是有效的治疗手段。妊娠期阑尾炎病情发展快，特别是中晚期妊娠并发阑尾炎，如不及时治疗，发生阑尾穿孔时母儿的危险性极大。孕妇血内高浓度的激素可抑制炎症反应，加上盆腔器官充血，使炎症发展迅速，极易发生坏死穿孔；同时增大的子宫把大网膜及小肠大部分分隔开，阻碍大网膜的游走和包裹作用。所以阑尾穿孔极易造成感染扩散，导致腹膜炎，引起早产，甚至危及母儿安全。妊娠不是手术的禁忌，手术也不一定会导致流产、早产。相反，如果腹腔内留有炎症病灶，发生穿孔、高热、毒血症，则会导致流产、早产，对孕妇也有威胁。

2. 关注要点

（1）术中注意事项：

1）体位：右侧臀部垫高30°~45°，使子宫坠向左侧，便于暴露阑尾，并利于防止仰卧位低血压综合征的发生。

2）切口选择：孕早期取麦氏切口，孕中晚期取右侧腹直肌旁切口。

3）一般不放置引流管，但当阑尾已穿孔并形成脓肿时则必须放置引流管，但应避开子宫。

4）能否行腹腔镜手术：对于早中期妊娠合并阑尾炎患者，积极进行腹腔镜干预是一种微创、高效、安全、可靠的治疗方式，但对于孕20周以上

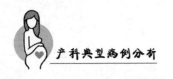
者主张行开腹手术，因增大的子宫缩小了腹腔镜操作所需要的空间，手术难度增加。

（2）关于同时行剖宫产的问题：一般不主张同时行剖宫产，孕早、中期进行单纯阑尾切除术，妊娠末期特别是孕35周以上者，可在手术时根据情况同时行剖宫产术。

（3）术后的治疗：术后治疗对于胎儿及孕妇同样重要。一是抗感染治疗，特别是发生阑尾穿孔、脓肿形成及腹膜炎时，主要选用半合成青霉素、头孢菌素类，如有过敏史，可选用红霉素，同时因易为厌氧菌感染，应合用甲硝唑。二是予以保胎治疗，防止流产、早产。

（四）孕产期管理及风险防范

（1）妊娠期急性阑尾炎是孕妇常见急腹症之一，由于妊娠特殊的生理状况和解剖位置改变，临床表现常常不典型，诊断有时比较困难，若延误诊断和治疗，直接影响母婴的安全。对于急腹症患者首先要考虑是否为妊娠合并急性阑尾炎，仔细询问病史，进行细致的查体，以利于明确诊断。

（2）妊娠合并急性阑尾炎，不仅要考虑阑尾炎的治疗，还要考虑流产、早产和胎儿存活等问题，处理起来棘手，延误手术时间，往往有发生阑尾坏疽穿孔和弥漫性腹膜炎的可能，导致手术难度增大，手术时间延长。相应的流产及早产发生率高，甚至威胁产妇生命。我们认为妊娠期尾炎一旦确诊，甚至高度怀疑为急性阑尾炎者，均应立即手术治疗，以免错失手术良机，病情恶化。

四、肠系膜静脉血栓

（一）病历汇报

患者，齐某，32岁。

主诉： 剖宫产术后2天，腹痛腹胀1天。

现病史： 2天前因"孕 40^{+2} 周，羊水过少"在当地医院腰麻下行子宫下段剖宫产术。手术顺利，术中生命体征平稳，子宫收缩好。术后1天出现脐周胀痛，不排气，伴恶心，无呕吐。给予灌肠、开塞露、四磨汤促排气治疗，应用开塞露后排便，便中可见血丝，仍未排气，给予留置胃管后转至当地市中心医院。盆腹腔 CT 平扫示大量腹腔积液。结肠内液气平面。遂以"剖宫产术后，肠梗阻腹腔内出血"转入我科。自发病以来，神志清，精神差，未进食，小便正常，大便未解，体重未见明显变化。

婚育史： 25岁结婚，配偶体健，孕1产1。

查体： 神志清，精神差，面部表情痛苦。T 36.5 ℃，P 120 次/分，R 25 次/分，BP 135/80 mmHg。心、肺无明显异常。腹软，轻度腹胀，肠型蠕动波未见，腹部压痛，界限不清，无反跳痛，移动性浊音阳性，肠鸣音活跃。子宫复旧好，宫底脐下1指，质中，无压痛。腹部手术切口无红肿、无压痛。双下肢无水肿，腓肠肌无压痛。

辅助检查： 血常规示白细胞 11.9×10^9/L，血红蛋白 114 g/L；血淀粉酶正常。

入院诊断： ①腹痛待查：肠梗阻？腹腔内出血？消化道穿孔？②腹水；③剖宫产术后。

诊治经过： 入院后完善相关检查。血常规示白细胞10.03×10^9/L，红细胞3.71×10^{12}/L，血红蛋白109 g/L，血小板178×10^9/L，中性粒细胞80.8%，淋巴细胞13.7%，嗜酸性粒细胞0.10%；凝血功能示D-二聚体7.4 mg/L，纤维蛋白原4.37 g/L，纤维蛋白原降解产物25.7 mg/L；肝功能检查示谷丙转氨酶

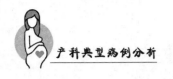

13 U/L，谷草转氨酶25 U/L，总蛋白45.5 g/L，白蛋白21.3 g/L；尿常规示尿蛋白（+），微量白蛋白＞0.15；大便常规示血液（+），红细胞（++），潜血试验阳性。急诊床旁腹部彩色多普勒超声提示盆腹腔积液，下腹部液体最大深度81 mm；超声引导下腹腔穿刺，抽出淡红色液体，常规及生化检查结果示Rivalta试验阳性，白细胞1 078×10⁶/L，红细胞41×10⁹/L，白蛋白23.5 g/L，腺苷脱氨酶2.0 U/L。予以心电监护及持续胃肠减压、补液、营养支持、防治电解质紊乱、抗感染等对症支持治疗。同时请消化内科及胃肠外科会诊，可疑肠系膜静脉血栓，建议行腹部CT血管成像检查，检查结果提示肠系膜上静脉血栓形成。结合临床表现诊断为急性肠系膜上静脉血栓形成。予以抗凝治疗（低分子肝素5 000 U每12小时1次，连续11天）及对症支持治疗。病情渐稳定，腹痛、腹胀消失，D-二聚体正常，复查腹部CT正常。治疗2周后痊愈出院。出院后口服华法林抗凝治疗，3个月后复查，各项指标均正常，停药。

出院诊断：①急性肠系膜上静脉血栓形成（AMVT）；②剖宫产术后。

（二）诊治要点

1.诊断依据

（1）育龄期女性，剖宫产术后2天，腹痛腹胀1天。

（2）轻度腹胀，肠型蠕动波未见，腹部压痛，界限不清，无反跳痛，移动性浊音阳性。

（3）辅助检查：D-二聚体7.4 mg/L，大便常规示血液（+），红细胞（++），潜血试验阳性；多普勒超声示盆腹腔积液，下腹部最大液体深度81 mm；超声引导下腹腔穿刺，抽出淡红色液体；CT血管成像示肠系膜上静脉血栓形成。

2.诊断要点

（1）临床表现：妊娠合并肠系膜静脉血栓缺乏特异性症状及体征，但其仍为早期诊断的基础。腹痛、腹胀、恶心、呕吐常常是患者的主诉，并持续数小时至数天。其中最常见的症状是腹痛，其次为恶心、呕吐和黑便，超过75%的病例症状持续时间＞2天，通常腹痛症状与体征不相符。另一个重要的症状是腹水。当发现腹水时要排除其他常见病因，如肝源性疾病、心源性疾病、膀胱输尿管损伤、肠管损伤、淋巴管性疾病、感染等因素。尤其对本例剖宫产术后患者，更应排除损伤、感染因素。对于不明原因的漏出液需要考虑血栓形成。

本例患者大量腹腔积液，穿刺呈稀薄血性，实验室检查提示系漏出液。随着疾病的发展，后期出现发热、腹膜炎时，提示已经发生肠坏死。

（2）实验室检查：实验室检查对诊断帮助不大。白细胞增高、血液浓缩及D-二聚体升高是较为常见的阳性指标。凡急性腹痛、呕吐、腹胀，而腹部体征与临床症状不符，尤其是白细胞计数明显升高，特别是＞20×10^9/L时，应考虑存在本病的可能。此外，因肠道缺血，淀粉酶可能会增高，但不超过1 000 U/L。

（3）影像学检查：腹部X线的诊断意义不大，主要用于排除腹部的其他疾病。彩超可以作为早期的检查手段，诊断准确性可达50%~80%，但需要彩超医师具有丰富的临床经验。门静脉系统CT血管成像敏感性和特异性较高，门静脉增强CT早期诊断准确率可达90%以上，是目前最可靠的无创诊断技术。门静脉系统磁共振血管成像是另一种评价门静脉系统血栓形成的无创性检查方法。对AMVT的灵敏度和特异度高于CT，但普及范围及速度不及CT。内脏数字减影血管造影（DSA）是诊断AMVT的"金标准"，但具有创伤性，通常在术中可以明确诊断，为CT、MRI的备选方法。

3.鉴别诊断

依据疾病的临床表现，须与急腹症疾病相鉴别，产科方面如先兆流产、早产、胎盘早剥、子宫破裂等，妇科方面如卵巢囊肿蒂扭转、卵巢囊肿破裂等，消化系统方面如急性胃肠炎、肠梗阻、消化道穿孔、急性阑尾炎、急性胰腺炎、急性胆囊炎等，泌尿系统方面如泌尿系结石、肾盂肾炎等，此外针对腹水还要排除肝源性疾病、心源性疾病、膀胱输尿管损伤、

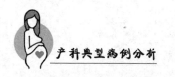

肠管损伤、淋巴管性疾病、感染等因素所致的腹水。

4.治疗要点

（1）一般治疗：本例患者症状出现即给予禁食水、胃肠减压、营养支持、补充电解质等支持对症治疗。

（2）抗凝治疗：主要目的是防止血栓扩展，并给机体自身纤溶提供机会和时间。确诊急性肠系膜上静脉血栓形成后应立即行抗凝治疗，可显著提高生存率。为预防患者因外伤、感染、胰腺炎等可逆病因再次出现血栓，抗凝治疗应持续3~6个月。当出现持续高凝状态、不可逆的血液系统异常或特发性血栓时，应考虑终身抗凝。使用华法林抗凝需定期监测凝血功能，控制凝血酶原时间及INR在2~3。

（3）介入治疗：抗凝治疗48~72小时后腹膜炎体征持续存在、腹痛进一步加重、无开腹手术条件时应考虑介入治疗。即使已发生局部肠管缺血坏死，只要患者一般情况允许，仍可行介入治疗以恢复肠道血供，最大限度挽救剩余肠管，待肠管血供恢复、侧支循环建立后再手术切除坏死肠管。

（4）手术治疗：手术时机选择尚存争议。通常出现以下情况应考虑剖腹探查：①肠鸣音消失，24小时血便超过400 mL；②腹痛由阵发性转变为持续性；③就诊时已出现腹膜炎体征；④保守治疗过程中出现腹膜炎体征；⑤腹腔穿刺有血性液体；⑥排除其他感染后持续高热，体温超过38.5 ℃。

（三）经验总结与关注要点

1.经验总结

（1）急性肠系膜静脉血栓形成因其缺乏特异的早期临床症状、体征及实验室检查，造成误诊率高达90%~95%，病死率为50%。患病原因主要有原发性和继发性因素，原发性因素常不明，而继发性因素可分为遗传性与获得性两种。遗传性因素如Leiden V因子突变，凝血酶原基因*G20210A*突变，蛋白S、蛋白C或抗凝血酶原Ⅲ缺乏。获得性危险因素包括肠系膜静脉血流变化或血管损伤、腹腔脏器感染、肝硬化合并门静脉高压症、腹部手术史及血液的高凝状态等。易栓症是妊娠合并AMVT的病因。对于以往有血栓病史或有血栓家族史的孕妇，妊娠期间及产后尤其是剖宫产术后应特别注意静脉血栓形成的预防，对于有原发性血栓病史的孕妇，建议应用低分子肝素预防血栓形成。而在实施终止妊娠时，更应考虑到血栓预防的问题，特别注意尽可能避免应用促凝药物。

（2）关于AMVT的治疗：抗凝和手术治疗是我们关注的重点。但必须明确的治疗目标首先是在短期内控制血栓范围的扩大及预防小肠坏死，其次是防止血栓复发。

2. 关注要点

（1）一旦确诊妊娠合并AMVT，应尽早给予足量的抗凝治疗，及时经肠系膜上动脉置管溶栓，以免血栓形成蔓延到肠系膜边缘静脉而彻底阻断侧支循环，使受累肠段发生不可逆的坏死。

（2）对于出现腹膜炎体征者，应请相关专科医师处理。特别是抽出混浊或血性腹水时，临床上提示已经出现肠坏死的征象，应及时行剖腹探查术并切除坏死的肠管。但应注意把握好剖腹探查指征，不建议过于积极，因为有可能遇到开腹后没有发现明显坏死肠段的情况，导致术中难以决断。如果剩余肠管水肿严重，或者吻合口位置距离屈氏韧带很近，容易发生吻合口瘘，建议放置造瘘管减轻吻合口附近肠管内的压力。

（3）妊娠合并AMVT发生后，是否应该及时终止妊娠应综合考虑。首先妊娠合并AMVT是可能危及生命的严重疾病，应作为治疗的主要矛盾。应告知患者在分娩和产褥期还存在另外一个易发深静脉血栓的窗口。在此基础上，如果患者有继续妊娠的要求，在诊疗上应尽可能选择对妊娠和胚胎发育影响小的方法，如避免辐射和影响胚胎发育的药物。如果患者选择终止妊娠，终止妊娠方式不建议选用药物流产，因药物流产可进一步激活凝血系统，使机体处于高凝状态而诱发深静脉血栓形成。

（4）如有终止妊娠的计划，则在抗凝方面一直使用肝素或低分子肝素，并在操作前停药12~24小时。操作后如无大出血情况，可在12~24小时后再恢复肝素或低分子肝素抗凝，3天后加用华法林钠，1周后停用肝素或低分子肝素。

（5）治疗AMVT肝素是必需的，因其不通过胎盘，且不影响子宫收缩，不会增加胎儿的发病率和死亡率。而华法林钠可通过胎盘，在妊娠6~12周内使用，10%~28%的胎儿会发生鼻、骨骺及肢体发育不良，也可能致胎儿中枢神经系统及眼部异常、胎儿出血或死亡，以及胎盘早剥，因而，孕期不使用华法林钠抗凝。华法林钠在母乳中的分泌量较少，对母乳喂养的新生儿不会产生抗凝作用，因此分娩后使用是安全的。

（四）孕产期管理及风险防范

（1）详细询问病史，对于有血栓病史或血栓家族史的孕妇孕期及产后要注意抗凝治疗。

（2）对于急性腹痛、呕吐、腹胀，而腹部体征与临床症状不符的孕妇要考虑到急性肠系膜上静脉血栓形成可能，一旦怀疑，应尽早行CT检查以明确诊断。

（3）妊娠合并AMVT的患者本身具有易栓症的基础，应该按照易栓症的标准来制订血栓的预防和治疗策略。制订患者出院后抗凝治疗方案时应考虑到这一点。妊娠合并AMVT无论是介入治疗后还是手术后，均需要继续充分地抗凝治疗，务必使INR达到正常范围。对于应用肝素或华法林钠抗凝治疗的患者，再次新发血栓形成时，可合并使用抗血小板聚集的药物；另外，抗凝的疗程应足够，特别是对有反复血栓形成病史的患者可建议终生抗凝治疗。因华法林钠对胎儿发育有一定影响，如果有再次妊娠打算，可考虑停用华法林钠，在妊娠后至分娩前，可以使用普通肝素或低分子肝素。

第七节　血液系统疾病

一、白血病

（一）病历汇报

患者，刘某，30岁。

主诉：停经9月余，反复牙龈及鼻出血3天。

现病史：平素月经规律。LMP：2016年09月02日。EDC：2017年06月09日。孕早期出现恶心、呕吐，早孕反应等，孕3月余缓解，未建立围保，定期产检，NT、唐氏筛查、四维彩超、糖耐量、二维彩超等检查均未见明显异常。孕晚期无头晕、头痛、视物模糊、皮肤瘙痒等症状。3天前无明显诱因出现牙龈出血、鼻出血，鲜红色，量少，未治疗自行停止，未予处理，后反复发作，伴低热、头晕、乏力及皮肤出血点，最高体温37.8 ℃，无咳嗽、咳痰、鼻塞、流涕、寒战，无血尿、血便，1天前出现阴道流血，伴轻度不规律下腹痛，无阴道流液。就诊于当地医院，血常规示PLT 12×10^9/L，Hb 95 g/L，WBC 7.4×10^9/L，遂转入我院，急诊以"①妊娠合并血小板减少；②先兆临产；③孕1产0，宫内孕39^{+5}周，头位"之诊断收住我科，发病以来，神志清，精神、睡眠尚可，大小便正常，孕期体重增加20 kg。

既往史：既往体健，无特殊。

婚育史：孕1产0。

个人史、月经史、家族史：均无特殊。

入院查体：体温36.7 ℃，脉搏92次/分，呼吸23次/分，血压123/67 mmHg。神志清，精神可，全身皮肤黏膜未见明显瘀斑、瘀点，巩膜无黄染，未见肝掌、蜘蛛痣。心、肺未见明显异常，腹膨隆如孕周，腹壁

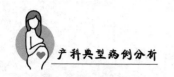

无静脉曲张，Murphy征阴性。

专科检查：胎方位LOA，宫高34 cm，腹围92 cm，先露头，胎心率140次/分。可触及不规则宫缩，较弱，骨盆外测量均在正常范围内，阴道无流血、无流液。

辅助检查：

（1）血常规（入院当天，我院）：PLT 10×10^9/L，Hb 93 g/L，WBC 6.5×10^9/L。

（2）彩超：宫内单活胎，无胎盘早剥征，羊水指数100 mm，脐动脉S/D 2.3，胎盘前壁附着，成熟度Ⅱ级。

（3）电子胎心监护：NST反应型。

余无异常

入院诊断：①妊娠合并重度血小板减少；②孕1产0，宫内孕39^{+5}周，LOA；③发热待查：上呼吸道感染？宫内感染？④轻度贫血。⑤妊娠合并白血病？⑥先兆临产。

诊治经过：入院后积极完善相关化验检查，予以告病危，积极备血，联系血液科医师急会诊后考虑白血病待排除，行外周血涂片，明确病因。严密观察胎心胎动及产兆，广谱抗生素抗感染，积极联系血库申请血小板，做好随时剖宫产手术准备。外周血涂片示幼稚细胞百分比25%，血液科医师考虑妊娠合并急性白血病可能，建议终止妊娠病情稳定后转入血液科行骨髓穿刺以明确诊断，指导后续进一步治疗。积极联系输血科、麻醉科、新生儿科及ICU急诊行剖宫产术，于全麻下助娩一活男婴，出生评分10分，术前输血小板1个单位，术中输悬浮红细胞4 U、血浆400 mL及血小板2个单位，手术顺利，术后转入我科加强监护室观察，术后恢复良好，恶露正常，腹部切口Ⅱ/甲愈合，术后4天病情稳定后转入血液内科进一步相关检查及后续化疗，预后情况良好。

出院诊断：①妊娠合并急性白血病（ALM3型）；②孕1产1，宫内孕39^{+6}周，LOA，剖宫产分娩。

（二）诊治要点

1. 诊断依据

（1）孕晚期（3天前）反复牙龈出血、鼻腔出血伴低热，最高体温 37.8 ℃。1天前查血常规示PLT 12×10^9/L，Hb 95 g/L，WBC 7.4×10^9/ L。

（2）入院查体：体温36.7 ℃，脉搏92次/分，呼吸23次/分，血压 123/67 mmHg。全身皮肤黏膜未见明显瘀斑、瘀点，阴道无出血。

（3）入院血常规：PLT 10×10^9/L，Hb 93 g/L，WBC 6.5×10^9/L。外周血涂片示幼稚细胞百分比25%。彩超示晚孕，宫内单活胎。

2. 诊断要点

（1）临床表现：常见的首发症状包括发热、进行性贫血、显著的出血倾向或骨关节疼痛等。起病缓慢者以老年及部分青年患者居多，病情逐渐进展。发热是白血病最常见的症状之一，表现为不同程度的发热和热型。发热的主要原因是感染，其中以咽峡炎、口腔炎、肛周感染最常见，严重者可发生败血症、脓毒血症等。发热也可以是急性白血病本身的症状，而不伴有任何感染迹象。此外出血也可以是首发症状，部位可遍及全身，以皮肤、牙龈、鼻腔出血最常见，也可有视网膜、耳内出血和颅内、消化道、呼吸道大出血等。

（2）实验室检查：

1）血象：血红蛋白、血小板进行性减少，白细胞计数可增高或减少，分类可见原始或幼稚细胞。

2）骨髓象：骨髓穿刺检查是诊断急性白血病的重要方法，骨髓涂片示有核细胞大多数增生明显活跃或极度活跃，也有少数为增生活跃或增生减低。增生的有核细胞主要是原始细胞和早期幼稚细胞，白血病细胞（原始粒细胞Ⅰ型+Ⅱ型、原单+幼单或原淋+幼淋）＞30%可诊断为急性白血病。白血病细胞的形态一般与正常原始及幼稚细胞不同，细胞大小相差甚大，胞浆少，胞核大，形态不规则，常有扭折、分叶、切迹或双核等。核染色

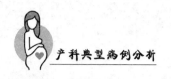

质粗糙，核仁明显、数目多，核分裂象多见。核浆发育不平衡，胞核发育往往落后于胞浆。胞浆内易见空泡，胞浆出现Auer小体是急性非淋巴细胞白血病诊断的重要标志之一。骨髓中其他系列细胞减少，巨核细胞增生显著减少或缺如（除M7型外），红系细胞增生明显抑制（除M6型外）。

3）细胞化学染色：白血病原始细胞有时形态学难以区分，可借助细胞化学做出鉴别，有条件者应做免疫学、细胞遗传学及基因分型。本例患者血常规提示贫血及血小板减少，行外周血涂片见原始早幼粒细胞样大颗粒细胞，终止妊娠后于血液科行骨髓穿刺进一步明确诊断及分型。

3. 鉴别诊断

根据临床表现、血象和骨髓象特点，诊断白血病一般不难。但因白血病细胞类型、染色体改变、免疫表型和融合基因的不同，治疗方案及预后亦随之改变，故初诊患者应尽力获得全面的MICM（细胞形态学、免疫学、细胞遗传学、分子生物学）资料，以便评价预后、指导治疗，并应注意排除下述疾病。

（1）骨髓增生异常综合征：该病的RAEB及RAEB-t型除病态造血外，外周血中有原始和幼稚细胞，全血细胞减少，染色体异常，易与白血病相混淆。但骨髓中原始细胞少于20%。世界卫生组织分类法已将RAEB-1（原始细胞占20%~30%）划为急性白血病。

（2）巨幼细胞贫血：巨幼细胞贫血有时可与白血病混淆。但前者骨髓中原始细胞不增多，幼红细胞PAS反应常为阴性，予以叶酸、维生素B_{12}治疗有效。

（3）急性粒细胞缺乏症恢复期：在药物或某些感染引起的粒细胞缺乏症的恢复期，骨髓中原始、幼稚粒细胞增多。但该病多有明确病因，血小板正常，原、幼粒细胞中无Auer小体及染色体异常。短期内骨髓成熟粒细胞恢复正常。

4. 治疗要点

妊娠期白血病的诊断治疗与非妊娠期一致，通常需要依据血象、MICM

进行分型、危险度分层，制订个体化治疗策略。对于AL患者来说，诊断明确后无化疗禁忌证者应尽早行标准化化疗，包括诱导化疗、巩固化疗、细胞治疗以及桥接造血干细胞移植术，但鉴于妊娠这个特殊的时期，治疗往往存在一定异质性，故应根据诊断时期，采取不同的处理方法。

（1）妊娠早期确诊的AL患者，因贫血、血小板减少以及细胞因子等的作用，自然流产率、胎儿宫内发育异常发生率高于一般人群，且化疗在妊娠早期具有较高的致畸率，推荐在妊娠早期控制好血小板及凝血功能后尽早行人工流产，尽早化疗。

（2）妊娠中、晚期确诊的AL患者，因该期胎儿主要器官的发育已完成，化疗致畸作用减弱，建议维持妊娠并同时启动化疗，且延迟化疗与母婴的预后不良呈正相关，但该期不同妊娠时期选择的方案亦有不同：在孕24~28周，早产相关胎儿的不良结局发生率高，化疗风险相对较低，故建议继续妊娠，积极化疗；而28孕周以上的患者，早产相关风险较低，建议临床充分权衡利弊，鉴于孕32周以后出生的新生儿存活率>95%，于孕30~32周确诊者可考虑积极对症治疗，建议等待妊娠结束后启动化疗，尤其是对于孕36周以上的患者，一旦化疗，预产期多发生在骨髓抑制期，生产风险极大。

本例患者发现时已孕足月，因此降低了我们制订临床治疗决策的难度，外周血涂片发现异常后即在充分的术前准备下进行了手术终止妊娠，术后病情稳定后转入血液科进行骨髓穿刺并进行化疗，获得了良好的治疗效果。

（三）经验总结与关注要点

1. 经验总结

白血病是常见的妊娠合并血液系统恶性肿瘤之一，文献报道的发病率约为1/10 000次妊娠。在妊娠期诊断的白血病中最多见的是急性白血病（AL），约占90%，其中2/3为急性髓细胞白血病（acute myeloid leukemia,

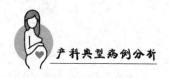
AML），1/3为急性淋巴细胞白血病（acute lymphocytic leukemia，ALL）；慢性髓细胞白血病（chronic myeloid leukemia，CML）次之，约占10%；慢性淋巴细胞白血病则非常罕见。它可导致白细胞异常、贫血和血小板减少或显著增高，使患者在妊娠期和围产期DIC、感染、出血的风险增加，流产、死胎、胎儿生长受限和早产的风险也增加。除妊娠前诊断的白血病合并妊娠外，白血病在妊娠期也可首次诊断。无论发生哪种情况，对产科医师和血液科医师来说都是一种极大的挑战，其首发症状多样且妊娠反应与部分AL症状相似，易延误诊断，我们需要提高对妊娠合并AL的认识和临床处理策略。因妊娠期的特殊性，对于妊娠合并急性白血病患者的治疗要充分考虑患者及其家属的意愿、治疗时机选择、药物选择，同时需结合本地区实际情况综合权衡。

2. 关注要点

孕期产检时发现血象异常时，要警惕合并血液病可能，请血液科会诊协助诊断，对妊娠期初次诊断的白血病患者既要考虑疾病的进展，又需顾忌疾病本身及化疗药物对胎儿的影响，化疗本身可能引起母体贫血、血小板减少，甚至DIC等并发症，都会影响妊娠结局，增加流产、死胎和围产期母儿死亡的风险。40%~50%的患者会发生胎儿生长受限和自发性早产。此外，即使患者放弃胎儿，在妊娠中晚期进行引产，关于引产方式的选择以及出血、感染等风险也是需要慎重考虑的问题。因此，这类患者在诊断后能否继续妊娠，需要在和患者及其家属充分沟通的基础上个性化处理。

（四）孕产期管理及风险防范

（1）规范的孕前检查：包括详细病史的采集及实验室检查，一旦发现异常，应进一步规范专科检查，如孕前确诊为白血病，立即开启血液科专科治疗，后依据血液科及产科医生意见决定妊娠时机。

（2）规范的围产期保健：在中国，一旦妊娠开始，孕妇及其家属的关注重点均转移至胎儿，而产检的重点不只是胎儿的相关检查，要指导孕妇及其家属转变思想。因妊娠这一生理心理过程的特殊性，孕妇的身体健康同样需关注，定期建立围产保健手册，规范、科学、定期产检，及时发现问题、解决问题，同时对有合并症者重视多学科的协作，这样才能有效降低孕产妇及新生儿的死亡率。

（3）围产期的处理：白血病本身不是剖宫产的指征，但手术会增加产后出血、感染及切口不愈合的风险，影响后续的及时治疗。因此，应尽量避免不必要的手术操作，给患者争取尽早开始治疗的时间，除非有手术指征，应根据产科情况决定分娩方式。为降低分娩并发症和对新生儿的骨髓抑制，如妊娠期进行了化疗，终止妊娠的时机应选在两次化疗的间歇，即治疗后2~3周，以利于患者骨髓造血功能的恢复。围产期应在血液科医师指导下积极改善患者的一般情况，根据病情配新鲜血、血小板、纤维蛋白原及凝血酶原复合物等凝血因子。产后应用宫缩剂，预防产后出血。阴道分娩的患者特别应注意软产道血肿的问题。应用广谱抗菌药物预防感染。

（4）新生儿处理：妊娠合并白血病患者分娩的新生儿均应按高危新生儿处理，及时检查血常规，有条件的行染色体检查。从新生儿结局来看，恶性白血病通常不会通过胎盘传给新生儿，但相关研究较少。因此，对此类新生儿，尤其是妊娠期暴露于化疗药物的新生儿，对远期神经系统发育、生殖功能，以及恶性肿瘤等情况应加强随访。

二、再生障碍性贫血

（一）病历汇报

患者，赵某，25岁。

主诉： 停经9月余，发现血细胞异常5个月，皮下瘀斑3天。

现病史： 平素月经规律。LMP：2015年10月02日。EDC：2016年07月09日。孕期定期产检，NT、唐氏筛查、四维彩超、糖耐量等检查均未见

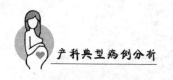
明显异常。孕期间断性出现鼻出血、牙龈出血，鲜红色。孕期血常规示三系细胞下降，反复给予少量输血后症状缓解。1个月前查血常规示白细胞1.7×10^9/L，血红蛋白70 g/L，血小板 17×10^9/L，于血液科住院治疗行骨髓穿刺，结果提示骨髓增生低下，给予同型浓缩红细胞、血小板等对症支持治疗后好转出院。孕期共输血3次（每次悬浮红细胞2 U，血小板1个单位），输血过程顺利，无输血反应。3天前出现全身皮下瘀斑，伴眼结膜出血，伴头晕、乏力、胸闷、心悸，不伴视物模糊，无畏寒、发热，无血尿、便血症状，血常规示血小板 13×10^9/L、血红蛋白 77 g/L、红细胞2.28×10^9/L。现为进一步诊治就诊于我院，急诊以"①再生障碍性贫血？②孕1产0，宫内孕36^{+3}周，头位"之诊断收住我科，发病以来，神志清，精神、睡眠尚可，大小便正常，孕期体重增加15 kg。

既往史：孕期共输血3次（每次悬浮红细胞2 U，血小板1个单位），输血过程顺利，无输血反应；否认"再生障碍性贫血"病史，食物、药物过敏史；否认肝炎、结核病史，否认消化道疾病史，否认高血压、心脏病、糖尿病、血液病史，否认手术、外伤、献血史。

婚育史：孕1产0。

个人史、月经史、家族史：均无特殊。

查体：T 37.7 ℃，P 110次/分，R 22次/分，BP 116/69 mmHg。神志清，精神稍差，贫血貌；心率快，律齐，肺部未闻及异常杂音；全身皮肤瘀斑；腹膨隆如孕周，轻度蛙形腹，宫底位于剑突下3横指；双下肢高度可凹性水肿，双侧大阴唇显著水肿。

专科检查：宫高34 cm，腹围92 cm，LOA，胎心率156次/分。未触及明显宫缩，骨盆外测量均在正常范围内，阴道无流血及流液。

辅助检查：

（1）血常规：血小板 13×10^9/L，血红蛋白 77 g/L，红细胞 2.28×10^9/L。

（2）彩超：胎儿宫内单活胎，胎儿双顶径小于平均值的两个标准差，超声示孕周偏小于实际孕周2周，胎儿无胎盘早剥征，羊水指数100 mm，脐动脉S/D 2.3。

入院诊断：①妊娠合并再生障碍性贫血；②胎儿生长受限；③孕1产0，宫内孕36^{+3}周，LOA；④窦性心动过速。

诊治经过：入院后积极完善相关化验检查，促胎肺成熟，告病危，请血液科会诊，给予丙种球蛋白25 g/d×5 d对症治疗，同时积极备血（红细胞、血浆、机采血小板），丙种球蛋白治疗后复查血常规三系仍未见明显上升。胎儿生长受限，现已宫内孕37^{+1}周，建议手术终止妊娠，积极联系输血科、麻醉科及新生儿科，于全麻下行剖宫产术，手术顺利，术前和术中输血小板、血浆及红细胞，术中留置腹腔引流管，术后于我科加强监护室予以预防感染、促子宫收缩、营养支持等对症治疗，术后5天切口愈合良好，转入血液科进行专科治疗，痊愈出院。

出院诊断：①妊娠合并再生障碍性贫血（简称再障）；②胎儿生长受限；③孕1产1，宫内孕37^{+1}周，头位，剖宫产分娩。

（二）诊治要点

1. 诊断依据

（1）病史：LMP：2015年10月02日。EDC：2016年07月09日。5月前始间断性出现鼻衄、牙龈出血,鲜红色，查血常规示三系细胞下降,反复给予少量输血后症状缓解。1月前行骨髓穿刺，结果提示骨髓增生低下。3天前出现全身皮肤瘀斑，伴眼结膜出血，伴头晕、乏力、胸闷、心悸，孕期共输血3次，每次悬浮红细胞2 U，血小板1个单位。

（2）查体：生命体征稳定，全身皮肤瘀斑，宫底位于剑突下3横指，胎心率156次/分，双下肢高度可凹性水肿，双侧大阴唇显著水肿。

（3）血常规示：血小板T 13×10^9/L，血红蛋白77g/L，红细胞2.28×10^9/ L。彩超：胎儿宫内单活胎，胎儿双顶径及超声孕周小于实际孕周–2SD。

2. 诊断要点

妊娠合并再障包括妊娠前已明确诊断的再障，以及妊娠期首次诊断或孕期出现红细胞及白细胞（两系）减少或全血细胞减少，产后随访检查而确诊的再障。

在妊娠期首发的再障，又称妊娠相关性再障。诊断标准：①妊娠期首次发现；②没有证据显示再障的发生是已知的经典原因(如药物、病毒感染等)造成；③全血细胞减少，包括外周血白细胞计数$<5 \times 10^{9}/L$；血红蛋白含量$<105 \ g/L$，血小板计数$<100 \times 10^{9}/L$；④骨髓活检显示增生低下。此诊断标准和现行非孕期诊断标准并无明显区别，只是在概念上强调了妊娠期首次发生。诊断再障后仍应进一步确定其临床分型，以指导治疗及判断预后。

目前国内外普遍采用骨髓细胞增生程度和血细胞计数进行分型的标准，仍将再障分为非重型/重型和极重型，其中重型和极重型再障的诊断标准如下：

（1）重型再障：①骨髓细胞增生程度<正常的25%；如<正常的50%，则造血细胞应<30%；②符合以下3项中至少2项：中性粒细胞计数$<0.5 \times 10^{9}/L$，血小板计数$<20 \times 10^{9}/L$，网织红细胞计数$<20 \times 10^{9}/L$。

（2）极重型再障：①符合重型再障标准；②中性粒细胞计数$<0.2 \times 10^{9}/L$。

3. 诊断标准

（1）妊娠期首次发现。

（2）没有证据显示再障的发生是前述已知的经典原因（如药物、病毒感染等）造成。

（3）全血细胞减少，包括外周血白细胞计数$<5 \times 10^{9}/L$；血红蛋白含量$<105 \ g/L$，血小板计数$<100 \times 10^{9}/L$。

（4）骨髓活检显示增生低下。

此诊断标准和现行非孕期诊断标准并无明显区别，只是在概念上强调了妊娠期首次发生。

诊断再障后仍应进一步确定其临床分型，以指导治疗及判断预后。目前国内外普遍采用骨髓细胞增生程度和血细胞计数进行分型的标准。再障仍分为非重型、重型和极重型，其中重型和极重型再障的诊断标准如下：

（1）重型再障：①骨髓细胞增生程度＜正常的25%；如＜正常的50%，则造血细胞应＜30%；②符合以下3项中至少2项：中性粒细胞计数＜$0.5 \times 10^9 L$，血小板计数＜$20 \times 10^9 L$，网织红细胞计数＜$20 \times 10^9 / L$。

（2）极重型再障：①符合重型再障标准；②中性粒细胞计数＜$02 \times 10^9 / L$。

4. 鉴别诊断

妊娠期首次诊断再障的患者常以血常规检查异常为初次表现，可为单纯贫血、血小板计数减少或两者同时减少，或者全血细胞减少，再障病史及临床表现可能并不典型。临床上血常规表现为上述异常的疾病较常见的还有巨幼细胞贫血、PNH、MDS以及低增生性急性白血病。因此，在妊娠期要通过病史及相关检查对上述疾病进行诊断和鉴别诊断。

（1）巨幼细胞性贫血：巨幼细胞贫血有时可与再生障碍性贫血混淆。但前者骨髓中原始细胞不增多，幼红细胞PAS反应常为阴性，予以叶酸、维生素B_{12}治疗有效。

（2）骨髓增生异常综合征：该病的RAEB及RAEB-t型除病态造血外，外周血中有原始和幼稚细胞，全血细胞减少和染色体异常，但骨髓中原始细胞小于20%。

（3）阵发性睡眠性血红蛋白尿（PNH）：是获得性造血干细胞基因突变所致红细胞膜缺陷性溶血病，临床表现与睡眠有关、间歇性发作的慢性血管内溶血和血红蛋白尿，可伴全细胞减少或反复血栓形成。诊断依据有血管内溶血的实验室依据、酸溶血试验、蛇毒因子溶血或尿含铁血黄素试验中两项阳性或流式细胞计数监测CD55或CD59表达下降＞10%。

（4）骨髓免疫表型分析：对于两系或全血细胞减少，有条件时应检测CD55和CD59以除外PNH。骨髓检查结果不典型，诊断仍然不明确时，必要

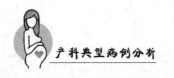

时需重复骨髓检查或等待产后随访时确诊。

5. 治疗要点

（1）支持治疗：支持治疗主要包括成分输血和防治感染。输血治疗主要是纠正贫血和血小板减少。而再障患者，特别是重型再障患者，由于白细胞和中性粒细胞计数下降，可能面临的严重感染往往可危及生命。当中性粒细胞计数<0.5×10^9/L时，感染风险大大增加。因此，临床上一旦出现感染征象，必须积极应用广谱抗生素。

（2）促造血治疗：促造血治疗是指用造血细胞因子刺激相应的造血细胞增殖。临床上应用的造血细胞因子主要包括重组人红细胞生成素（rhEPO）、粒细胞集落刺激因子（G-CSF）或粒细胞巨噬细胞集落刺激因子（GM-CSF）、重组人血小板生成素（rhTPO）及白细胞介素6（IL-6）等。目前，造血细胞因子治疗再障的有效性及妊娠期应用的安全性均存在争议。关于促造血细胞因子在妊娠期的应用，因为文献报道例数少，目前仅作为一种尝试。对于孕中、晚期重型再障患者存在中性粒细胞严重减少者，可考虑短期应用G-CSF治疗。

（3）免疫抑制剂治疗：目前非孕期再障的免疫抑制治疗以抗胸腺细胞球蛋白（ATG）联合环孢素为首选，ATG在妊娠期应用的安全性尚不明确；环孢素无明显的胎儿毒性，不增加胎儿畸形的发生风险。目前，大多数文献认为，环孢素是可以在孕期选择性使用的免疫抑制剂，疗程至少6~12周。

（三）经验总结与关注要点

1. 经验总结

（1）对于妊娠期首次出现全血细胞减少或两系细胞减少伴或不伴临床表现的患者，如何通过病史、不典型临床表现以及相应的检查及时诊断是目前临床上面临的难题。特别是对胎儿安全的顾虑，以及妊娠本身激素水平的影响，增加了及时进行相关检查及准确诊断的难度。妊娠不是骨髓穿刺的禁忌。此外，虽然妊娠期间血容量增加及血液稀释的生理性变化会使血细胞计数相对下降，但目前国内外对妊娠合并再障的诊断与分型依然参照非妊娠期再障的诊断和分型标准进行。

（2）在妊娠的不同阶段争取做到个体化管理。目前，再障已不是妊娠的禁忌证，目前认为孕期首次诊断的再障患者、病情稳定的非重型再障以及经免疫抑制剂或骨髓移植治疗达到稳定、临床缓解的患者，孕期在支持治疗下，大部分患者能够安全渡过妊娠期和分娩期。孕期不同阶段个性化管理很重要。

1）孕早期：再障病情加重或首次诊断已为重型再障者，考虑到维持妊娠至胎儿成熟所需的较长时间内母体病情危险性较高、孕早期药物治疗对胎儿的致畸风险以及支持治疗的局限性，现有文献均建议及时终止妊娠。

2）孕中期：无论是孕前已诊断的再障还是妊娠期首次诊断的再障患者，都应在严密监测病情的条件下，积极支持治疗以纠正全血细胞减少对母儿可能造成的影响，同时密切监测母体并发症的发生，特别是要加强妊娠期高血压疾病的预防及监测，以及胎儿畸形的系统筛查。对于病情加重或已诊断为重型再障者，是否需及时终止妊娠或尽可能维持妊娠至孕晚期以期待胎儿成活的观点仍存在争议。部分观点认为，孕中期终止妊娠面临与孕晚期一样的风险，应尽可能支持治疗，必要时可应用促造血治疗和免疫抑制剂治疗改善再障病情，延长妊娠至胎儿可存活；部分观点则认为，继续妊娠随时可能出现不能控制的母儿相关并发症，例如严重感染和脑出血，增加孕产妇死亡风险。因此，综合上述观点建议，应在全面考虑医疗机构所具备的综合诊治能力及血源支持能力的情况下慎重决定。

3）孕晚期：在监测母体病情同时，继续关注母体并发症及胎儿生长发育情况，加强超声对胎儿及胎盘功能的监测，警惕出现胎儿生长受限或羊水过少，在病情加重特别是出现严重的产科并发症时应积极终止妊娠。

2.关注要点

（1）再障患者能够耐受妊娠与分娩：对于孕前诊断为再障的患者，

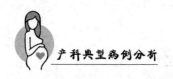
临床需关注的问题是患者原发病情的程度、是否经过治疗、在何种情况下（病情稳定的时间、血常规三系细胞数及是否仍需药物控制）可以妊娠。目前认为病情稳定的非重型再障以及经免疫抑制剂或骨髓移植治疗达到稳定、临床缓解的患者，孕期在支持治疗下，大部分能够安全渡过妊娠期和分娩期。因此，非重型再障患者及重型再障治疗后达到临床缓解并稳定至少半年的患者，可考虑妊娠。

（2）再障产妇的分娩方式：在临床实践中，由于新鲜血的采集或单采血小板一般有时间限制，取血后为保证血小板质量及充分发挥其功能，又要尽快输入患者体内，而产科医生大多希望能在分娩的关键时刻把这些血输给患者，这种用血上的时间限定，对于阴道分娩来说是较难把握的，而剖宫产则可根据血源情况来安排手术时间，这是再障产妇在分娩方式上剖宫产优于阴道分娩之处。再障患者经阴道分娩时，若第二产程过分用力，可能会引起颅内出血或心衰，应引起注意。再障产妇病情控制，如合并重度妊高征、胎儿窘迫，应及时行剖宫产术终止妊娠，以改善母婴结局。

（四）孕产期管理及风险防范

（1）妊娠合并再障患者孕期需要在三级综合性医院，由产科和血液科医生共同进行围产期保健，密切监测原发病病情变化和孕期相关母儿并发症的发生。孕期支持治疗应维持血红蛋白含量＞80 g/L、血小板计数＞20×10^9/L，因当血小板计数＜20×10^9/L时，患者出现自发性出血特别是脑出血的风险明显增加。同时使用有效抗生素预防感染，可降低孕妇病死率。但关于妊娠合并再障孕期治疗的目标目前尚无统一的标准。

（2）妊娠合并再障患者在病情稳定，不合并产科并发症的情况下应尽可能维持妊娠至足月后实施计划分娩，在终止妊娠前，应积极备好血源(包括压积红细胞、血浆、血小板)，根据血红蛋白含量及血小板计数水平，对症输入成分血以维持血红蛋白含量＞80 g/L，血小板计数＞（20～30）$\times 10^9$/L。血小板计数＜（20～30）$\times 10^9$/L的初产妇应以剖宫产分娩为宜，以减少母体自发出血特别是脑出血的风险；产后应及时应用强宫缩剂预防产后出血，对于发生产后出血者应积极实施各种控制产后出血的措施，在血容量补充中，应注意更积极地补充凝血成分，预防DIC的发生。胎盘娩出后应仔细检查，可避免胎盘胎膜残留，出现再次产后大出血。对有宫腔感染者应果断去除病灶，不可姑息，以免酿成严重不良后果。产褥期除注意出血及感染迹象外，还应警惕颅内出血的早期症状。而对伴发产科并发症者应根据其病情程度，确定终止妊娠的时机及方式。

三、妊娠期血小板减少症

（一）病历汇报

患者，晏某，31岁。

主诉：停经9月余，发现血小板减少6个月。

现病史：LMP：2017年11月10日。EDC：2018年08月17日。停经30余天查尿妊娠试验阳性，停经后未出现明显早孕反应。停经4月余时自觉胎动，活跃至今。停经3个月时建立围保，定期产检，行NT超声、唐氏筛查、四维彩超及糖耐量试验均未提示明显异常。停经3个月查血小板约80×10^9/L，未进一步治疗，定期复查，血小板逐渐减少，自诉无牙龈出血、皮肤出血点等明显出血倾向。停经7个月查血小板30×10^9/L。孕中、晚期无头晕、头痛、眼花、胸闷、下肢水肿等不适。现宫内孕38^{+2}周，无腹痛，无阴道流液、出血，遂就诊于我院，门诊以"①妊娠期血小板减少；②孕2产1，宫内孕38^{+2}周，头位"之诊断收住院。自停经以来，精神可，饮食、睡眠好，大小便正常，孕期体重增加15 kg。

既往史：2011年足月顺产一活婴，无产后大出血，因血小板少，产后输血小板2个单位。否认糖尿病、高血压、肾病病史。否认其他手术史。

家族史：父母体健；同胞2人，1哥体健。家族中无类似疾病发生，否

认家族性遗传病史。

婚育史：孕2产1。2011年足月顺产一活婴，无产后大出血、产褥期感染史。

入院查体：生命体征平稳，神志清楚，无皮肤、巩膜黄染，无结膜苍白，无皮肤黏膜出血，心、肺听诊无明显异常。

专科检查：胎位LOA，宫高30 cm，腹围103 cm，估计胎重3 300 g，胎心率140次/分，无宫缩。骨盆外测量：IS-IC-EC-TO为25-27-20-8.5 cm。阴道无出血、无流液。消毒内诊：外阴发育正常，阴道畅，宫颈质软，位置居后，宫颈未消，宫口未开，胎头S-2。

辅助检查：

（1）血常规：白细胞5.62×10^9/L，血红蛋白91.0 g/L，红细胞2.51×10^{12}/L，血小板36×10^9/L。

（2）凝血功能：凝血酶原时间9.6 s，D-二聚体1.56 mg/L。

（3）肝肾功能：未见异常。

（4）胎心监护：NST反应型。

（5）彩超：胎位头位。双顶径91 mm，头围335 mm，颅骨光环可显示。胎心率157次/分，节律未显示明显异常。胎儿腹围341 mm。胎儿颈部可显示"U"形压迹。胎儿股骨长74 mm。脐动脉频谱：Vs 43 cm/s，Vd 18 cm/s，RI 0.56，S/D 2.30。胎盘附着于子宫后壁，厚约33 mm，下缘因胎头遮挡显示不清。羊水指数165 mm。宫内妊娠，晚孕，单活胎，头位。胎儿脐带绕颈一周。

初步诊断：①妊娠期血小板减少症；②孕2产1，宫内孕38^{+2}周，头位；③脐带缠绕。

诊疗经过：患者孕中期出现血小板减少，呈进行性下降，无皮肤黏膜出血点，未服用特殊药物治疗，凝血功能检测正常，既往妊娠有血小板减少病史，分娩2周后恢复正常，考虑妊娠期血小板减少症。因入院后复查血小板36×10^9/L，目前已孕满37周，患者血小板低于50×10^9/L，告知其经阴道分娩有大出血及脑出血、多脏器自发出血等风险,剖宫产有创面渗血、切口渗血、切口愈合不良等风险,患者及其家属商议后要求行子宫下段剖宫产术终止妊娠,积极备血小板,积极术前准备,签署相关医疗文书。2019年08月03日,在全身麻醉下行子宫下段剖宫产术,子宫增大如孕周状,子宫下段形成可,羊水色清,量约500 mL,以头位助娩一活女婴,脐带绕颈一周,清理呼吸道后哭声好,评10分,断脐后交助产士处理。胎盘附着于子宫前壁,自然剥离,胎盘、胎膜娩出完整。胎盘娩出后宫缩欠佳,予以按摩子宫及缩宫素、卡前列素氨丁三醇(安列克)等药物后宫缩好转,子宫切口渗血明显,予以缝合并缝扎后好转,双侧附件区未见明显异常。盆腔放置引流管1根自左侧腹壁引出。术后予以预防感染、营养补液、促进子宫收缩等对症治疗,术后第2天复查血常规白细胞9.08×10^9/L,中性粒细胞百分比78.8%,淋巴细胞百分比16.2%,红细胞2.35×10^{12}/L,血红蛋白85.0 g/L,平均血红蛋白量36.2 pg,血小板64×10^9/L。患者于术后第5天出院。

出院诊断:①妊娠期血小板减少症;②孕2产2,宫内孕38^{+3}周,头位,剖宫产分娩;③脐带缠绕。

(二)诊治要点

1. 诊断依据

(1)育龄期女性,孕期发现血小板减少。

(2)孕2产1,既往因妊娠血小板轻度减少,经阴道分娩一活婴,分娩后2周血小板恢复正常。入院体健,全身无皮肤黏膜出血点。

(3)入院后血常规提示血小板36×10^9/L。

2. 鉴别诊断

(1)血栓性血小板减少性紫癜(TTP):见于任何年龄,基本病理改变为嗜酸性物质栓塞小动脉,经荧光抗体检查证实为纤维蛋白栓塞,这

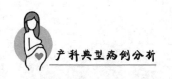

种血管损害可发生于各个器官，临床上表现为血小板减少性出血和溶血性贫血，肝脾大，溶血较急者可发热，并有腹痛、恶心、腹泻，甚至出现昏迷、惊厥及其他神经系统症状，网织红细胞增加，周围血象中出现有核红细胞，血清抗人球蛋白试验一般阴性，可显示肾功能不良，如血尿、蛋白尿、氮质血症、酸中毒，预后严重，肾上腺皮质激素仅有暂时缓和作用。

（2）HELLP综合征：在已发生血小板减少，临床表现为在高血压、蛋白尿等子痫前期的基础上出现全身不适，右上腹痛，体重骤减，脉压增大，晚期有出血倾向，实验室检查以溶血、肝酶升高及血小板减少为特点。本例中患者妊娠期合并症仅表现为血小板减少，血压、尿常规及相关检查未见明显异常，可排除子痫前期基础上的血小板减少。

（3）妊娠合并再生障碍性贫血：妊娠前可有再生障碍性贫血的病史。临床表现为由于红细胞、白细胞、血小板减少引起的贫血、感染、出血；血象表现为三系减少，骨髓象显示骨髓脂肪变，三系造血细胞减少，有效造血面积减小，骨髓增生不良。本例中患者仅血小板减少，白细胞及红细胞均在正常范围，可排除再生障碍性贫血。

（4）其他：包括药物性血小板减少、弥散性血管内凝血（DIC）、抗多烯磷脂胆碱综合征、SLE等，根据患者病史，检测肝功能、血常规、凝血系列、抗多烯磷脂胆碱抗体、狼疮全套、免疫全套等一般能够鉴别。药物性血小板减少一般停药后能恢复正常。

3. 治疗要点

大多数GT血小板减少程度轻，不会引起母体出血和新生儿血小板减少，因此目前主张动态观察孕妇的临床出血症状、血小板计数变化，加强胎儿监护，无须特殊处理。当血小板计数$<20 \times 10^9$/L，或妊娠中、晚期血小板计数$<50 \times 10^9$/L，有出血倾向，尤其在需要终止妊娠前应积极治疗。有报道认为血小板计数$<50 \times 10^9$/L的孕妇预防性输注血小板可有效减少剖宫产术中和阴道分娩时的出血量。血小板计数$\geq 50 \times 10^9$/L的孕妇如无产科指征可经阴道分娩，无须剖宫产；血小板计数$<50 \times 10^9$/L伴临床出血的孕

妇需剖宫产；但血小板计数 $<50 \times 10^9$/L 不伴出血症状的孕妇是经阴道分娩抑或剖宫产，尚有争议。

（三）经验总结与关注要点

1. 处理原则

PT患者在孕期应该进行严格的产前检查，定期复查血常规，动态观察血小板的变化情况，并根据具体情况采取不同的措施。处理的重点是积极预防由于血小板减少所致的出血，争取在产前给予相应的治疗，积极治疗合并症和并发症。

2. 治疗方法

（1）妊娠期血小板减少症以监测为主，一般不需要干预治疗。与正常人比较，患者产后出血的发生率及新生儿的预后无明显差异。

（2）妊娠期血小板减少症的治疗目标是预防严重血小板减少所引起的出血并发症，血小板的数值达到预防出血的安全值即可，不需要纠正至正常范围。ITP指南及专家共识在治疗方面建议：血小板计数 $<30 \times 10^9$/L 考虑治疗，血小板计数 $<10 \times 10^9$/L，或在 $(10{\sim}30) \times 10^9$/L 伴明显出血倾向时，给予药物或输血治疗；血小板计数 $>30 \times 10^9$/L 只需要密切观察病情变化。

1）糖皮质激素：是治疗ITP的首选药物。糖皮质激素的应用可以抑制产生抗体和抗原-抗体反应，从而减少血小板可能造成的过多的破坏。推荐剂量为泼尼松40~100 mg/d，维持剂量为10~20 mg/d。因为孕早期使用有致畸的可能，一般认为在妊娠6个月后使用糖皮质激素较为安全，在使用的同时也要注意有无水肿的发生和有无血压、血糖升高等不良反应。

2）免疫球蛋白（IgG）：免疫球蛋白静脉滴注可通过封闭单核巨噬细胞表面的Fc受体，抑制自身抗体的产生，减少或避免血小板的破坏，安全性高，且起效快，常用于激素治疗无效者。常用剂量为400 mg/（kg·d），连续使用5天。免疫球蛋白虽然不良反应较少，但其是血液制品，价格高，也有潜在的感染风险，限制了临床的应用。

3）血小板制剂：血小板的输入次数与血小板抗体的产生呈正比关系，输入次数越多，血小板的破坏速度越快。只有在血小板计数＜10×10^9/L，并有出血倾向，或者分娩前血小板计数＜50×10^9/L，为了防止产时、产后出血时应用。由于血小板的破坏迅速，尤其对于ITP患者，其体内的血小板可存活时间只有40~230分钟，所以根据患者的血小板的计数和有无出血倾向，选择在分娩时或者剖宫产开始前1小时内一次性静脉滴注10~20个单位血小板，以使其发挥最好的止血作用。

3. 分娩时机及分娩方式的选择

（1）分娩时机：①血小板计数控制正常的患者，可等待自然临产。如有超过预产期，具有产科引产指征，或者胎膜早破无宫缩，可考虑引产。②血小板计数呈进行性下降或存在潜在出血倾向，对标准治疗无效，可遵循以下原则：妊娠不足34周者，尽可能保守治疗，延长孕周；妊娠达34周后，则可考虑终止妊娠。

（2）分娩方式：①血小板计数＞50×10^9/L可经阴道分娩；②血小板计数＜50×10^9/L者剖宫产比经阴道分娩母儿相对安全，可预防经阴道分娩有可能造成的母儿颅内出血风险。

（3）分娩时麻醉方式的选择：①无出血倾向的ITP患者，血小板计数＞80×10^9/L可行椎管内麻醉；②血小板计数为（50~80）×10^9/L者，全身麻醉较为安全。

4. 监测要点

产时出血：血小板减少患者最大的风险就是产时出血，所以分娩前应制订好相应的分娩计划，备新鲜血及血小板。经阴道分娩的患者，应避免产程的延长及使用阴道助产，避免胎头负压吸引。

（四）孕产期管理及风险防范

1. 孕前咨询

对于妊娠前ITP病情严重或孕早期发现患有ITP，需要使用糖皮质激素治疗，或者孕早期血小板迅速下降并有出血倾向者，应考虑暂缓妊娠或早期终止妊娠。

2. 孕期管理

通常以积极治疗为主定期复查血常规及凝血功能，改善病情，同时注意胎儿的生长发育，警惕用药期间妊娠相关并发症的发生。当泼尼松剂量>15 mg/d时，会增加早产、胎儿生长受限、子痫前期以及先天性出生缺陷的风险。

3. 产后管理

（1）孕期使用激素治疗者，产后需要继续使用，并根据疗效逐渐减小剂量。

（2）ITP并不是母乳喂养的禁忌证，但母乳中含有血小板抗体，应视母体病情及新生儿血小板计数酌情选择。

（3）应重视产后随访，尤其对于那些妊娠前血小板计数不详，在妊娠期血小板减少者，如果产后2~3个月血小板计数仍未恢复正常，则支持ITP的诊断。妊娠合并血小板减少的病因是多样的，临床上找到血小板减少的原因，根据不同发病特点采取不同的个体化治疗方案是改善母婴结局的关键。

四、血栓性血小板减少性紫癜

（一）病历汇报

患者，周某，28岁。

主诉： 停经8月余，发现血小板减少2月余，加重3天。

现病史： 平素月经规律，LMP：2016年09月02日。EDC：2017年06月09日。早孕反应不明显，孕期未建立围产保健，不定期产检，2月前在当地医院检查发现血小板减少，具体不详，偶有牙龈出血，无皮肤瘀斑，未处

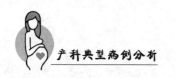

理，在当地医院不定期复查血常规。3天前无明显诱因出现发热，体温最高38.7 ℃，无咳嗽、咳痰、咽痛、呼吸困难等不适，自行口服药物治疗（具体不详），效差。1天前在当地县医院检查Hb 72g/L，PLT 32×10⁹/L，遂来我院就诊。

婚育史： 20岁结婚，配偶体健，孕1产0。

既往史、个人史、月经史、家族史： 均无特殊。

入院查体： T 38.3 ℃，P 124次/分，R 21次/分，BP 135/85 mmHg。神志情，贫血貌，全身皮肤黏膜可见散在出血点及瘀斑，双下肢水肿（++），腹部膨隆如孕周。

专科检查： 腹围90 cm，宫高31 cm，胎位LOA，胎心 134 次/分，未扪及宫缩，宫口未开，阴道无出血及流液。

辅助检查： 血常规：Hb 72 g/L，PLT 32×10⁹/L。电子胎心监护示：NST反应型。

入院诊断： ①妊娠合并血小板减少；②妊娠合并中度贫血；③发热原因待查；④孕1产0，宫内孕33⁺⁶周，头位，LOA。

（1）患者孕32⁺⁶周，2个月前在当地医院检查发现血小板减少，3天前发热，体温最高38.7 ℃，1天前在当地县医院检查Hb 72 g/L，PLT 32×10⁹/L。

（2）入院体温38.3 ℃，贫血貌，全身皮肤黏膜可见散在出血点及瘀斑，双下肢水肿（++）。

（3）入院后我院血常规示Hb 69 g/L，PLT 25×10⁹/L；尿常规示尿蛋白（++），红细胞3～5/HP。肝功能：AST 45 U/L，ALT 84 U/L，TBIL 58.24 μmol/L，IBIL 39.08 μmol/L，LDH 578 U/L。外周血涂片可见破碎红细胞计数。

诊治经过： 入院后积极完善相关化验检查，告病重，联系血液科会诊，我院血常规示Hb 69 g/L，PLT 25×10⁹/L；尿常规示尿蛋白（++），红细胞3～5/HP。肝功能：AST 45 U/L，ALT 84 U/L，TBIL 58.24 μmol/L，IBIL，39.08 μmol/L，LDH 578 U/L，外周血涂片可见破碎红细胞计数，血液科会诊后考虑"妊娠合并血栓性血小板减少性紫癜"，给予地塞米松10 mg口服，每日1次，头孢呋辛1.5 g，每8小时一次，静脉滴注，同时申请悬浮红细胞4 U纠正贫血，保肝、监测血压及胎心等对症支持治疗。入院第三天体温正常，复查血常规示Hb 65 g/L、PLT 16×10^9/L，复查肝功能示AST 110 U/L、ALT 179 U/L、LDH 946 U/L。现孕34^{+2}周，充分备血后在全麻下行剖宫产术，新生儿出生Apgar评9分，呼吸扣1分，术中输新鲜血浆600 mL、悬浮红细胞6 U，术后转入血液科给予血浆置换、丙种球蛋白及甲泼尼龙静脉滴注及抗感染等治疗，术后15天从血液科出院并内科随访。

出院诊断：①妊娠合并血栓性血小板减少性紫癜；②孕1产1，宫内孕34^{+2}周，LOA，剖宫产分娩；③早产。

（二）诊治要点

1. 诊断依据

（1）典型临床表现：

1）血小板减少引起的出血：以皮肤黏膜为主，严重者颅内出血。

2）微血管病性溶血性贫血：不同程度的贫血，外周血涂片中可见碎裂的红细胞（头盔状红细胞、三角形红细胞、形状扭曲的红细胞）伴溶血的证据（血红蛋白水平降低，幼红细胞增多，网织红细胞数增高，血清乳酸脱氢酶水平增高）。

3）肾脏损害：肉眼血尿不常见，重者因肾皮质坏死最终进展为急性肾衰竭。

4）发热：90%以上患者有发热，在不同病期均可发热，多属中等程度。

5）神经系统改变：包括头痛、精神改变、局部运动或感觉缺陷、视觉模糊甚至昏迷，其特点为症状变化不定，初期为一过性，部分患者可改善，亦可反复发作。

（2）实验室检查：血常规提示贫血、血小板减少、白细胞计数正常，

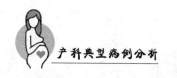

而LDH显著增高，就应考虑TTP。英国诊断TTP的标准：血小板减少症、贫血和外周血红细胞碎片＞2%。重症TTP的诊断标准：血细胞比容＜0.20，血小板计数＜10×10^9/L，LDH＞600 U/L，血肌酐（Scr）＞442 pmol/L，或合并中枢神经系统症状。

另外，TTP妊娠妇女还会出现全身紫癜、阴道出血、死胎、胎盘早剥、死产，也常合并HELLP综合征。ADAMTS13活性不到正常的5%和vWF-73基因突变为确诊的金标准。抗ADAMTS13抗体IgG滴度＞15 U/mL，ELISA法测出ADAMTS13的抗原也能诊断。但上述检测一般的医院临床常规均不采用，临床拟诊患者很难及时检测结果。

2. 鉴别诊断

TTP常需与因败血症而致的弥散性血管内凝血（DIC）、HELLP综合征、溶血性尿毒综合征（HUS）、系统性红斑狼疮（SLE）、妊娠期急性脂肪肝（AFLP）等相鉴别。败血症引起的DIC常有凝血功能异常。HELLP综合征患者母胎界面血管内皮细胞功能障碍，有高血压的表现且ADAMTS1活性在正常范围，LDH、AST较低，使用激素治疗8~12小时或终止妊娠后病情即好转。产后HUS常发生在产后48小时至10周，临床表现与TTP相似，如血小板减少、微血管性溶血性贫血、肾衰竭，但少有发热和多变性神经系统病理性损伤，且TTP患者ADAMTS13活性降低，而HUS患者几乎是正常的。SLE是自身免疫性疾病，表现为多脏器功能改变，但自身免疫性抗体检查为阳性。AFLP常表现为肝衰竭、白细胞计数增高、凝血功能异常；TTP则肝功能损害轻，白细胞和凝血功能多正常。

3. 治疗要点

妊娠合并TTP的治疗方案仍未统一，与非妊娠妇女相同。主张多学科（产科、血液科、麻醉科和新生儿科）合作，常需重症监护室（ICU）高级生命支持。

（1）血浆置换（PE）：是妊娠合并TTP的首选且唯一有效的治疗方法。妊娠妇女出现血栓性微血管病（贫血、血小板减少、白细胞计数正常）和 LDH 显著增高，应在4~8小时内进行PE，可使TTP的死亡率从80%~90%降至10%~20%。TTP患者病情常在出现症状后24小时内迅速恶化，如24小时内不能进行PE，应先采取血浆输注至少25~30 mL/（kg·d）治疗，同时准备进行PE。

（2）免疫疗法：糖皮质激素可抑制免疫反应，减少巨噬细胞破坏血小板和红细胞。建议甲基泼尼松龙 1 g/d，静脉滴注3日，或口服泼尼松 1 mg/（kg·d），与PE联用。PE联合糖皮质激素治疗妊娠合并 TTP是否优于单用 PE 尚未得到证实。

（3）预防血栓形成：当血小板计数达到50×10^9/L以上时，常规给予小剂量阿司匹林和低分子肝素预防血栓形成。

（4）其他治疗：防治心、脑、肺、肾等器官的衰竭，防治感染和营养支持治疗。口服叶酸5 mg/d，红细胞输注应根据心功能的情况且血红蛋白<70 g/L才考虑。除非有致命性出血，通常认为 TTP 患者不能输注血小板，因其促进血小板微血栓形成，加重病情。

（5）产科处理：产科处理需要依据TTP的病情、治疗效果、孕周和胎儿的状况而定。终止妊娠是TTP的治疗方法之一，但终止妊娠不能保证TTP病情的缓解，也不能消除TTP的病因。国外有妊娠早期并发 TTP，规范PE治疗至妊娠足月分娩活婴的报道。因TTP易致流产、胎儿生长受限和死胎，妊娠期需定期检测胎儿宫内发育状况，注意子宫动脉血流，检测、评估胎儿和胎盘血供情况。对妊娠中、晚期治疗效果良好的患者，有建议妊娠至37~38周胎儿成熟后终止妊娠。若妊娠晚期出现胎儿窘迫或子痫前期，应终止妊娠。

（三）经验总结与关注要点

1. 经验总结

（1）TTP临床首发症状复杂多样，易漏诊和误诊。常表现为三联征（微血管性溶血性贫血、进行性血小板减少、神经系统异常）或五联征

（三联征加发热及肾脏损害）。大多数患者于发病后3个月内死于出血、脑血管意外或脏器功能衰竭，少数表现为反复发作且渐加重。有研究者认为，50%~75%的患者表现为三联征，肾脏损害和神经系统异常为TTP的终末期表现，早期很少出现。对于贫血、血小板减少尤其是血小板进行性减少患者应考虑到TTP，行溶血试验。

（2）妊娠合并TTP虽然罕见，但起病急，病死率高，如不经治疗，可能对母儿产生严重的影响。TTP可使蜕膜小动脉血栓闭塞引起胎盘梗死，导致流产、胎儿生长受限、死胎等后果。因此应定期监测胎儿宫内发育情况，及时检测评估胎儿和胎盘血供情况。对于孕24周前的患者，终止妊娠也不能改变病程，因此不建议此时分娩和终止妊娠。对于孕周较大的患者，应积极治疗，根据患者病情及产科情况适时终止妊娠，虽然终止妊娠不能改变病程，但是此时胎儿尚有可能存活。如果出现胎儿窘迫、胎儿生长受限或胎死宫内，则可以在血浆置换改善条件后经阴道分娩，以免手术危及母亲生命。

2. 关注要点

（1）血浆置换：血浆置换是治疗妊娠合并TTP治疗的首选方式，血浆置换可有效清除抗ADAMTS13自身抗体，补充ADAMTS13免疫复合物及高分子量vWF多聚体，使神经、精神症状明显减轻，显著降低死亡率。国外有学者提出当怀疑为TTP时，建议尽快开始血浆置换治疗，延迟进行血浆置换可能会导致不良后果，而且患者出现临床症状到开始血浆治疗的时间与TTP患者预后相关，及时的血浆治疗可能会取得更好的疗效。目前已知导致TTP患者死亡的危险因素包括年龄（>60岁）、严重的神经症状及在两次血浆置换后乳酸脱氢酶（LDH）的水平。目前置换的液体尚未有统一标准，我国临床上多数采用新鲜冰冻血浆作为交换液体，具体治疗方案尚未统一。目前对于妊娠<24周发作的患者，血浆置换仍为首选的治疗方法，并依据患者病情、治疗效果、孕周及胎儿的情况决定产科处理，一般治疗应维持至产后6周至6个月。

（2）避免输血小板：静脉输注血小板可加重血栓形成，可引起猝死、存活率下降，为避免病情进一步恶化，应尽力避免输血小板。

（四）孕产期管理及风险防范

大多数TTP患者PE后可以恢复，但复发率达31%~61%。先天性TTP，除非采取适当的预防性PE，妊娠并发TTP几乎不可避免。然而，对于获得性TTP，在后来妊娠期间复发TTP的风险可能是很低的，通过医生的仔细监护，医患共同评估可能发生的风险，未来妊娠可能是一种安全和可接受的决定。有学者建议有TTP病史或ADAMTS13严重缺乏的妇女于妊娠前和妊娠期检测ADAMTS13活性，若ADAMTS13活性＜10%，妊娠早期开始预防性PE治疗，或血浆输注治疗30 mL/kg，每2周1次，直至分娩和产后完全缓解。另外，妊娠期也推荐预防性使用阿司匹林和低分子肝素预防血栓形成。围产期处理方案包括：①动态检测TTP症状、血常规和ADAMTS13活性。②血小板计数＜100×10^9/L停用阿司匹林。③血小板计数＜50×10^9/L 住院并行PE。④终止妊娠的时机由TTP的症状、体征和治疗的反应以及妊娠时间和胎儿的状况决定。⑤剖宫产前维持血小板计数＞50×10^9/L。

第八节 风湿免疫性疾病

一、抗磷脂抗体综合征

（一）病历汇报

患者，张某，34岁。

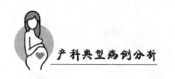

主诉：停经7月余，下腹痛伴阴道出血10天。

现病史：LMP：2018年08月01日。EDC：2019年05月08日。停经30天查尿妊娠试验阳性，停经后出现明显早孕反应，停经4个月时自觉胎动，活跃至今。停经3个月时建立围保，定期产检，行NT超声、无创DNA未见明显异常，四维彩超未做，糖耐量试验未做。孕前期"抗心磷脂抗体阳性"，孕期给予"阿司匹林片25 mg，每日1次，口服；羟氯喹片0.1 g，每日2次，口服；并皮下注射肝素4 000 IU，每日1次"。孕早期检查发现"甲状腺功能减退"，给予"优甲乐片25 μg，每日1次，口服"，定期复查甲状腺功能。孕中期无头晕、头痛、眼花、胸闷等不适，10天前无明显原因出现下腹痛伴阴道出血，量多于月经量，遂就诊于当地中心医院给予保胎止血等对症治疗（具体用药不详），效果欠佳。今为求进一步治疗，就诊于我院，门诊以"①抗磷脂抗体综合征（APS）；②孕4产0，宫内孕28^{+5}周，珍贵儿；③先兆早产；④不全纵隔子宫"收住院。自停经以来，精神可，饮食、睡眠好，大小便正常，孕期体重随孕周增加。

既往史：否认高血压、心脏病病史，否认糖尿病、脑血管疾病病史，否认肝炎、结核、疟疾病史（预防接种史随当地进行），否认手术、外伤、输血、献血史，否认食物、药物过敏史。

个人史：生于原籍，久居本地，职员，本科学历，无疫区、疫情、疫水接触史，无牧区、矿山、高氟区、低碘区居住史，无化学性物质、放射性物质、毒物质接触史，无吸毒史，否认吸烟、饮酒史，无冶游史。

婚育史：28岁结婚，配偶体健，夫妻关系和睦。孕4产0，孕早期胚胎停育3次。

月经史：15岁初潮，每次持续5天，周期30天，末次月经时间2018年08月01日。月经量中等，颜色正常。无血块、无痛经史。

家族史：父母体健；同胞2人，1弟体健。家族中无类似疾病发生，否认家族性遗传病史。

入院查体：T 36.3 ℃，P 84次/分，R 21次/分，BP 111/81 mmHg。发育

正常，营养良好，正常面容。全身皮肤黏膜可见散在片状红斑，无皮疹、皮下出血、皮下结节，毛发分布正常，皮下无水肿。颈软、无抵抗，颈动脉搏动正常，颈静脉正常，气管居中，肝颈静脉回流征阴性。双肺呼吸音清晰，未闻及干、湿啰音。心前区无隆起，心尖搏动正常，心浊音界正常，心率84次/分，律齐，各瓣膜听诊区未闻及杂音，无心包摩擦音。腹膨隆如孕周，无压痛、反跳痛。腹部无移动性浊音。脊柱正常生理弯曲，四肢活动自如，无畸形、下肢静脉曲张、杵状指（趾），关节正常，下肢无水肿。四肢肌力、肌张力未见异常，未引出病理反射征。

专科检查：宫高27 cm，腹围83 cm，胎心率140次/分，阴道可见少量暗红色血迹。

辅助检查：

（1）血常规：白细胞7.7×10^9/L，中性粒细胞百分比78.9%，血红蛋白106.0 g/L，血小板196×10^9/L。降钙素原定量<0.05 ng/mL。

（2）蛋白S测定：41.8%。抗双链DNA阳性，β_2糖蛋白（IgG）0.47 RU/mL，β_2糖蛋白（IgM）27.06 RU/mL（偏高），抗心磷脂抗体（IgA）1.08 PL-IgA-U/mL，抗心磷脂抗体（IgG）3.08 PL-IgG-U/mL，抗心磷脂抗体（IgM）8.20 PL-IgM-U/mL，β_2糖蛋白（IgA）-2.13 RU/mL。抗核抗体（IF）、抗U1-nRNP抗体（WB）、抗SSA抗体（WB）、抗SSB抗体（WB）、抗Sm抗体（WB）、抗Scl-70抗体（WB）、抗dsDNA抗体（WB）均阴性。

（3）产科超声：①宫内妊娠，晚孕，单活胎，臀位。②胎儿头围、股骨长及肱骨长均小于-2SD。③胎儿大脑中动脉峰值流速大于1.29 Mom值。④胎儿心包少量积液。⑤胎儿脐带绕颈一周。⑥双侧子宫动脉频谱舒张早期可见切迹。⑦母体宫腔偏左侧条带状低回声（不全纵隔子宫？）。⑧母体目前宫颈管长33 mm。⑨母体宫颈管少量积液。

入院诊断：①阴道出血待查；②先兆早产；③抗磷脂抗体综合征；④孕4产0，宫内孕28^{+5}周，臀位；⑤胎儿生长受限？⑥珍贵儿；⑦不全纵隔子

宫；⑧脐带绕颈；⑨胎儿心包积液；⑩不良孕产史。

诊疗经过：入院后即与家属沟通病情，监测母儿情况，继续完善相关检查。结果回示蛋白S测定41.8％。抗双链DNA阳性。给予低分子肝素皮下注射改善循环、预防血栓形成，余给予营养补液等保胎治疗。入院后4天，患者诉阴道流液，急查内诊示宫口开1指，臀位，pH试纸变色，胎膜已破，羊水呈黄绿色，羊水Ⅲ度污染，告知患者及家属病情，臀位，胎膜早破，羊水污染，短时间内不能分娩，胎儿彩超提示胎儿生长受限，心包积液，不排除胎儿畸形可能，患者及家属经慎重考虑后要求剖宫产分娩遂在椎管内麻醉下行剖宫产术娩一活女婴，新生儿出生后转入新生儿重症监护室治疗。术后给予患者抗生素预防感染、营养补液、抗凝等治疗。术后定期复查凝血功能未见明显异常，术后5天，患者病情稳定出院。

出院诊断：①胎膜早破；②抗磷脂抗体综合征；③孕4产1，宫内孕29^{+3}周，臀位，剖宫产分娩；④珍贵儿；⑤不全纵隔子宫；⑥不良孕产史；⑦胎儿心包积液；⑧早产儿。

（二）诊治要点

1. 诊断依据

（1）育龄期女性，停经7月余，下腹痛伴阴道出血10天。

（2）孕前化验抗心磷脂抗体阳性，孕期给予"阿司匹林片25 mg，每日1次，口服；羟氯喹片 0.1 g，每日2次，口服；肝素4 000 IU，每日1次，皮下注射"。

（3）孕4产0，孕早期胚胎停育3次。

（4）查体：生命体征平稳，心肺听诊无异常，腹部膨隆符合孕周，无腹痛，双下肢无水肿。

（5）辅助检查：

1）蛋白S测定：41.8％。β$_2$糖蛋白（IgG）0.47 RU/ mL，β$_2$糖蛋白（IgM）27.06 RU/ mL（偏高），抗心磷脂抗体（IgA）1.08 PL-IgA-U/ mL，

抗心磷脂抗体（IgG）3.08 PL–IgG–U/ mL，抗心磷脂抗体（IgM）8.20 PL–IgM–U/ mL，β$_2$糖蛋白（IgA）2.13 RU/ mL。

2）超声检查：①宫内妊娠，晚孕，单活胎，臀位。②胎儿头围、股骨长及肱骨长均小于–2SD。③胎儿大脑中动脉峰值流速大于1.29 Mom值。④胎儿心包少量积液。⑤胎儿脐带绕颈一周。⑥双侧子宫动脉频谱舒张早期可见切迹。⑦母体宫腔偏左侧条带状低回声（不全纵隔子宫？）。⑧母体目前宫颈管长33 mm。⑨母体宫颈管少量积液。

抗磷脂抗体综合征（APS）是一种常见的非炎症性自身免疫性疾病，是与抗磷脂抗体（APA）相关的一组以静脉、动脉血栓和不良妊娠结局为临床表现的综合征候群。迄今为止，已发现有 20 余种抗磷脂抗体（APA），其中以抗心磷脂抗体（ACA）、狼疮抗凝物（LA）和抗β$_2$糖蛋白1抗体（β$_2$–GP1）与临床关系密切，而LA对预测不良妊娠结局的敏感性较大。

2. APS的诊断原则

按照2006年悉尼国际APS会议修订的分类标准，诊断需要符合至少一项临床标准和一项实验室标准，详见表2-2。

表2-2　APS诊断标准

项目	内容
APS诊断的临床标准	1.血管血栓：经影像学或组织学证实，任何组织器官的动脉、静脉或小血管血栓1次或以上发作
	2.妊娠并发症 （1）经超声或直接检查证实，有1次或以上不明原因的妊娠≥10周的形态学正常胎儿死亡； 或（2）1次或以上由于子痫前期或重度子痫前期导致的妊娠34周之前形态学正常新生儿早产，或符合胎盘功能不全的表现； 或（3）排除孕妇解剖或激素异常、父方和母方染色体因素后，有3次或以上不明原因妊娠<10周的自发性流产

项目	内容
APS诊断的实验室标准（至少间隔12周，≥2次）	1. 血浆中有狼疮抗凝物。解释标准为"无"或"有"。狼疮抗凝物检测应在患者接受抗凝治疗前进行
	2. 血清或血浆中有抗心磷脂抗体 IgG 和（或）IgM 异构体，中、高滴度（如大于40 GPL或MPL，或大于99百分位数）
	3. 血清或血浆中有抗 β_2 糖蛋白1的 IgG 和（或）IgM 异构体（滴度大于正常人群实验室检查的99百分位数）

3. 鉴别诊断

（1）妊娠失败、习惯性流产及胎死宫内的原因主要有免疫因素、遗传因素、内分泌因素、子宫畸形及疾病等因素。50%～15%有反复妊娠失败的妇女及0.5%～2%正常妊娠妇女APL阳性。蛋白C、蛋白S或抗凝血酶Ⅲ遗传缺乏症，重度子痫前期–子痫及糖尿病亦可引起妊娠并发症和死胎。当没有其他可能原因存在，妊娠失败发生在第4～9个月，妊娠前和分娩后多次查APL呈高滴度阳性，胎盘病理提示血管病变和梗死，此时妊娠失败最可能为APL所致。有低滴度APL阳性的妇女，在妊娠10周前的单次流产很可能由胎儿染色体异常、感染以及母体激素或生殖系统结构异常所致。通过病史、查体、盆腔检查，母体和胎儿超声检查，妊娠合并抗磷脂综合征的诊断必要时行染色体分析以明确流产原因。

（2）静脉血栓形成在有反复静脉血栓栓塞疾病的患者中，14%的患者有抗磷脂抗体（APL）。对难以解释的静脉血栓形成者，还应考虑下列因素或疾病：①凝血因子Ⅴ Leiden突变（激活蛋白C抵抗），不良纤维蛋白原血症；②纤维蛋白溶解异常；③肾病综合征；④真性红细胞增多症；⑤贝赫切特综合征；⑥阵发性睡眠血红蛋白尿及口服避孕药等。

（3）动脉闭塞对动脉闭塞者，应考虑高脂血症、糖尿病、高血压、血管炎、高同型半胱氨酸血症、血栓性闭塞性脉管炎和镰状细胞疾病等。

（4）抗磷脂抗体（APL）阳性APL阳性是妊娠合并抗磷脂综合征的诊

断所必需的，持续阳性的高滴度β2-GP1依赖IgG型抗磷脂抗体，结合临床特点可确诊APS。然而APL可在正常人及其他疾病患者的血清中检出，此时APL不导致血栓形成。正常人血浆中低滴度的抗心磷脂抗体（ACL）的阳性率为2%~6.5%。中等至高滴度ACL或狼疮抗凝物（LA）阳性率约为0.2%。APL阳性率随年龄的增加而增高。感染诱发的APL通常为一过性阳性，一过性和低滴度的APL不能作为诊断依据。

4. APS合并妊娠的处理

（1）处理原则：对症处理，防止血栓和流产再发，以及通过减少产科并发症而改善母亲和胎儿的结局。

（2）标准化治疗：不同学术组织对于孕期APS的用药推荐，均以阿司匹林、普通肝素和低分子肝素的组合为主。

中华医学会风湿病学分会推荐的治疗方案为：①既往无流产史，或孕10周前发生的流产，通常以小剂量阿司匹林治疗。②既往有孕10周后流产病史，在确认妊娠后，皮下注射普通肝素5 000 U，2次/d，至分娩前停用。③既往有血栓史的孕妇，在孕前就开始用普通肝素或低分子肝素抗凝治疗，在孕期不用华法林。④由于产后3个月内发生血栓的风险极大，故产后应该继续抗凝治疗6~12周；如果可能，在产后2~3周内可将普通肝素改为华法林。

美国妇产科医师学会的推荐为：①既往有胎死宫内或复发性胎儿丢失病史，但没有血栓病史的APS孕妇，孕期直至产后6周使用预防量普通肝素或低分子肝素及小剂量阿司匹林；②对既往有血栓病史者，孕期直至产后6周使用抗凝剂量的普通肝素或低分子肝素；③对无血栓史的APS孕妇，孕期加强监测，或分娩前直至产后6周使用抗凝剂量的普通肝素或低分子肝素。④对于没有症状且没有不良妊娠结局史的抗体阳性孕妇，不需进行预防性抗凝、抗血小板治疗，因为这种治疗并不能减少不良妊娠结局的发生率。

5. 治疗方案

目前妊娠合并APS的治疗方法比较公认的是免疫抑制加抗凝。但根据患

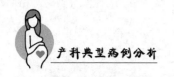

者的临床表现不同，治疗方案也不尽相同。

（1）典型的APS患者：小剂量阿司匹林（LDA）和低分子肝素（LMWH）联合治疗对于预防胎儿丢失是最有效的治疗方案，然而仍有20%患者妊娠结局不良，这些患者可以尝试改变抗凝药物剂量，或使用免疫调节剂如糖皮质激素、羟氯喹、静脉使用免疫球蛋白，以及采用血浆置换疗法来改善疗效。

（2）不典型APS患者：这类患者的治疗目前缺乏统一的方案。以个体化治疗为基础，选择给予LDA和（或）LMWH治疗。

（3）典型的APS伴有血栓史患者：治疗的目的是降低或避免母亲血栓复发的风险，改善妊娠结局。若患者在孕前已使用LDA，那么孕期要联合LDA和LMWH（预防剂量或足量）治疗；但是孕前使用华法林者，一旦发现妊娠，即改为LMWH治疗；若患者在孕前未接受任何治疗，那么孕期至少使用预防剂量LMWH持续整个孕期。

（4）血栓事件的初级预防：由于妊娠期本身处于一种高凝状态，尤其是产褥期是血栓形成的高风险期，因此，建议预防剂量的LMWH应用到产后6周。同时，应该对患者进行传统心血管危险因素的筛查，包括高血压、血脂异常、糖尿病等因素。

6. 药物的选择

（1）抗凝治疗：抗凝治疗是目前唯一被证实能有效治疗妊娠合并APS的方法。常用的抗凝药物包括阿司匹林、华法林、肝素等。

1）阿司匹林：由于它不通过胎盘，孕期使用安全，能改善APA阳性患者的妊娠结局，一般使用小剂量（25~75 mg/d）阿司匹林，不增加母儿出血事件的发生率。

2）华法林：由于华法林可以通过胎盘屏障，也有导致"胎儿华法林综合征"的风险。因此，妊娠开始后3个月内应避免使用，在此期间可以选用治疗剂量的肝素替代（10 000~15 000 U/d）。妊娠3个月后使用华法林安全，剂量可根据INR调整，一般控制在2~2.5较为安全。在妊娠结束前1~2

周，应该使用肝素替代华法林，一般选择剖宫产。在哺乳期，由于华法林不进入乳汁，因此哺乳期使用安全。

3）肝素：用于有血栓栓塞性疾病的孕妇或单独应用阿司匹林效果不佳者。由于LMWH较普通肝素抗凝活性强，罕见有诱发血小板减少、出血等副作用，生物利用度高达98%，量效关系明确，而且不通过胎盘，因此，目前在临床上应用广泛。一般从5 000 U预防剂量起开始使用，用药期间监测凝血功能和D-二聚体等。选择性剖宫产需提前24小时停药以减少并发症。

（2）糖皮质激素：临床上常用的糖皮质激素为泼尼松和甲泼尼龙。当APA滴度明显升高或APS伴发血小板明显减少、溶血性贫血时应考虑使用。一般使用低剂量泼尼松5~15 mg/d。当疾病严重或合并其他严重自身免疫病如SLE时，需要加大剂量或静脉使用较大剂量糖皮质激素给予冲击治疗以控制病情。

（3）羟氯喹：多用于难治性APS患者，虽然它是妊娠C类药物，但权衡利弊后APS妊娠患者使用该药仍然能够获益。一般来讲，可以在受孕前开始加用低分子肝素+小剂量阿司匹林直至产后6周。目前国际上大多数专家已达成共识，孕期使用羟氯喹是安全的。

（4）静脉注射免疫球蛋白（IVIG）：可作为二线药物治疗妊娠合并APS。具有下列情况者可考虑使用IVIG：①抗凝治疗无效者；②APA滴度重度增加，使用糖皮质激素控制不理想者；③APS合并其他严重自身免疫病者；④APS合并血小板减少，糖皮质激素治疗效果不理想者。IVIG剂量及疗程目前尚无统一方案。使用方案有周疗和月疗等方法。如IVIG 20 g/d，连续5~7 d，每月1个疗程，直到孕20~32周或足月不等。应根据患者的经济状况谨慎选择。

（四）孕产期管理及风险防范

1. 孕前咨询

孕前需根据APS患者的情况，告知其所面临的风险。应向患者说明，

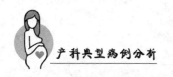

即使进行了完善的治疗，孕期及产后发生并发症的风险仍相对较高。对于合并重度肺动脉高压、心功能衰竭或肾衰竭的患者，或有孕期灾难性APS史的患者，不建议妊娠，否则母体病死率较高。对于高血压控制不满意，或近期有血栓史，或近期发生过系统性自身免疫疾病"点火效应"的APS患者，建议推迟妊娠。孕前进行包括狼疮抗凝物（LA）、抗心磷脂抗体（aCL）和抗 β_2-GP1 抗体在内的aPLs（持续性抗磷脂抗体）相关检测。

2. 孕期监测

有研究认为，建立一个包括产科、风湿免疫科、血液科及新生儿科专家的多学科团队，孕期共同监测母胎状况，应作为APS孕妇孕期保健的重要内容。产前、特别是在晚孕期应加强包括超声在内的母胎监测，警惕可能发生的FGR和胎死宫内。孕期保健时，要注意监测患者的血压、胎动，以及有无血栓或高血压相关症状，如头痛、腹痛、视物模糊或精神状态异常等。应监测尿常规（特别注意尿蛋白情况，以警惕子痫前期）和血常规（特别是血小板计数）。为评估是否合并其他自身免疫疾病，需监测抗双链 DNA 抗体、补体和C反应蛋白水平。孕18~20周起，每3~4周行超声检查，注意脐动脉血流、胎儿生长发育情况和羊水量。中孕期舒张末期脐血流异常与胎死宫内和新生儿死亡相关，子宫动脉切迹则与不良妊娠结局相关。在孕22~24周，子宫动脉血流阻力升高是发生母胎不良结局的危险因素，而这种阻力升高表现为单向阻力指数升高或孕24~26周持续的单向或双向舒张期切迹。对于孕34周前发生FGR者，晚孕期应注意脐动脉、子宫动脉、静脉导管和胎儿大脑中动脉的血流监测；孕34周后发生FGR者，胎儿腹围增速或脑胎盘血流比偏低者，胎儿预后较差。

二、系统性红斑狼疮

（一）病历汇报

患者，李某，30岁。

主诉：停经8月余，发热1天。

现病史：平素月经规律，有系统性红斑狼疮病史。LMP：2018年06月26日。EDC：2019年04月03日。停经40余天自测尿妊娠试验阳性，停经后未出现明显早孕反应，于当地行彩超检查提示宫内早孕、双胎（未见报告单）。停经3月余于当地产检行彩超检查提示双胎，一胎停育（未见报告单）。停经4个月时自觉胎动至今，未建立围保，定期产检，孕期行NT超声、糖耐量试验、四维彩超未见明显异常，未行唐氏筛查。2个月前因腰痛就诊于我院，彩超提示右肾积水，给予"右侧输尿管支架植入"手术治疗，术后症状改善。1个月前因右侧输尿管支架移位行"右侧输尿管支架更换术"。1天前无明显诱因出现发热，最高体温39.0 ℃，伴寒战、乏力、咳嗽、咳痰，未予治疗，今为进一步诊疗就诊于我院，门诊以"①发热待查；②系统性红斑狼疮；③瘢痕子宫；④孕4产2，宫内孕32^{+6}周，双胎妊娠，其一停育"平诊收住院。自停经以来，精神可，饮食、睡眠好，大小便正常，孕期体重增加随孕周改变（具体不详）。

既往史：患"系统性红斑狼疮"12年，既往口服"羟氯喹"等治疗，具体不详，5年前停药，未定期复查。2015年于我院行"子宫下段剖宫产术"，2017年因"瘢痕子宫"于我院行"子宫下段二次剖宫产术"，两次手术前均因贫血给予输血治疗纠正贫血（具体不详），手术顺利。否认高血压、心脏病病史，否认糖尿病、脑血管疾病病史，否认肝炎、结核、疟疾病史（预防接种史随当地进行），否认外伤、献血史，否认食物、药物过敏史。

婚育史：24岁结婚，配偶体健，夫妻关系和睦。孕4产2，分别于2015

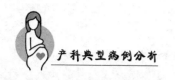

年、2017年行"子宫下段剖宫产术"助娩2活女婴，无产后出血及产褥感染史；胎停育1次；育有2女，均体健。

入院查体： T 37.7 ℃，P 125次/分，R 23次/分，BP 100/77 mmHg。发育正常，营养良好，正常面容。全身皮肤黏膜可见散在片状红斑，无皮疹、皮下出血、皮下结节，毛发分布正常，皮下无水肿，颈软无抵抗，颈动脉搏动正常，颈静脉正常，气管居中，肝颈静脉回流征阴性。双肺呼吸音清晰，未闻及干、湿啰音。心前区无隆起，心尖搏动正常，心浊音界正常，心率125次/分，律齐，各瓣膜听诊区未闻及杂音，无心包摩擦音。腹膨隆如孕周，无压痛、反跳痛。腹部无移动性浊音。脊柱正常生理弯曲，四肢活动自如，无畸形、下肢静脉曲张、杵状指（趾），关节正常，下肢无水肿。四肢肌力、肌张力未见异常，未引出病理反射征。

专科检查： 宫高26 cm，腹围85 cm，估计胎重2 400 g，胎心率137次/分，无宫缩，骨盆外测量IS-IC-EC-TO为23-27-19-8 cm，阴道无流血、无流液。

辅助检查：

（1）血常规：白细胞3.85×10⁹/L，中性粒细胞百分比84.6%，红细胞3.37×10¹²/L，血红蛋白91.0 g/L，血小板183×10⁹/L。降钙素原定量0.06 ng/mL。

（2）尿常规：尿蛋白阴性，酮体阴性。24小时尿蛋白为0.06 g。

（3）急诊心肌酶谱：谷草转氨酶15 U/L，肌酸激酶同工酶（CK-MB）10 U/L，肌酸激酶37 IU/L，乳酸脱氢酶307 U/L。

（4）B型钠尿肽前体测定：242 ng/L。

（5）血气分析：pH值7.44，氧分压 67 mmHg，二氧化碳分压32 mmHg，动脉血氧饱和度（94%），剩余碱-1.8 mmol/L。

（6）肝肾功能：谷丙转氨酶5.5 U/L，谷草转氨酶14.7 U/L，肌酐31 μmol/L，尿素2.3 mmol/L，尿酸327 μmol/L，葡萄糖4.70 mmol/L。

（7）电解质：钠138 mmol/L，钾3.63 mmol/L，氯107 mmol/L。

（8）凝血功能：凝血酶原时间11.4 s，凝血酶时间14.5 s，活化部分凝血活酶时间 27.90 s，PT活动度 110%，D-二聚体1.35 mg/L，国际标准化比值 0.96。

（9）产科超声：宫内晚孕，单活胎。

（10）心电图：窦性心动过速。

入院诊断：①发热待查；②系统性红斑狼疮；③瘢痕子宫；④输尿管支架植入术后；⑤双胎妊娠，其一胎停育；⑥孕4产2，宫内孕32^{+6}周，头位；⑦窦性心动过速；⑧贫血。

诊疗经过：入院后立即完善相关检查，与患者及其家属沟通病情，监测母儿情况，给予抗感染治疗。检查结果显示：血培养阴性，双链DNA定量26.37 IU/ mL，抗核抗体（ⅠF）1∶320 核仁型，抗RNP抗体弱阳性，抗SSA抗体、抗SSB抗体、抗dsDNA抗体均阴性。尿常规未见明显异常。患者诉腰痛，查体无肾区叩击痛，请泌尿外科会诊，排除泌尿系感染，但仍存在双肾积水，继续妊娠有肾积水加重可能，建议再次置换输尿管支架。入院后3天，患者仍持续低热，请风湿免疫科会诊，考虑SLE病情活动期，患者诉胸闷，心电监护示血氧饱和度下降，考虑病情加重不宜继续妊娠，告知患者及其家属手术风险及并发症后在椎管内麻醉下行剖宫产术，术中剖娩一活男婴。术后转入产科重症病房，给予抗生素抗感染、营养心肌、抗凝等治疗。术后第2天，体温降至正常。术后第4天，自觉症状明显好转，无胸闷、心慌、气短、腰酸、腰痛等，复查泌尿系超声示右肾盂稍分离（10 mm）。术后5天，患者病情稳定出院，嘱患者术后1个月至泌尿外科行输尿管支架取出术。

出院诊断：①系统性红斑狼疮；②孕4产3，宫内孕33^{+2}周，剖宫产分娩；③早产；④瘢痕子宫；⑤双胎妊娠，其一胎停育；⑥输尿管支架植入术后；⑦贫血。

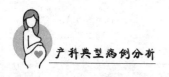
（二）诊断要点

（1）患者育龄期女性，停经8月余，发热1天。

（2）既往患"系统性红斑狼疮"12年，口服"羟氯喹"等治疗，现停药5年，未定期复查。2次剖宫产史，2个月前因"右肾积水"于我院行"右侧输尿管支架置入术"。无高血压、糖尿病、甲状腺亢进、哮喘等病史。

（3）查体：体温37.7 ℃，脉搏125次/分，呼吸23次/分，血压100/77 mmHg。正常面容，全身皮肤黏膜可见散在片状红斑，下肢无水肿。未引出病理反射征。

（4）专科检查：宫高26 cm，腹围85 cm，估计胎重2 400 g，胎心率137次/分，无宫缩。骨盆外测量IS-IC-EC-TO为23-27-19-8.5 cm，阴道无流血、无流液。

（5）辅助检查：血培养阴性，双链DNA定量26.37 IU/ mL，抗核抗体（ⅠF）1∶320 核仁型，抗RNP抗体弱阳性，抗SSA抗体、抗SSB抗体、抗dsDNA抗体均阴性，尿常规未见明显异常。泌尿系超声示右肾窦分离约21 mm，左肾窦分离约14 mm，右侧输尿管上段内径10 mm。

（三）经验总结与关注要点

1. 诊断原则

SLE诊断标准依照美国风湿病协会（ARA）1997年修正的分类标准，内容共包括11项：①颧颊部红斑；②盘状红斑；③光敏感；④口腔溃疡；⑤非侵蚀性关节炎；⑥浆膜炎；⑦肾脏病变；⑧神经异常；⑨血液异常：溶血性贫血或白细胞减少，或淋巴细胞减少，或血小板减少；⑩免疫学异常：抗dsDNA抗体阳性，或抗sm抗体阳性，或抗心磷脂抗体IgG、lgM滴度异常，狼疮抗凝物滴度异常，梅毒血清学假阳性，抗核抗体阳性。

该分类标准的11项中，符合4项和4项以上者，在排除感染、肿瘤和其他结缔组织病后，可诊断为SLE。

2. 鉴别诊断

（1）妊娠期高血压疾病：肾型SLE患者和妊娠期高血压疾病患者均可以出现水肿、高血压、蛋白尿。脑型SLE可以发生癫痫，与严重妊娠期高血压疾病的子痫抽搐发作的临床表现难以区分，由于两种疾患处理方法不同，进行鉴别尤为重要，通过化验检查可以区分：①SLE患者免疫指标(如ANA等)阳性，妊娠期高血压疾病患者免疫指标阴性。②血清补体如C3、C4、C50在妊娠期高血压疾病时是升高的，SLE活动时补体是降低的。③妊娠终止，妊娠期高血压疾病立即缓解，SLE不能缓解。

鉴别妊娠期高血压疾病与SLE病情加重很有必要，因为妊娠期高血压疾病的根本措施是终止妊娠。如SLE病情加重，则治疗方法有所不同，需要增加泼尼松用量或用其他免疫抑制剂。

（2）贫血：妊娠期最多见的是缺铁性贫血，营养性贫血，通过补充铁剂、叶酸、调整饮食，多数能纠正。SLE患者贫血可能是免疫引起的溶血性贫血，患者为正常色素，正常细胞贫血，并且常常伴有血小板减少。SLE免疫抗体指标阳性，抗人球蛋白试验呈阳性；营养性贫血免疫抗体指标阴性，抗人球蛋白试验呈阴性。

（3）原发性血小板减少性紫癜：约有25%的SLE患者发病时有血小板减少，被误认为原发血小板减少性紫癜。通过骨髓穿刺进行区分，SLE患者巨核细胞不减少；原发血小板减少性紫癜巨核细胞减少。进行抗核抗体及其他免疫学检查，如免疫指标阳性支持SLE，如阴性可以排除SLE。

（4）淋巴结肿大：有5%的SLE患者以淋巴结肿大起病，淋巴结直径可达2～4 cm，并且伴有低热。淋巴结活体病理检查，排除淋巴结结核及霍奇金病。

3. SLE病情活动性的评估

各种SLE的临床表现及与SLE相关的多数实验室指标，均可提示疾病的活动。目前国际上多采用系统性红斑狼疮疾病活动度评分表（SLEDAI）

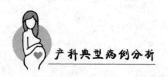

（表2-3）来评估病情活动。

表2-3　系统性红斑狼疮疾病活动度评分表（SLEDAI）

评分	临床表现
8	癫痫发作：最近开始发作的，排除代谢、感染、药物所致
8	精神症状：严重紊乱，干扰正常活动。排除尿毒症、药物影响
8	器质性脑病：智力的改变伴定向力、记忆力或其他智力功能的损害并出现反复不定的临床症状。至少同时有以下两项：感觉紊乱、不连贯的松散语言、失眠或白天瞌睡、精神活动增多或减少。排除代谢、感染、药物所致
8	视觉受损：SLE视网膜病变，排除高血压、感染、药物所致
8	脑神经异常：累及脑神经的新出现的感觉、运动神经病变
8	狼疮性头痛：严重持续性头痛，麻醉性止痛药无效
8	脑血管意外：新出现的脑血管意外。应排除动脉硬化
8	脉管炎：溃疡、坏疽、有触痛的手指小结节、甲周碎片状梗死、出血，或经活检、血管造影证实
4	关节炎：2个以上关节痛和炎性体征（压痛、肿胀、渗出）
4	肌炎：近端肌痛或无力伴CPK/醛缩酶升高，或肌电图改变，或活检证实
4	管型尿：血红蛋白管型、颗粒管型或红细胞管型
4	血尿：红细胞>5/HP，排除结石、感染和其他原因
4	蛋白尿：24小时尿蛋白>0.5 g，新出现或近期增加
4	脓尿：红细胞>5/HP，排除感染
2	脱发：新出现或复发的异常斑片状或弥散性脱发
2	新出现皮疹：新出现或复发的炎症性皮疹
2	黏膜溃疡：新出现或复发的口腔或鼻黏膜溃疡
2	胸膜炎：胸膜炎性胸痛伴胸膜摩擦音、渗出或胸膜肥厚
1	发热：>38 ℃，需排除感染因素
1	血小板降低，$<100 \times 10^9 / L$
1	白细胞减少，$<3 \times 10^9 / L$，需排除药物因素

注：SLEDAI积分对SLE病情的判断：

0~4分　基本无活动；

5~9分　轻度活动；

10~14分　中度活动；

≥15分　重度活动。

不同的评分，决定着不同剂量激素的使用和不同免疫抑制剂的选择。

4. SLE病情轻重程度的评估

（1）轻型SLE：SLE诊断明确或高度怀疑，病情稳定，呈非致命性，所累及的靶器官（肾脏、血液系统、肺、心脏、消化系统、中枢神经系统、皮肤、关节）功能正常或稳定，无明显SLE药物治疗的毒副反应。

（2）重型SLE：有重要脏器累及并影响其功能的情况。

（3）狼疮危象：急性的危及生命的重型SLE。包括急进性狼疮肾炎、严重的中枢神经系统损害、严重的溶血性贫血、血小板减少性紫癜、粒细胞缺乏症、严重心脏损害、严重狼疮肺炎、严重狼疮肝炎、严重血管炎等。

5. SLE合并妊娠的处理

（1）处理原则：既要控制母体的病情发展，使病情缓解及疗效巩固，又要密切监测胎儿的安危，使孕产妇能够在尽可能良好的状态下度过孕产期。

（2）一般治疗：加强疾病相关知识宣传，增强患者治疗的信心，使其保持乐观的情绪，规律用药并定期复查；避免阳光暴晒和紫外线照射；避免过度疲劳，保持充足的睡眠，注意营养均衡，保证充足的蛋白质摄入，尤其应注意钙和维生素D的摄入，避免应用可能诱发狼疮的药物。

（3）药物治疗：

1）肾上腺皮质激素：是治疗妊娠合并SLE的主要药物，也是紧急抢救时的首选药物。对病情较稳定者，推荐在患者妊娠后采用小剂量泼尼松（＜15 mg／d）治疗，并定期监测SLE活动情况，根据病情酌情增减泼尼松用量。为顺利度过分娩时的应激反应，分娩期每日可使用100~200 mg氢化可的松替代治疗，疗效较好，能有效地预防和控制SLE病情复发和恶化。泼尼松的应用剂量必须在专业临床医生的指导下选择，并根据病情需要合理调整。大剂量静脉滴注甲泼尼龙对于治疗重症狼疮肾炎、狼疮脑病及狼疮血

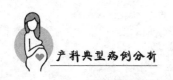

液系统疾病有较好的疗效。而地塞米松和倍他米松较易通过胎盘，不宜于妊娠时常规使用，但可用于促进胎儿肺成熟或心肌炎的治疗。

2）非甾体抗炎药：除阿司匹林外，多数可抑制前列腺素合成，影响胎儿循环，引起持久性肺动脉高压，一般孕期不宜应用。小剂量阿司匹林（25~50 mg／d）可安全地用于整个孕期，可用于治疗孕早期SLE所致的关节肌肉疼痛和发热，尤其适用于有反复自然流产史、妊娠期出现抗磷脂抗体或其效价增高、有妊娠期高血压病史和实验室检查提示凝血功能亢进的患者。大剂量阿司匹林可导致产程延长、羊水减少、胎儿动脉导管狭窄，增加产后出血及新生儿颅内出血等的风险，故在孕32周以后和哺乳期不建议使用。

3）免疫抑制剂：对于病情严重、单用激素不能控制或出现激素抵抗者，可加用免疫抑制剂，但环磷酰胺、甲氨蝶呤对胎儿有较大的致畸风险，应避免使用。

4）静脉用免疫球蛋白：免疫球蛋白可用于治疗难治性抗磷脂抗体综合征和重症血小板减少性紫癜。但价格昂贵，治疗后病情易反弹且存在传播血源性疾病的可能，应用受到一定限制。

5）肝素：有胎盘血管梗死导致死胎史的患者，可应用低分子肝素缓释剂皮下注射，具有疏通循环、改善胎儿预后的作用，但需要监测凝血功能。

6）硫酸羟氯喹：近些年，羟氯喹等抗疟药被广泛用于治疗包括SLE在内的结缔组织病。有研究证实，妊娠期间继续使用羟氯喹治疗能显著降低疾病的活动性，国外学者进行了多项关于孕期使用羟氯喹安全性的研究，表明羟氯喹对妊娠妇女和胎儿是安全的，且有利于控制SLE的活动。

（四）孕产期管理及风险防范

1. 妊娠时机

根据我国2015年颁布的指南，SLE患者必须同时满足下述条件才可以考虑妊娠：

（1）病情稳定≥6个月（亦有建议SLE患者应正规治疗病情稳定1年或1年以上）；

（2）糖皮质激素泼尼松用量在15 mg/d以下；

（3）24小时尿蛋白定量<0.5 g；

（4）无重要器官损害；

（5）停用免疫抑制药物如环磷酰胺、甲氨蝶呤、雷公藤、霉酚酸酯等6个月以上（对于服用来氟米特的患者，先进行药物清除治疗，停药至少6个月后才可以考虑妊娠）。

2. SLE围孕期管理

SLE患者一旦妊娠即属高危妊娠，应由风湿病科和高危产科医生共同进行密切监测。风湿免疫科每个月复诊1次，如果出现复发，可增加复诊频率。产科20周前每个月复诊1次，20~28周每2周复诊1次，28周后每周复诊1次。

产检内容：①详细的病史与查体及专科检查。②实验室检查：血常规、尿酸、尿素氮、肌酐、电解质、肝功能、尿常规、尿蛋白肌酐比、补体成分及dsDNA抗体等。血液检查应每个月1次，对疾病的整体情况进行评估。③超声检查：7~13周核实孕周，16周后每个月复查评估胎儿生长发育情况，排除胎儿发育畸形，如果存在胎儿生长受限（FGR）或子痫前期，可适当增加检查频率。④脐动脉血流速度监测：26周后每周1次。⑤抗SSA抗体阳性患者，推荐增加胎儿超声心动图检查，16~26周每周1次，26周至分娩每2周1次。如果存在胎儿生长受限或子痫前期，可适当增加检查频率。严密的血压监测、血液检测以评估疾病是否活动，有利于完善治疗方案，决定终止妊娠的时机以及方式。

3. SLE患者终止妊娠的时机与方式

目前对于SLE合并妊娠者何时终止妊娠还没有明确定论，需要根据SLE病情严重程度及产科指征共同决定。对于SLE病情稳定且无并发症者，可在

风湿免疫科及产科医生共同监控下，等待自然分娩。若出现病情活动以及产科并发症，应在积极治疗下，放宽剖宫产指征，及时终止妊娠。终止妊娠的时机如下：①早孕期出现明显的SLE病情活动。②病情进行性加重，出现严重并发症，如重度子痫前期，血液系统受损，心、肾、肺、脑等器官出现损害等，经积极治疗无好转者，不论孕周大小，都应及时终止妊娠。③免疫学检查异常，如高滴度抗核抗体和补体下降，可影响胎盘功能，胎儿随时可能有宫内缺氧表现，或出现FGR，妊娠≥34周随时结束分娩，<34周可促胎肺成熟后结束分娩。④对于病情平稳者，如果胎龄已满38周，建议终止妊娠。

第三章　胎儿疾病

第一节　胎儿宫内发育异常

一、双胎输血综合征

（一）病历汇报

病例一

患者，宋某，29岁。

主诉：停经6月余，腹胀进行性加重2周。

现病史：平素月经规律，自然受孕，超声提示双胎妊娠，单绒双羊（monochorionic diamniotic twin，MCDA）。孕期在外院进行产检，NT无异常，未行无创DNA筛查。近两周出现腹围明显增大，开始未在意，近1周腹胀明显增加。4天前四维提示宫内孕，双活胎，单绒双羊。F1：横位，相当于26⁺²周，估计体重936 g±137 g，羊水过多（羊水最大深度120 mm）。F2：头位，相当于23⁺⁵周，估计体重701 g±102 g，羊水过少（羊水最大深度10 mm）。考虑双胎输血综合征 I 期。今日于我院查彩超提示宫内妊娠，中孕，双胎。F1：存活；脐带帆状附着；羊水过多。F2：存活；羊水过

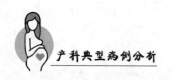

少。考虑双胎输血综合征Ⅰ期。孕期无头晕头痛，无胸闷气喘，无双下肢水肿。

既往史：否认高血压、糖尿病、心脏病病史。

个人史：无特殊。

婚育史：孕3产1，流产1次，顺产1次。

月经史及家族史：无特殊。

入院查体：T 36.7 ℃，P 88次/分，R 22 次/分，BP 108/64 mmHg。神志清，精神可，不能平卧。心、肺听诊未闻及异常。腹部膨隆，宫底位于脐与剑突之间，腹壁张力大，无压痛及宫缩，胎心率132/153 次/分，无腹痛，无阴道出血、流液等。

辅助检查：彩超（2018年09月18日，本院）提示宫内妊娠，为单绒毛膜囊双羊膜囊双胎，单一胎盘附着于子宫左后壁，右侧为F1，左侧为F2。F1：双顶径68 mm，头围250 mm，腹围224 mm，股骨长51 mm，膀胱可显示；心胸比（横径）0.45，心率144次/分；静脉导管A波正向；脐动脉S/D 3.45；脐带附着于前壁胎膜上，距胎盘上缘44 mm；羊水最大深度147 mm。F2：双顶径59 mm，头围225 mm，腹围206 mm，股骨长46 mm；心胸比（横径）0.49，心率146 次/分；静脉导管A波正向；脐动脉S/D 2.92；羊水最大深度7.6 mm。

入院诊断：①双胎输血综合征（Quintero分期Ⅰ期）；②孕3产1，宫内孕26⁺⁴周，双胎，单绒双羊。

诊疗经过：

（1）评估与咨询：确定诊断为双胎输血综合征Ⅰ期后向患者及其家属告知病情及诊疗方案。目前治疗方案有三种：①胎儿镜下胎盘血管交通支激光凝固术。从根源上中断TTTS的病理过程，有效降低胎儿中枢神经损伤的风险，提高新生儿的生存率，是首选方案。②期待治疗。适用于Ⅰ期病情稳定者，但有10.0%~45.5%的病例可能发生病情进展，需改行其他治疗。③羊水减量术。可延缓病情进展，但不能解决根本问题。

（2）治疗：经患者与家属商议后于2019年9月19日在腰硬联合麻醉下行胎儿镜下胎盘血管吻合支激光凝固术。术前B超定位，胎盘位于左侧壁及后壁，大胎儿位于右侧，小胎儿位于左侧。定位穿刺点。常规消毒铺巾后胎儿镜进入羊膜囊内，羊水色清，内含大量白色漂浮物，超声引导下抽取20 mL羊水行染色体检查。B超引导下胎儿镜寻找隔膜位置，从上到下依次发现交通血管约9根，依次以激光凝固。

（3）术后监测：术后6天复查超声，提示宫内妊娠，为单绒毛膜囊双羊膜囊双胎，单一胎盘附着于子宫左后壁，右侧为F1，左侧为F2。F1：双顶径71 mm，头围255 mm，腹围236 mm，股骨长50 mm，肱骨长46 mm；膀胱可显示；心胸比（横径）0.48，心率134次/分；羊水最大深度104 mm，内透声可。脐动脉、大脑中动脉血流未见明显异常。F2：双顶径69 mm，头围254 mm，腹围220 mm，股骨长49 mm，肱骨长44 mm；膀胱可显示；心胸比（横径）0.46，心率145次/分；羊水最大深度40 mm，内透声可。体重965 g ± 141 g。双侧子宫动脉频谱舒张早期未见切迹。提示：双胎输血综合征胎儿镜术后，宫内妊娠，中孕，双胎（MCDA）。F1：存活；羊水过多；脐带帆状附着。F2：存活。建议复查。

出院诊断：①双胎输血综合征（Quintero分期Ⅰ期）胎儿镜术后；②孕3产1，宫内孕27^{+4}周，双胎，单绒双羊。

病例二

患者，付某，28岁。

主诉：停经5月余，腹胀进行性加重2周。

现病史：平素月经规律，自然受孕，孕50余天彩超提示MCDA。孕期在外院规律产检，NT无异常，未行无创DNA筛查。近两周患者自觉腹胀，未在意，近1周腹胀明显增加，在院外行四维彩超提示可疑双胎输血综合征，遂来我院就诊。1天前复查超声：宫内妊娠，中孕，双胎（考虑MCDA）。F1：存活，脐带边缘附着，羊水过多（羊水最大深度 104 mm）。F2：存活，股骨长小于-2SD，脐带帆状附着，羊水过少（羊水最大深度15 mm），

膀胱未显示。两胎儿体重相差35%。胎儿心脏发育异常：法洛四联症。今入院就诊。

既往史： 否认高血压、糖尿病、心脏病病史。

个人史： 无特殊。

婚育史： 孕2产1，5年前剖宫产1次。

月经史： 无特殊。

家族史： 无特殊。

入院查体： T 36.7 ℃，P 92次/分，R 16次/分，BP 114/76 mmHg。神志清，精神可，不能平卧。心、肺听诊未闻及异常。专科情况：宫高脐上2指，腹壁张力大，无压痛及宫缩，F1胎心率142次/分，F2胎心率146次/分，阴道无出血、流液。

辅助检查： 彩超（2018年06月26日，本院）：宫内妊娠，中孕，双胎（考虑MCDA）。F1：存活，脐带边缘附着，羊水过多（羊水最大深度104 mm）。F2：存活，股骨长小于–2SD，脐带帆状附着，羊水过少（羊水最大深度15 mm），膀胱未显示。两胎儿体重相差35%。胎儿心脏发育异常：法洛四联症。

入院诊断： ①双胎输血综合征（Quintero分期Ⅱ期）；②孕2产1，宫内孕23^{+3}周，双胎，单绒双羊；③瘢痕子宫；④F2心脏发育异常。

诊疗经过：

（1）评估与咨询：确定诊断为双胎输血综合征Ⅱ期后向患者及其家属告知病情及诊疗方案。包括术前可能已经存在脑损伤，随时有胎膜早破风险而失去手术时机。与患者及其家属详细讨论了胎儿镜下胎盘血管吻合支激光凝固术及选择性射频减胎术的利弊。

（2）治疗：经患者与家属商议后于2018年6月29日在局麻下行选择性射频减胎术，先在超声引导下行羊膜腔穿刺抽取20 mL羊水进行染色体检查，随后将射频消融电极穿刺进入拟减胎儿的腹腔内，使穿刺针针尖位置靠近拟减胎儿的脐带附着处，展开伞形针芯，超声下再次确定穿刺针位置，以20 W的初始能量发射射频，每分钟增加5~10 W，达到设定温度，脐带血流消失，提示手术成功。选择性射频减胎术后行羊水减量术，将受血儿羊水深度降至85 mm。

（3）术后监测：术后4天复查超声，提示胎儿双顶径56 mm，头围208 mm，小脑横径25 mm，腹围196 mm，股骨长40 mm，肱骨长39 mm；心胸比（横径）50%，心率152次/分。彩色多普勒血流成像（CDFI）：三尖瓣未见明显反流。大脑中动脉：Vp 26.3 cm/s，RI 0.83。脐动脉、大脑中动脉血流未见明显异常。羊水最大深度120 mm。估测胎儿体重626 g±94 g。双侧子宫动脉频谱舒张早期未见切迹。

出院诊断：①双胎输血综合征（Quintero分期Ⅱ期）选择性射频减胎术后；②孕2产1，宫内孕24^{+3}周；③瘢痕子宫。

（二）诊治要点

1. 诊治依据

（1）病例一：停经6月余，腹胀进行性加重2周。彩超提示：宫内妊娠，中孕，双胎（MCDA）。F1：存活、脐带帆状附着、羊水过多。F2：存活、羊水过少。考虑双胎输血综合征Ⅰ期。

（2）病例二：停经5月余，腹胀进行性加重2周。彩超提示：宫内妊娠，中孕，双胎（考虑MCDA）。F1：存活、脐带边缘附着、羊水过多（羊水最大深度104 mm）。F2：存活、股骨长小于-2SD、脐带帆状附着、羊水过少（羊水最大深度15 mm），膀胱未显示。两胎儿体重相差35%；胎儿心脏发育异常。考虑双胎输血综合征Ⅱ期，一胎心脏发育异常。

（3）诊断要点：双胎输血综合征（twin-to-twin transfusion syndrome，TTTS）是单绒毛膜性双胎中严重的并发症，病情进展迅速。TTTS的诊断标准：单绒毛膜性双胎超声检查中，一胎儿出现羊水过多（孕20周前羊水最大深度>80 mm，孕20周以上羊水最大深度>100 mm），同时另一胎儿出现羊水过少（羊水最大深度<20 mm）。既往采用的"两个胎儿体重相差

20%，血红蛋白（Hb）相差5 g/L"的诊断标准现已被摒弃。TTTS诊断的必需条件是两个胎儿出现羊水过多–过少序列征，而并非两个胎儿体重是否有差异。具体分期如下：

Ⅰ期：受血儿羊水过多（孕20周前羊水最大深度>80 mm，孕20周后羊水最大深度>100 mm），同时供血儿羊水最大深度<20 mm。

Ⅱ期：超声检查观察60分钟，供血儿的膀胱仍不显示。

Ⅲ期：任一胎儿出现多普勒血流异常，如脐动脉舒张期血流缺失或倒置，静脉导管血流、大脑中动脉血流异常或脐静脉出现搏动。

Ⅳ期：任一胎儿出现水肿。

Ⅴ期：一胎儿或两胎儿发生宫内死亡。

主要依据是疾病的严重程度，与疾病的预后无明显相关性，而且TTTS的进展可以呈跳跃式进展。

2. 鉴别诊断

尤其需要与严重的选择性胎儿生长受限相鉴别。生长受限的胎儿可能合并羊水过少及脐动脉舒张期血流异常，但另一个胎儿羊水量多在正常范围；两胎儿估测体重的差异≥25%，其中95%小胎儿的估测体重小于相应孕周的第十百分位；早孕期超声检查，顶臀长差异≥10 mm，16周腹围差异≥16 mm；心脏超声心动图检查，发育优势胎儿的心脏前、后负荷正常；明确诊断需在出生后。

3. 治疗要点

对于TTTS的治疗，最早的方法是羊水减量术，旨在通过降低羊膜腔压力而延长孕周，术后至少一胎存活率为50%~60%。与羊水减量术相比，胎儿镜下胎盘血管吻合支激光凝固术能明显改善TTTS患儿的预后。胎儿镜激光术治疗TTTS的指征为QuinteroⅡ~Ⅳ期。对于TTTSⅠ期的患儿，是采用期待治疗、羊水减量术治疗还是胎儿镜激光术治疗，目前尚存争议。TTTSⅠ期患儿的预后在一定程度上取决于疾病是否进展，10.0%~45.5%的患儿会发生病情恶化，这种转归的不确定性正是TTTSⅠ期患儿是否需要接受胎儿镜激光术治疗存在争议的原因所在。胎儿镜激光术治疗TTTS的最佳孕周为孕16~26周。如果双胎体重相差大于50%，那么胎儿镜手术的双胎存活率明显下降。

（三）经验总结与关注要点

1. 经验总结

单绒毛膜性双胎孕妇，若短期内出现腹围明显增加或腹胀明显时应警惕TTTS的发生。TTTS的发病机制尚不明确，但主要与单绒毛膜性双胎共用一个胎盘，在胎盘层面有大量的血管吻合有关。孕24周前未经治疗的TTTS，其胎儿病死率可达90%~100%，存活胎儿中发生神经系统后遗症的比例高达17%~33%。TTTS的治疗目前以胎儿镜下胎盘血管吻合支激光凝固术及选择性射频减胎术为主。具体选择哪种术式与患者对预后的期望值关系巨大。如何引导患者采取更加适合的术式及术后胎儿风险的评估至关重要。手术一般采取局麻及硬膜外麻醉，术中患者呼吸运动对手术影响较大，可于激光凝固血管时嘱患者屏气配合，减少胎盘损伤概率。

2. 关注要点

对于选择性射频减胎术而言，术中最为重要的就是穿刺针所达到的部位，必须位于胎儿体内，穿刺针进入胎儿体内迅速达到脐动脉及脐静脉交叉口下方，尽量避免穿破血管及膀胱。如果穿刺针部位周围无液体，则升温迅速且一般两个循环即可达到效果。对于胎儿镜下胎盘血管吻合支激光凝固术，迅速找到隔膜胎盘面至关重要。

（四）孕产期管理及风险防范

1. 孕产期管理

作为双胎妊娠的一种严重的并发症，TTTS的诊断及治疗均有一定难度，自妊娠16周开始，每2周进行一次常规超声检查以了解胎儿宫内生长发育、血流、心脏功能情况，早期发现TTTS可减少畸胎出生率，而超声诊断

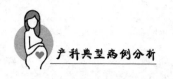

作为TTTS的首选诊断方法，其结果直观、准确率高，可为临床治疗方案制订提供可靠依据，值得临床推广使用。

2. 风险防范

TTTS的治疗目前以胎儿镜下胎盘血管吻合支激光凝固术及选择性射频减胎术为主。具体选择哪种术式，需根据Quintero分期、胎儿情况、胎盘位置、患者风险认识及对预后的期望值等相关。如何引导患者采取更加适合的术式及术后胎儿风险的评估至关重要。

二、选择性胎儿生长受限

（一）病历汇报

患者，赵某，33岁。

主诉： 停经5个月余，发现双胎胎儿生长发育不一致1个月余。

现病史： 平时月经规律。LMP：2018年03月03日。EDC：2018年12月10日。孕期定期产检，孕12周时在当地医院行NT超声示早期妊娠，宫内孕，双活胎，单绒双羊（F1相当于孕12^{+6}周；F2相当于11^{+5}周）。F1：NT 2.4 mm。F2：NT 1.8 mm。停经4月余时自觉胎动，活跃至今。孕中晚期无头晕、头痛、眼花、胸闷等不适，1个月前于当地医院做彩超发现双胎胎儿生长发育不一致（未见单），遂就诊于我院。彩超提示：宫内妊娠，晚孕，双活胎（MCDA）。F1胎儿各生长发育参数均小于-2SD，胎儿心脏发育畸形；F2胎儿未见明显异常。门诊以"孕4产1，宫内孕21^{+4}周，双胎，选择性胎儿生长受限，帆状胎盘"之诊断平诊收住院。自停经以来，神志清，精神可，饮食、睡眠好，大小便正常，孕期体重增加10 kg。

既往史、个人史： 无特殊，否认高血压、心脏病病史，否认糖尿病、脑血管疾病病史

婚育史： 孕4产1，人流2次，2014年因"头盆不称"剖宫产1次，育有1

子，体健，余无特殊。

月经史、家族史：无特殊。

入院查体：体温36.2 ℃，脉搏76次/分，呼吸20次/分，血压132/75 mmHg。心、肺听诊无异常。腹部膨隆，宫底位于脐与剑突之间，腹软，无压痛、反跳痛。阴道无出血、无流液。

辅助检查：我院彩超提示宫内妊娠，中孕，双活胎（MCDA）。F1体重小于第十百分位数并各生长参数均小于−2SD，羊水深度34 mm，脐动脉S/D 5.1，脐动脉舒张期血流间断性消失，脐带边缘附着。胎儿心脏结构异常：主动脉内径细窄，室间隔缺损，左冠状动脉右室瘘。F2：羊水深度41 mm，脐动脉S/D 2.1。

入院诊断：①选择性胎儿生长受限Ⅲ型；②孕4产1，宫内孕21^{+4}周，双胎，单绒双羊；③其一胎儿心脏结构异常；④帆状胎盘。

诊疗经过：入院完善相关检查。我院彩超提示：宫内妊娠，中孕，双活胎（MCDA）。F1体重小于第十百分位数并各生长参数均小于−2SD，羊水深度34 mm，脐动脉S/D 5.1，脐动脉舒张期血流间断性消失，脐带边缘附着。胎儿心脏结构异常：主动脉内径细窄，室间隔缺损、左冠状动脉右室瘘。F2：羊水深度41 mm，脐动脉S/D 2.1。胎儿头颅核磁：脑实质未见明显异常信号影。向患者及其家属告知生长受限胎儿可能预后不良。与患者及其家属沟通后行超声引导下射频消融选择性减胎术，减胎前穿刺针进入正常胎儿羊膜腔抽取20 mL羊水行染色体检查；随后将射频消融电极穿刺进入拟减胎儿胸腔内，使穿刺针针尖位置靠近拟减胎儿的脐带附着处，后开始射频。两个循环后胎儿血流停止，胎心停搏。术后1天复查超声提示：一胎存活；另可见一胎块，无明显血流信号。术后2天患者出院，嘱其每2周复查一次超声。

出院诊断：①sIUGR Ⅲ型，选择性射频消融减胎术后；②瘢痕子宫；③孕4产1，宫内孕22周，双胎，单绒双羊；④其一胎儿心脏结构异常；⑤帆状胎盘。

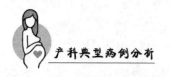
（二）诊治要点

1. 诊断依据

（1）停经5月余，发现双胎胎儿生长发育不一致1月余。

（2）1月余前于当地医院做彩超发现双胎胎儿生长发育不一致（未见单）。在我院复查彩超提示：①宫内妊娠，晚孕，双活胎（MCDA）。②F1胎儿各生长发育参数均小于-2SD，胎儿心脏发育畸形。③F2未见明显异常。

（3）辅助检查：彩超提示宫内妊娠，中孕，双活胎（MCDA）。F1：体重小于第十百分位数并各生长参数均小于-2SD，羊水深度34 mm，脐动脉S/D 5.1，脐动脉舒张期血流间断性消失，脐带边缘附着。胎儿心脏结构异常：主动脉内径细窄，室间隔缺损、左冠状动脉右室瘘。F2：羊水深度41 mm，脐动脉S/D 2.1。

（4）查体：腹部膨隆，腹软，无压痛、反跳痛。阴道无出血、无流液。

（5）诊断要点：选择性胎儿生长受限（selective intrauterine growth restriction，sIUGR）是MCDA双胎常见的并发症，其诊断标准不一。目前临床应用广泛采纳的诊断标准来源于2016年国际妇产科超声学会（ISUOG）指南提出的诊断标准：sIUGR为MCDA双胎中任一胎儿的超声估测体重（EFW）小于相应孕周的第10百分位数伴有两胎儿体重相差大于25%。2019年Khalil等达成的专家共识：定义sIUGR为MCDA双胎中任一胎儿EFW小于相应孕周的第3百分位数，或者下列4项指标满足3项：任一胎儿EFW、腹围小于相应孕周的第10百分位数，两胎儿体重相差≥25%，脐动脉（UA）、搏动指数（PI）大于第95百分位数。前者强调胎儿体重的差异，而后者结合了体重与胎儿血管病变。根据脐动脉血流的不同情况将sIUGR分为3型：Ⅰ型，脐动脉舒张末期血流频谱正常；Ⅱ型，脐动脉舒张末期血流持续性的缺失或倒置；Ⅲ型，脐动脉舒张末期血流间歇性的缺失或倒置。

2. 鉴别诊断

（1）双胎输血综合征：是单绒毛膜双羊膜囊双胎妊娠的严重并发症。两者病理基础相似，TTTS也可表现为双胎之间体重上的差异，但TTTS主要为双胎共用的胎盘上存在两个胎儿动脉间、静脉间及动静脉间的吻合。最终供血儿会出现低血容量贫血，受血儿出现水肿、心衰等，诊断TTTS必须存在两者羊水量较大的差异（受血胎儿羊水最大深度＞80 mm，供血胎儿最大羊水深度＜20 mm），而不以体重是否存在差异来诊断。

（2）双胎反向动脉灌注序列征：是单卵双胎的独特并发症，又称为无心胎。正常胎儿被称为"泵"血胎儿，为自己和无心胎儿提供血液循环；无心胎儿为受血儿，受血儿为无心畸形或仅有心脏痕迹或无功能的心脏。单卵双胎中一胎形态、结构发育正常，另一胎儿出现严重畸形，以上部身体严重畸形为主，可表现为无头、无双上肢、胸腔发育极差，可有微弱胎心搏动或无胎心搏动。

3. 治疗要点

选择性胎儿生长受限主要表现在双胎之间体重上的较大差异，sIUGR的诊断往往为双胎中任一胎儿EFW小于相应孕周的第3百分位数，或者下列4项指标满足3项：任一胎儿EFW、腹围小于相应孕周的第10百分位数，两胎儿体重相差＞25%，脐动脉（UA）、搏动指数（PI）大于第95百分位数。这种疾病既可以发生在双绒双羊双胎，也可发生在单绒双羊双胎，本章节主要讨论单绒双羊双胎的选择性生长受限，其病因复杂，如胎儿共用胎盘分布不均、胎盘间血管吻合异常、胎儿本身发育畸形或感染等，根据脐血流不同情况分为3种类型，3种类型的sIUGR给予不同的监护随访和治疗。在诊断和治疗时要与其他单绒双羊复杂双胎合并症进行鉴别，如TTTS、双胎其一畸形等。本例sIUGR Ⅲ型，入院复查彩超，完善羊水穿刺产前诊断，风疹病毒、弓形虫及其他细小病毒等各种感染因素及胎盘形状结构检查后，仅发现帆状胎盘与sIUGR相关，余未见明显异常，因胎儿存在脐动脉舒张期血流消失，给予低分子肝素皮下注射改善循环，超声严密监护胎儿生长

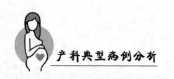

指标，脐动脉血流、大脑中动脉等各项指标，同时监护双胎体重差异的变化，可选择给予生存力较差胎儿射频消融减胎术。射频消融减胎术是sIUGR在存在双胎体重差异较大、小胎儿生存价值低或继续期待治疗将影响大胎儿的生存率等情况时的主要治疗手段，及时有效地给予宫内干预治疗对提高胎儿存活率有很大益处。

（三）经验总结与关注要点

选择性胎儿生长受限在单绒毛膜（monochorionic，MC）双胎中的发生率为10%~15%，是指MC双胎中一胎儿的超声估计体重低于同孕龄第10百分位，两胎儿体重相差15%以上。sIUGR出现胎死宫内、胎儿神经系统损伤、早产及新生儿死亡等不良妊娠结局的风险较高，是MC双胎一种严重的并发症。sIUGR的病因主要与双胎胎盘份额不均、异常插入、胎盘血管因素、感染、胎儿染色体异常等有关。

（1）sIUGR的监护和随访：选择性胎儿生长受限双胎的差异不同，其监护和随访的时间间隔及侧重项目也存在差异。sIUGRⅠ型患者建议每2周监测胎儿各项生理指标（如双顶径、头围、腹围、羊水量等）及胎儿脐动脉血流情况；sIUGRⅡ型建议每周监测胎儿各项生理指标、胎儿脐动脉血流、静脉导管血流及胎儿各项生物物理评分；sIUGRⅢ型则应每周监测胎儿各项生理指标、胎儿脐动脉血流、双胎体重差异进展情况等。Ⅱ型及Ⅲ型生长受限胎儿如期待治疗至孕晚期应给予胎儿头颅MRI检查以了解是否存在脑白质损伤，脑白质损伤胎儿不可预测的突然死亡率达10%~20%，预后较差。

（2）sIUGR的治疗和预后：根据sIUGR的不同分型在治疗上存在一定差异，Ⅰ型患者在严密监护下可期待治疗至34~35周。Ⅱ型患者在家属被充分告知可能存在的进展及预后的情况下，可选择期待治疗或宫内干预治疗：①选择性减胎术（sIUGR的主要宫内干预措施）。②胎儿镜胎盘血管吻合支激光电凝术（目前尚有争议），如期待治疗，应在严密监护下进行至

32周，避免病情恶化。Ⅲ型双胎具有不可预料的病情急剧恶化、脑损伤及胎死宫内的风险，家属在充分了解可能存在的病情进展、治疗及预后情况下选择期待治疗或宫内干预治疗，在病情平稳的情况下期待治疗至32周，一般不超过34周给予终止妊娠，出生后新生儿具有一定脑损伤概率。

（四）孕产期监护与风险防范

双胎妊娠相比单胎妊娠风险较高，单绒双羊双胎妊娠孕期发生复杂双胎并发症的概率及严重程度更大，及时规律产检筛查对于双胎妊娠的管理是有必要的，孕13周前超声区分绒毛膜性对于双胎的分流管理至关重要，对于单绒毛膜双羊膜双胎，从妊娠16周开始，每2周进行一次常规超声检查以了解胎儿宫内生长发育、血流、心脏功能情况，以及有无复杂双胎并发症的发生，如TTTS、sIUGR、TRAP综合征（无心畸胎）等。一旦发生sIUGR，根据分期不同给予不同超声监护随访，向家属充分告知可能存在的病情进展、宫内治疗手段及预后。sIUGRⅠ型患者多可在严密监护下期待治疗至34~35周，Ⅱ型及Ⅲ型患者具有不可预测的病情进展及脑损伤风险，可选择给予胎儿宫内干预治疗，严密监护至32周终止妊娠，一般不超过34周，同时应注意可能存在的新生儿脑损伤可能。

三、双胎反向动脉灌注序列征

（一）病历汇报

患者，李某，20岁。

主诉：停经4月余，发现三胎其一无心畸胎1月余。

现病史：平素月经规律。LMP：2019年05月06日。EDC：2020年02月13日。孕期未规律产检，1月余前就诊于当地医院行彩超示宫内三胎，其一考虑无心畸形（未见单），给予保胎治疗（具体不详）后出院。1天前当地

医院复查彩超示宫内三胎，宫腔内不规则团块（考虑无心畸胎），建议至上级医院进一步检查。今患者为求进一步诊治，遂来我院，门诊以"孕1产0，宫内孕17^{+5}周，三胎，其一无心畸胎"之诊断收住院。自停经以来，精神可，饮食、睡眠好，大小便正常，孕期体重增加5 kg。

既往史、个人史： 无特殊，否认高血压、心脏病病史，否认糖尿病、脑血管疾病史。

婚育史、月经史： 孕1产0，余无特殊。

家族史： 否认家族性遗传病史。

入院查体： 体温36.0 ℃，脉搏72次/分，呼吸18次/分，血压121/65 mmHg。心、肺听诊无异常。腹部膨隆，腹软无压痛、反跳痛。阴道无出血、流液。

辅助检查：

（1）我院彩超：提示宫内孕，可见三个胎儿影，单绒毛膜三羊膜囊三胎妊娠。F1为宫腔内一不规则团块，水肿状，其内可见动静脉血流信号影，动脉血流方向与胎儿脐动脉血流反向；F2胎心率138次/分，羊水深度29 mm，脐动脉S/D 2.8；F3胎心率145次/分，羊水深度34 mm，脐动脉S/D 3.1。

（2）阴超检查：宫颈管长约39 mm，未见明显分离。

（3）血常规：中性粒细胞百分比76.3%，血红蛋白104.0 g/L。

（4）凝血六项：纤维蛋白原4.72 g/L，D-二聚体0.81 mg/L。

（5）肝肾功能未见明显异常。

入院诊断： ①双胎反向动脉灌注序列征；②孕1产0，宫内孕17^{+5}周，三胎妊娠，单绒三羊。

诊疗经过： 入院后完善相关检查，查无手术禁忌证，于入院第三天行超声引导下射频消融减胎术，凝固阻断异常胎儿腹内段血流，术后给予预防感染、保胎治疗。术后1天复查彩超提示：宫内可见三个胎儿影，F1为不规则团块状，未见血流信号影；F2、F3羊水量及脐动脉未见明显异常。术后3天出院。

出院诊断：①双胎反向动脉灌注序列征；②射频减胎术后；③孕1产0，宫内孕18^{+1}周，三胎妊娠，单绒三羊。

（二）诊治要点

1. 诊断依据

（1）停经4月余，发现三胎其一无心畸胎1月余。

（2）1月余前当地医院行彩超示宫内三胎，其一考虑无心畸形（未见单），给予保胎治疗（具体不详）后出院。1天前当地医院复查彩超示宫内三胎，宫腔内不规则团块（考虑无心畸胎）

（3）辅助检查：我院彩超提示宫内孕，可见三个胎儿影，单绒毛膜三羊膜囊三胎妊娠。F1为宫腔内一不规则团块，水肿状，其内可见动静脉血流信号影，动脉血流方向与胎儿脐动脉血流反向；F2胎心率138次/分，羊水深度29 mm；F3胎心率145次/分，羊水深度34 mm。

（4）查体：腹部膨隆如孕周，腹软无压痛、反跳痛。阴道无出血、流液。

（5）诊断要点：双胎反向动脉灌注序列征（twin reversed arterial perfusion sequence，TRAP）常发生在单绒双羊双胎，主要依赖产前超声诊断，双胎之间往往存在动脉-动脉或静脉-静脉大血管交通。正常胎儿被称为"泵"血胎儿，为自己和无心胎儿提供血液循环，无心胎儿为受血儿，受血儿为无心畸形或仅有心脏痕迹或为无功能的心脏。单卵双胎中一胎形态、结构发育正常，另一胎儿出现严重畸形，以上部身体严重畸形为主，可表现为无头、无双上肢、高度水肿、胸腔发育极差、身体下部发育较好等，可有微弱胎心搏动或无胎心搏动。

2. 鉴别诊断

（1）双胎选择性胎儿生长受限（sIUGR）：选择性胎儿生长受限是单绒双羊双胎并发症之一，主要表现为双胎之间体重上的较大差异，选择性

胎儿生长受限双胎之间也可有血管交通支及相应血流动力学的改变，因此临床表现上可有与TRAP相似的胎儿水肿、发育畸形、生长不一致等表现，但TRAP畸形儿主要表现无心脏、无头、胸腔发育异常或仅有薄弱心脏跳动。

（2）双胎输血综合征：双胎输血综合征是单绒毛膜双羊膜囊双胎妊娠的严重并发症。两者病理基础相似，TTTS主要为双胎共用的胎盘上存在血管交通支。最终供血儿会出现低血容量贫血，受血儿出现水肿、心衰等，诊断TTTS必须存在两者羊水量较大的差异（受血胎儿羊水最大深度>80 mm，供血胎儿最大羊水深度<20 mm）。

3. 治疗要点

TRAP是单绒毛膜多胎妊娠中罕见且严重的并发症，因胎-胎间多存在血管交通支，一经诊断，应及时行宫内治疗，以避免共存胎儿发生宫内死亡，延长分娩孕周，改善预后。选择性减胎术对TRAP的治疗效果确切，孕16周以下及时行减胎术对于TRAP的治疗效果有很大提高，目前常用的减胎术有射频消融减胎术、酒精消融术等，但目前对于TRAP的治疗来说，射频消融选择性减胎术应用最为广泛。酒精消融术具有费用低，技术要求低，容易实施等优势，但该方式手术时酒精可能会随着血液循环进入泵血儿，可导致泵血儿出现心动过缓、血管血栓栓塞等，甚至导致泵血儿死亡。然而特殊情况时如无心胎受胎盘包绕、穿刺路线受阻时，酒精消融术可能是不二的选择。根据手术孕周及宫内情况及时有效行减胎术对TRAP的预后有很大改善。

（三）经验总结与关注要点

1. 双胎反向动脉灌注序列征的诊断

双胎反向动脉灌注序列征（TRAP），又称作无心胎，是发生在单绒毛膜多胎妊娠中的一种严重的并发症。多胎妊娠中血流通过动脉-动脉吻合逆行，通常多胎之间有共同的脐带插入点，供血儿易发生高输血性心脏衰竭。由于无心胎的形态多样，并且有些病例可能存在原始心管搏动，因此

TRAP在妊娠早期不宜做出明确的诊断。有研究显示在早孕期间诊断的TRAP病例中，84.6%的泵血儿在期待治疗中死亡，甚至在无心胎血流自发阻断的病例中也是如此。保守治疗的供血儿在孕18周死亡风险达30%。因此目前对于TRAP的诊断及治疗，更倾向于在妊娠早期进行。

2. 治疗方案的治疗

目前对于TRAP的治疗，大多数学者认为需要给予宫内干预，以避免共存胎儿发生宫内死亡，延长分娩孕周，改善其预后。及时有效的治疗使TRAP共存胎儿的死亡率从50%~70%下降到10%左右。目前常用治疗方式为各种形式的减胎术以阻断无心胎的血流，具体如下：

（1）射频消融选择性减胎术：目前应用最为广泛，疗效确切，手术操作需要胎位及空间条件合适。

（2）酒精消融术：一种替代减胎术，具有费用低、技术要求低、容易实施等优势。但酒精可能会随着血液循环进入泵血儿，可导致泵血儿出现心动过缓、血管血栓栓塞等，甚至导致泵血儿死亡。对于无心胎受胎盘包绕、穿刺路线受阻的病例来说，酒精消融术可能是不二的选择。

（3）高强度超声血流阻断术：是一种新兴的技术，目前应用及报道较少，有待后续进一步研究。

（四）孕产期管理及风险防范

单绒毛膜多胎妊娠是一种高危妊娠，其发生复杂双胎并发症的概率及严重程度较高，孕13周前超声区分绒毛膜性，对于单绒毛膜双羊膜双胎，从妊娠16周开始，每2周进行一次常规超声检查以了解胎儿宫内生长发育、血流、心脏功能情况，以及有无复杂双胎并发症的发生，如TTTS、sIUGR、TRAP综合征（无心畸胎）等。一旦发现TRAP综合征，应及时采取有效措施进行宫内干预治疗，阻断无心胎的血流，孕16周前进行宫内干预治疗，可显著提高其他胎儿的存活率。双胎反向动脉灌注序列征已受到了越来越多的关注，随着宫内干预技术的不断进步，其治疗方法势必逐渐趋于更加易

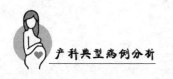
于操作、安全、微创，甚至无创。对TRAP要尽早做出诊断，选择适当的治疗方案，争取降低围生期死亡率，改善泵血儿的预后。

四、多胎妊娠一胎胎死宫内

（一）病历汇报

 病例一

患者，闫某，29岁。

主诉：停经6月余，发现双胎其一停育21天。

现病史：LMP：2018年08月28日。EDC：2019年06月04日。停经25天查尿妊娠试验阳性，停经2月余于外院行NT彩超，提示不排除单绒单羊双活胎，宫内胎儿发育如孕12周。孕5个月自觉胎动，活动至今。孕3个月建立围保，定期产检，行NT彩超、无创DNA均未见明显异常。孕中期无头晕、头痛、眼花、胸闷等不适。21天前于当地医院常规产检，行彩超提示宫内妊娠约21^{+5}周，单绒单羊双胎，一胎儿存活，一胎儿死胎，存活胎儿肠管回声增强，腹水，羊水临界。未行治疗。为进一步确诊，20天前于我院门诊行四维彩超检查，结果示宫内妊娠，双胎，中孕（MCMA），其一未见胎心搏动；存活胎儿，部分肠管回声稍增强。今为进一步治疗，就诊于我院，门诊以"孕2产0，宫内孕25^{+3}周，双胎其一停育（MCMA）"之诊断平诊收住院。自停经以来，精神可，饮食、睡眠好，大小便正常，孕期体重增加6 kg。

既往史：既往体健。

个人史：否认外地久居史，否认血吸虫疫水接触史。否认毒物、放射性物质、结核患者接触史。无烟酒嗜好。

婚育史：27岁结婚，配偶体健，夫妻关系和睦。孕2产0，2016年孕10周胚胎停育一次。

月经史： 13岁月经初潮，周期45天，经期5~6天，末次月经2018年8月28日，经量中等，色暗红，时有痛经史。

家族史： 父母体健，1弟健康。否认家族有双胎、畸形及遗传病史。

入院查体： 生命体征平稳，心、肺听诊未闻及明显异常，腹部膨隆如孕周。

专科检查： 宫底位于脐上一指，无阴道出血、流液。

辅助检查： 四维彩超（2019年02月02日，我院）示宫内妊娠，双胎，中孕（MCMA），其一未见胎心搏动；存活胎儿，部分肠管回声稍增强。

入院诊断： ①孕2产0，宫内孕25^{+3}周；②双胎（MCMA）；③其一胚胎停育。

诊治经过： 入院完善血常规、凝血功能、肾功能、肝功能、血型及心电图等一般检查，给予补液，改善循环支持治疗，严密监测胎心胎动，孕26周均胎死宫内。

病例二

患者，王某，28岁。

主诉： 停经5月余，发现一胎胎心消失4天。

现病史： 患多囊卵巢综合征2年多，平素月经不规律，周期50~90天。LMP：2018年10月03日。EDC：2019年07月10日。经促排卵治疗后停经33天查血HCG阳性，停经后未出现明显早孕反应。停经4个月时自觉胎动，活跃至今。未建立围保，行NT超声未发现明显异常，未行唐氏筛查。孕期无头晕、头痛、眼花、胸闷等不适，无双下肢水肿，无阴道流液、出血。现宫内孕21^{+1}周，4天前在我院行四维彩超检查提示宫内妊娠，双胎，F1存活，无明显异常；F2未见胎心。为进一步治疗，就诊于我院。门诊以"孕1产0，宫内孕22^{+1}周，双胎（MCDA），一胎胎死宫内"之诊断收住院。自停经以来，精神可，饮食、睡眠好，大小便正常，孕期体重增加8 kg。

既往史： 既往体健。

个人史： 无特殊。

婚育史：23岁结婚，配偶体健，夫妻关系和睦，孕1产0。

月经史：13岁月经初潮，周期30天，经期5天，5年前开始月经不规律周期延长至50~90天，量少。末次月经2018年10月3日，经量少，色暗红，无痛经史。

家族史：父母体健，1姐1哥健康。否认家族遗传病史。

入院查体：生命体征平稳，心、肺听诊未闻及明显异常，腹部膨隆如孕周。

专科检查：宫底平脐，无腹痛，无阴道流血、流液。

辅助检查：彩超（2019年03月07日，我院）：宫内妊娠，双胎，F1存活，无明显异常；F2未见胎心。

入院诊断：①孕1产0，宫内孕22^{+5}周；②双胎（MCDA）；③一胎胎死宫内。

诊治经过：定期监测胎心胎动，血常规、凝血功能、肝肾功能，定期复查彩超，监测存活胎儿胎心胎动，定期复查生长发育彩超，继续妊娠至37周剖宫产终止妊娠。

病例三

患者，李某，30岁。

主诉：停经7月余，发现胎儿畸形伴停育20天。

现病史：2018年07月11日在洛阳中心医院胚胎移植两枚鲜胚，推算LMP 2018年06月24日，EDC 2019年03月31日。停经后未出现明显早孕反应，停经3个月时自觉胎动，活跃至今。停经3个月时建立围保，未定期产检，行NT超声未提示明显异常，未行唐氏筛查、无创DNA检查。孕3个月出现阴道少量褐色分泌物，给予保胎灵2片/次，3次/日，口服2周后停药。20天前在当地医院查四维彩超示宫内双活胎。F1：孕约28^{+5}周，胃泡未显示，双肾实质回声增强，并双侧肾窦分离，膀胱过度充盈，腹腔内大量积液。F2：孕约28^{+5}周。胎盘Ⅰ度。遂于我院行羊水穿刺，结果回示两胎儿均为：arr（hg19）7q35（143432832 143952405）×3。6天前于我院门诊行多学科会诊，会诊结果：超声明确诊断后再决定后续治疗，必要时行氯化钾减胎术。4天前于我院复查四维彩超示宫内中孕，F1未见胎心搏动（考虑胎儿停育），F2存活。F1腹腔结构异常：胃泡未显示；腹腔内大量积液；膀胱体积大（考虑后道瓣膜可能）；双肾实质回声增强；双肾积水。为进一步治疗，遂就诊于我院，门诊以"①孕1产0，宫内孕30^{+2}周；②双胎（双绒毛膜双羊膜囊dichorionic diamniotic，DCDA）；③一胎胎死宫内，胎儿畸形；④珍贵儿"之诊断收住院。自停经以来，精神可，饮食、睡眠好，大小便正常，孕期体重增加15 kg。

既往史：多囊卵巢综合征史3年。

个人史：否认外地久居史。否认血吸虫疫水接触史。否认毒物、放射性物质、结核患者接触史。无烟酒嗜好。

婚育史：28岁结婚，配偶体健，夫妻关系和睦，孕1产0。

月经史：17岁月经初潮，周期30~37天，经期7天。末次月经2018年06月24日，经量中等，色暗红，无痛经史。

家族史：父母体健，2姐1妹1弟均健康。否认家族遗传病史。

入院查体：生命体征平稳，心、肺听诊未闻及明显异常，腹部膨隆如孕周。

专科检查：宫底位于脐与剑突之间，无腹痛，无阴道流血、流液。

辅助检查：四维彩超（2019年01月18日，我院）示宫内中孕，F1未见胎心搏动（考虑胎儿停育）；F2存活，未见明显异常。F1腹腔结构异常：胃泡未显示；腹腔内大量积液；膀胱体积大（考虑后尿道瓣膜可能）；双肾实质回声增强；双肾积水。

入院诊断：①一胎胎死宫内，胎儿畸形；②孕1产0，宫内孕30^{+2}周；③双胎（DCDA）；④珍贵儿。

诊治经过：定期监测胎心胎动，血常规、凝血功能、肝肾功能，定期复查彩超，继续妊娠至37周剖宫产终止妊娠。

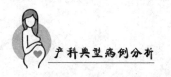

（二）诊治要点

1. 诊断依据

（1）病例一：停经6月余，发现双胎其一停育21天。四维彩超提示：宫内妊娠，双胎，中孕（MCMA），其一未见胎心搏动；存活胎儿，部分肠管回声稍增强。

（2）病例二：停经5月余，发现一胎胎心消失4天。4天前在我院行四维彩色超声检查提示：宫内妊娠，双胎，F1存活，无明显异常；F2未见胎心。

（3）病例三：停经7月余，发现胎儿畸形伴停育20天。四维彩超（2019年01月18日，我院）提示：宫内中孕，F1未见胎心搏动（考虑胎儿停育）；F2存活，未见明显异常。F1腹腔结构异常：胃泡未显示；腹腔内大量积液；膀胱体积大（考虑后尿道瓣膜可能）；双肾实质回声增强；双肾积水。

（4）诊断要点：双胎妊娠一胎胎死宫内在早孕期可出现阴道流血等先兆流产症状，中晚孕期孕妇常感觉胎动减少，有时阴道有血性分泌物，多普勒超声仅闻及一个胎心。临床诊断主要依据超声检查，早孕期超声可见2个妊娠囊，数周后再次复查仅见一个胎儿，则可诊断。

2. 治疗要点

双胎妊娠发生一胎胎死宫内后，应定期监测母体的凝血功能，包括血小板计数、凝血四项、血浆鱼精蛋白副凝试验（3P试验）、D-二聚体及纤维蛋白降解产物，并密切观察皮肤黏膜有无瘀斑、瘀点及有无牙龈出血。孕32周前2~3周1次，32周后10天1次，以便及早发现凝血功能异常。双胎发生一胎胎死宫内后对存活儿做全面的超声检查有助于发现胎儿异常，推荐每2周通过超声评估胎儿生长情况及羊水量。同时应用多普勒技术，尤其是测量胎儿大脑中动脉收缩期峰值流速，对评估胎儿贫血及确定宫内输血对存活儿是否有益具有重要作用。定期行胎儿大脑超声检查有助于发现存活儿脑损伤征象。在发现一胎胎死宫内后3周对存活儿行磁共振成像检查，对大脑组织缺血及皮质改变的发现优于超声检查。存活儿向死胎供血的血流动力学改变会使存活儿易发生贫血、组织器官缺氧及酸中毒。

（三）经验总结与关注要点

1. 孕期监测

孕早期彩超确定绒毛膜性，双胎妊娠发生一胎胎死宫内后，应定期监测母体的凝血功能，32周前2~3周1次，32周后10天1次，以便及早发现凝血功能异常。双胎发生一胎胎死宫内后对存活儿做全面的超声检查有助于发现胎儿异常，推荐每2周通过超声评估胎儿生长情况及羊水量。

2. 分娩方式选择

截至目前，尚无文献明确报道该类疾病双胎分娩的最佳孕周。若发生在早孕期，终止妊娠的时机目前尚存争议，一般认为死胎对母体及存活儿无明显影响，在严密监测下可妊娠至足月，与单胎妊娠分娩方式基本相同；若发生于中孕期，应行超声检查了解存活儿有无结构畸形。双绒双羊未合并其他产科因素者，不推荐在38周前进行干预；单绒双羊者，多数学者建议38周分娩，也有部分学者建议32~34周分娩。单绒单羊者，终止妊娠的时机目前争议较大，多于32~34周终止妊娠，对于有阴道试产条件者，应考虑阴道试产，但死亡胎儿的存在会增加难产的发生率。

3. 围分娩期处理

定期围保，建议2周检查1次，依据情况决定终止妊娠时机。

（四）孕产期管理及风险防范

减胎后按正常孕妇产检流程定期围保，监测胎心胎动。

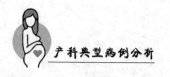

五、胎儿腹壁异常

（一）病历汇报

病例一

患者，余某，28岁。

主诉： 停经4月余，发现胎儿腹裂1天。

现病史： 平素月经规律。LMP：2018年10月16日。停经30余天测尿妊娠试验阳性，孕期无明显早孕反应，停经3个月建立围保，行NT、唐氏筛查未见明显异常。1天前行彩超示胎儿腹壁脐带插入处右侧可见部分回声中断，长约0.9 cm，宽约0.9 cm，可见肠管由此处脱入羊水中，羊水中漂浮肠管范围约2.6 cm×1.9 cm。孕期无头晕、眼花、胸闷，无腹痛，无阴道出血、流液。为进一步治疗，门诊以"胎儿腹裂；孕1产0，宫内孕17周"入院。

既往史： 既往体健。

个人史： 无特殊。

婚育史： 24岁结婚，配偶体健，夫妻关系和睦，孕1产0。

月经史： 初潮14岁，周期30天，经期7天。LMP：2018年10月16日。月经量中等，颜色正常，无血块。痛经史。

家族史： 无特殊。

入院查体： 生命体征平稳，心、肺听诊无异常，腹部膨隆如孕周。

专科检查： 宫底脐耻之间，无腹痛，阴道流血、流液。

入院诊断： ①胎儿腹裂；②孕1产0，宫内孕17周。

诊疗经过： 入院完善血常规、凝血功能、肝肾功能、心电图、彩超等相关检查，告知患者及其家属预后，患者及其家属商议后要求终止妊娠，给予羊膜腔穿刺利凡诺引产。

病例二

患者，张某，34岁。

主诉： 停经7月余，要求入院待产。

现病史： LMP：2018年08月11日。EDC：2019年05月18日。停经40天查尿妊娠试验阳性，行彩超检查提示三胎妊娠。停经1月余出现恶心、呕吐早孕反应，未行特殊治疗，持续至孕3月余自行好转。孕3月余于当地医院行NT检查，报告提示考虑甲胎儿脐膨出（建议复查）。后定期复查一胎仍有脐膨出（具体不详）。1个月前在当地医院行彩超提示甲胎儿发育异常（脐膨出？），建议至上级医院检查，遂至我院住院要求减胎治疗。住院后完善相关检查，行彩超提示畸形胎儿与正常胎儿之间绒毛膜性目前无法确定，告知患者及其家属病情及风险，患者及其家属商议后拒绝减胎，要求出院。行唐氏筛查及糖耐量试验均未见明显异常。双下肢轻微水肿，休息后消退。2周前至我院复查彩超示"宫内多胎晚孕，甲胎儿脐膨出"。就诊于我院，查彩提示：宫内妊娠，晚孕，三胎，存活。F1腹腔结构异常，考虑脐膨出。F2羊水最大深度27 mm。F3未见明显异常。给予改善循环治疗，好转后出院。现为进一步诊疗，遂来我院，门诊以"三胎妊娠，孕3产1，宫内孕31⁺⁴周"之诊断收住院。自停经以来，精神可，饮食、睡眠好，大小便正常，孕期体重增加25 kg。

既往史： 2013年在广东东莞东华医院行"微创甲状腺肿块切除术"（具体不详，定期复查甲状腺功能无异常，未行药物治疗）。2017年因"过期妊娠、羊水过少"在当地医院行"子宫下段剖宫产术"。否认高血压、心脏病病史，否认糖尿病、脑血管疾病病史，余无特殊。

婚育史： 29岁结婚，配偶体健，夫妻关系和睦。孕3产1，生化妊娠1次。足月剖宫产1次，育有1女，体健。

月经史： 初潮12岁，每次持续5天，周期30天。末次月经时间2018年08月11日。月经量中等，颜色正常，无血块。无痛经史。

家族史： 父母体健；同胞2人，1弟体健。否认家族性遗传病史。

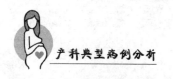

入院查体：生命体征平稳，心、肺听诊未闻及异常，腹部膨隆如孕周。

专科检查：腹软，无压痛及反跳痛，宫底位于脐与剑突之间，阴道无出血、流液。

辅助检查：我院彩超示宫内妊娠，晚孕，三胎，存活。F1腹腔结构异常，考虑脐膨出。F2羊水最大深度27 mm。

入院诊断：①F1胎儿脐膨出；②三胎妊娠；③孕3产1，宫内孕31^{+4}周；④瘢痕子宫。

诊治经过：入院后积极完善相关检查，严密监测胎心胎动，34周因"胎膜早破"终止妊娠，出生后联系小儿外科给予手术治疗。

（二）诊治要点

1. 诊断依据

（1）病例一：停经4月余，发现胎儿腹裂1天。彩超提示：胎儿腹壁脐带插入处右侧可见部分回声中断，长约0.9 cm，宽约0.9 cm，可见肠管由此处脱入羊水中，羊水中漂浮肠管范围2.6 cm×1.9 cm。

（2）病例二：停经7月余，要求入院待产。彩超提示：宫内妊娠，晚孕，三胎，存活。F1腹腔结构异常，考虑脐膨出。F2羊水最大深度27 mm。F3未见明显异常。

（3）诊断要点：孕期主要依靠超声检查。

2. 治疗要点

目前多为超声诊断，多在产前发现，一旦发现，应排除遗传异常。出生后建议立即手术，术前应做X线胸部透视及其他检查，了解有无伴发畸形，以便手术中一同处理。

（三）经验总结与关注要点

1.脐膨出的鉴别诊断

脐膨出需与腹裂相鉴别，两者鉴别的要点在于脐膨出无正常脐部结构，在肠曲或内脏之间可找到破裂残存的囊膜。而腹裂时，脐、脐带的位置和形态均正常，只是在脐旁腹壁有一裂缝，肠管由此突出腹外。脐膨出与脐疝的不同是部分腹腔脏器通过前腹壁正中的先天性皮肤缺损突入脐带的基部，上覆薄而透明的囊膜，是较少见的先天性畸形。突出的内脏仅有腹膜与羊膜互相融合的囊膜覆盖，无皮肤，囊膜透明、脆弱，容易破裂。绝大部分患儿需出生后立即手术，否则由于局部皮肤破溃、坏死、感染，患儿很难继续生存。术前应做X线胸部透视及其他检查，了解有无伴发畸形，以便手术中一同处理。

2.分娩方式选择

胎儿腹壁异常并非剖宫产指征，但是由于产时手术优于择期手术，倾向于行剖宫产，并行产时手术。

3.围分娩期处理

定期围保，建议2周检查1次，依据情况决定终止妊娠时机。

（四）孕产期管理及风险防范

脐膨出和腹裂是胎儿腹壁异常的典型代表。脐膨出又称脐突出、胚胎性脐带疝，为先天性腹壁畸形，指出生时肠的一部分通过脐部腹壁上一缺损而突出；突出的肠只覆盖着一层由羊膜和腹膜组成的透明薄膜。新生儿脐膨出的发生率为1/10 000~1/3 200，男孩较多见。腹裂是先天性腹壁发育不全，在脐旁留有全层腹壁缺损，有内脏自缺损处脱出，是一种罕见的畸形。其发病率各家统计差别较大，但多好发于低体重儿。在出生后即可发现肠管自脐旁腹壁缺损处脱出，肠系膜游离，肠管充血、水肿、增厚，表面覆有纤维素性渗出物，肠管彼此粘连。每2~3周复查彩超，动态观察，注

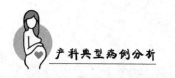

意胎心胎动，定期围保，选择合适时机终止妊娠。

六、胎儿肾积水

（一）病历汇报

患者，于某，27岁。

主诉：停经9月余，发现胎儿左肾积水2个月。

现病史：LMP：2018年06月22日。EDC：2019年03月29日。停经后未出现明显早孕反应。停经3个月时自觉胎动，活跃至今。停经3个月时建立围保，定期产检，行NT超声、糖耐量试验均未提示明显异常，未行唐氏筛查。2个月前在当地医院查四维彩超示宫内晚孕，胎儿左肾分离约10 mm。后定期复查，彩超监测左肾分离逐渐增加至20 mm，现近预产期入院。

既往史：否认高血压、心脏病病史，否认糖尿病、脑血管疾病病史，否认肝炎、结核、疟疾病史（预防接种史随当地进行），否认手术、外伤、输血、献血史，否认食物、药物过敏史。

查体：生命体征平稳，腹部膨隆，未触及明显宫缩，双下肢无水肿。

专科检查：宫底位于脐与剑突之间，阴道无出血及流液。

辅助检查：四维彩超（2019年03月16日，本院）示宫内孕约38周，胎儿左肾分离约20 mm。

入院诊断：①孕1产0，宫内孕38^{+2}周；②胎儿一侧肾积水。

诊治经过：入院完善血常规、凝血功能、肾功能、肝功能及心电图等一般检查，请新生儿科、小儿外科会诊协助诊治，会诊建议密切观察，出生后复查。住院后因"胎儿窘迫"行手术终止妊娠，胎儿出生后复查彩超，提示一侧轻度肾积水，定期复查彩超。

（二）诊治要点

1. 诊断依据

（1）停经9月余，发现胎儿左肾积水2个月。

（2）孕期规律产检。四维彩超提示：宫内晚孕，胎儿左肾分离约10 mm。

（3）诊断要点：孕期主要依靠超声检查。目前，临床上更提倡使用Grignon分级法来评估胎儿肾积水的程度。该方法根据肾盂前后径（anteroposterior diameter，APD）值大小将胎儿肾积水分为Ⅰ~Ⅴ级，当APD<10 mm 时为Ⅰ级；10 mm≤APD≤15 mm 时为Ⅱ级；APD>15 mm 且肾盏轻度扩张时为Ⅲ级；APD>15 mm 且肾盏中度扩张时为Ⅳ级；APD>15 mm 且肾盏重度扩张，肾实质变薄时为Ⅴ级。

2. 治疗要点

做B超检查胎儿肾积水。若积水区域很小，肾皮质较厚，随着胎儿出生后环境变化，肾积水会自行消失。若积水区域较大，肾皮质较薄，影响肾脏发育，产前要注意严密动态观察，必要时宫内治疗，出生后需及时复查治疗，大部分能恢复得很好。肾积水主要因为肾脏和输尿管的连接处梗阻或者输尿管和膀胱之间发生梗阻。

（三）经验总结与关注要点

胎儿肾盂集合系统因为各种原因引起扩张，当肾盂前后径值 APD≥1cm 时称为肾积水。胎儿肾积水的发生率高达80%~87%，是胎儿泌尿生殖系统异常中最常见、最多发的先天畸形。胎儿期不同程度肾积水的转归截然不同：轻者可以动态观察；重者因为存在真正的梗阻因素，随着胎儿生长发育会诱导肾功能进行性降低，甚至危及生命。

1. 肾积水病因

尿液逆流。肾积水患者会出现尿液回流到肾脏的不正常现象。此时，肾脏同时会有准备流到膀胱的尿液，以及从膀胱倒流回来的尿液，这个时候就会造成肾积水。输尿管阻塞是造成肾脏积水常见的疾病，原因就是输

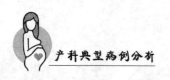

尿管的一小段发生狭窄而引起阻塞，导致肾脏中的尿液不易流至膀胱，停滞在肾脏。通常只要将输尿管狭窄的一段切除，再重新接起来，让输尿管保持通畅，就可以改善肾积水的情形。

2. 分娩方式选择

胎儿肾积水并非剖宫产指征，依据胎儿后期情况及母体情况综合评估，可适当放宽剖宫产指征。

3. 围分娩期处理

定期围保，建议2周检查1次，依据情况决定终止妊娠时机。

（四）孕产期管理及风险防范

每2周复查彩超，动态观察肾积水程度变化，注意胎心胎动，定期围保，选择合适时机终止妊娠。

七、胎儿下尿道裂

（一）病历汇报

患者，刘某，30岁。

主诉：停经7月余，发现胎儿畸形20天。

现病史：平素月经规律。2018年7月11日在外院胚胎移植两枚鲜胚，早孕期彩超提示宫内单活胎，孕期外院定期围保，行NT超声、糖耐量试验均未提示明显异常，未行唐氏筛查或者无创DNA检查。孕早期因阴道出血予以保胎治疗（具体不详）。20天前在当地医院查四维彩超示"宫内单活胎孕约28^{+5}周，外生殖器异常？"遂至我院行羊水穿刺，结果回示46XN。今在我院复查四维彩超示宫内孕，单活胎。外生殖器结构异常，阴茎短小，阴囊分离，符合"郁金香征"。孕期无头晕头痛，无胸闷气喘，无双下肢水肿。

既往史： 否认高血压、糖尿病、心脏病史。

个人史： 无特殊。

婚育史： 孕1产0。

月经史及家族史： 无特殊。

入院查体： 体温36.5℃，脉搏80次/分，呼吸20次/分，血压118/74 mmHg。神志清，精神可。心肺听诊未闻及异常，双下肢无水肿。专科检查：腹部膨隆，宫底位于脐与剑突之间，阴道无流血、无流液。

辅助检查： 四维彩超（2019-01-01，外院）：宫内单活胎孕约28^{+5}周，外生殖器异常。四维彩超（2019-01-18，本院）：宫内孕，单活胎。外生殖器结构异常，阴茎短小，阴囊分离，符合"郁金香征"。

入院诊断： ①胎儿下尿道裂；②孕1产0 宫内孕30+2周；③珍贵儿。

诊疗经过： 可疑胎儿下尿道裂，胎儿染色体核型正常，行多学科会诊，与患者及其家属沟通病情，告知其下尿道裂是可以治愈的，但是可能会出现手术失败或手术并发症，且胎儿出生后需尽早手术，患者及其家属要求继续妊娠。定期围保，孕39周自然分娩一活男婴，出生后转入小儿外科手术治疗。

（二）诊治要点

1. 诊断依据

孕期主要依靠超声检查。典型的尿道下裂合并阴茎阴囊转位表现为"郁金香"征。

2. 治疗要点

发现胎儿下尿道裂，应召集产科、遗传、超声科及小儿外科多学科会诊，充分告知胎儿预后，出生后尽快手术。手术在目前并发症仍多，失败率仍高。排除遗传异常，需手术治疗，治疗的目的是矫正畸形（阴茎下弯），使尿道恢复正常位置，小儿能站立排尿，成人有生殖能力，手术最好在学龄前完成。

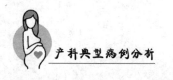

（三）经验总结与关注要点

阴茎弯曲，尿道开口不在正常位置为尿道下裂，是最常见的先天性尿道畸形。根据尿道口的部位，将尿道下裂分为阴茎头型、阴茎型、阴囊型及会阴型，其中阴茎头型及阴茎型占多数。尿道下裂是男性婴幼儿中尿道和外生殖器最常见的先天畸形，有遗传性。发病率约为每125~250个男婴中有一个发生。患儿阴茎短小，向腹侧弯曲，需手术整形，否则会影响排尿和以后的性功能。手术最好在学龄前完成，可分期手术或根据实际情况一期完成手术。

1. 治疗原则

（1）当性别确定为男性后，应根据尿道下裂的类型，结合女性生殖道有无、睾丸发育状况，制订全面的治疗方案。分阶段进行，各个阶段应保持治疗方案的连续性。

（2）如小儿阴茎发育差，可于术前用1~2个疗程绒毛膜促性腺激素治疗，待阴茎发育后，再行手术。

（3）手术目的是矫正阴茎下弯，使尿道口恢复或接近正常阴茎头的位置，使小儿能站立排尿，成人后有生殖能力。

（4）有尿路感染者，术前必须严格控制感染。

（5）尿道成形术应暂行尿液分流术，根据尿道下裂类型，选择耻骨上膀胱造瘘或会阴部尿道造瘘。

（6）倾向于早期治疗。手术年龄既往多偏重学龄期儿童，实际上1岁小儿阴茎发育的大小与5~6岁小儿相近，且幼儿手术后反应轻，早做手术能解除家属及小儿的精神压力，故目前以1岁后手术为宜，至少应于入学前或入幼儿园前完成。

尿道下裂是小儿常见的先天尿道畸形，经过手术是可以治愈的。故应及早求医处理，否则会影响小儿的阴茎和尿道发育。手术有一定的并发症，家长应有思想准备，即使手术成功，其外观也不能与正常"原装"相比。另外，术前准备、会阴部的清洁和术后尿道的护理，对手术成功有非常重要的作用，故家长应与医护人员密切配合，保证手术的成功。术后随着孩子的长大，也应该定期到医院随访复查，以追踪观察排尿和阴茎发育情况。

2. 分娩方式选择

胎儿下尿道裂并非剖宫产指征，依据胎儿后期情况及母体情况综合评估，可适当放宽剖宫产指征。

3. 围分娩期处理

定期围保，建议2周检查1次，依据情况决定终止妊娠时机。

（四）孕产期管理及风险防范

每2周复查彩超，动态观察，小儿外科定期随访，注意胎心胎动，定期围保，选择合适时机终止妊娠，胎儿出生后及早手术。

八、胎儿膈疝

（一）病历汇报

患者，王某，27岁。

主诉：停经9月余，发现胎儿膈疝12周。

现病史：平素月经规律，自然受孕。孕期定期产检，否认毒物药物及放射线接触史，NT无异常，唐氏筛查无异常，未行无创DNA筛查。12周前四维超声示胎儿左侧胸腔可见较多肠管样回声，提示胎儿膈疝，羊水穿刺提示胎儿染色体未见异常。孕晚期无头晕、头痛，无视物模糊，双下肢轻度水肿。1个月前我院行胎儿胸部MRI，提示：晚孕，单胎，头位；胎儿左侧膈疝，胃及部分肠管疝入左侧胸腔，左肺体积小。因孕足月、胎儿左侧膈疝要求入院待产。患者现无腹痛，无阴道流血、流液，自觉胎动可。自停经

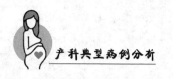

以来，患者精神、睡眠可，饮食如常，二便如常，体重增加15kg。

既往史： 否认高血压、糖尿病、心脏病病史。否认药物、食物过敏史。

个人史： 无特殊。

婚育史： 孕2产0，自然流产1次。

月经史： 无特殊。

家族史： 无特殊。

入院查体： T 36.4 ℃，P 84次/分，R 21次/分，BP 103/61 mmHg。神志清，精神可，无贫血貌。心、肺听诊未闻及异常。腹部膨隆如孕周，无压痛及宫缩。专科情况：宫高37 cm，腹围125 cm，胎心率131次/分，无腹痛，无阴道出血、流液等。

辅助检查： 胎儿实时三维超声（2018年09月11日，本院）示头位，双顶径约91 mm，头围约318 mm，胎心率约143次/分。腹壁回声连续，腹围291 mm。胎儿部分肢体可见，股骨长约62 mm。胎盘附着在子宫前壁，成熟度Ⅰ级，厚约4.9 cm。羊水指数101 mm。S/D 2.12，PI 0.76。胎儿胸腔内可见肠管影像。

入院诊断： ①胎儿左侧膈疝；②孕2产0，宫内孕38⁺⁴周，头位。

诊疗经过： 入院后完善产科常规超声、胎儿胸部MRI等检查，胎儿医学多学科（包括产科、新生儿内科、新生儿外科、麻醉科）会诊提出子宫下段剖宫产，术后2~3天行胎儿膈肌缺损修补术，必要时可行产时手术。综合会诊意见，向患者及其家属交代手术相关风险及患儿可能预后，患者及其家属表示理解并同意上述治疗方案。患者于入院后第3天行子宫下段剖宫产术分娩一活男婴，体重3 050 g，Apgar评分1分钟8分（呼吸扣1分，皮色扣1分），5分钟9分（呼吸扣1分），新生儿转NICU，于术后第3天行新生儿左侧膈肌修补术，术后恢复良好。

出院诊断： ①胎儿左侧膈疝；②孕2产1，宫内孕39周，头位，剖宫产分娩。

（二）诊治要点

1. 诊治依据

（1）停经9月余，发现胎儿膈疝12周。

（2）孕期规律产检，未见明显异常，12周前产检发现胎儿膈疝。

（3）辅助检查：胎儿实时三维超声（2018年9月11日，本院）：头位，双顶径约91mm，头围约318mm，胎心率约143次/分。腹壁回声连续，腹围291mm。胎儿部分肢体可见，股骨长约62mm。胎盘附着在子宫前壁，成熟度Ⅰ级，厚约4.9cm。羊水指数101mm。S/D 2.12，PI 0.76。胎儿胸腔内可见肠管影像。

（4）诊断要点：目前超声检查是检出胎儿先天性膈疝（congenital diaphragmatic hernias，CDH）最重要的手段，MRI可辅助诊断。其影像学特点：胸腔内显示腹腔内脏器回声，包括胃、小肠、肝脾、结肠甚至肾等，这是最主要且直接的诊断依据。本病例为左侧膈疝，以胃疝入胸腔常见，表现为心脏左侧出现胃泡回声与左房相邻，且腹腔内胃泡回声消失。右侧CDH的疝内容物以肝为主，应注意胃的位置是否后移，同时利用彩色多普勒血流显像追踪门静脉是否位于膈上方。胸腔内肺、心脏及纵隔等脏器受压移位，这也是诊断CDH最初最明显的征象。已有研究提示具有诊断意义的典型CDH声像图特征包括：心脏轴线移位，胃泡移位到胸腔，胸腔内囊性结构有蠕动，无膈肌声像，腹腔内容物随胎儿呼吸动作而运动，腹围较小等。

2. 鉴别诊断

CDH的超声诊断要点：一是重视胎儿胸腔结构的扫查，熟悉心、肺的回声特征；二是警惕此病，当发现有心脏位置异常、肺部呈不均质回声或在心尖四腔观同时显示胸腔内有囊状无回声结构时，应首先考虑排除CDH的可能。左侧CDH大多数有心脏向右侧移位，因肠管、胃泡疝入左胸腔，应与肺部的囊肿性病变相鉴别。右侧CDH声像图与左侧有较大的差异，诊

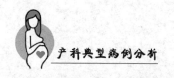

断难度大，因疝入胸腔内容物含有肝组织，回声强度与肺回声差别不大，应与右肺实性肿瘤相鉴别，借助彩超有较大帮助，当发现右胸腔内实性结构血供来自肝脏时，高度提示右侧CDH可能。双侧膈疝则具有左、右侧CDH的特征，但由于疝入胸腔内组织成分多而复杂，心脏移位不明显时反而容易漏诊。羊水过多常为病情进展的晚期表现，对诊断无特异性，在羊水过多的情况下，除了重点扫查神经系统、胃肠道结构外，还应仔细扫查胎儿胸腔内结构，以免漏诊。

3. 治疗要点

目前，对于先天性膈疝的宫内治疗方法主要有膈肌缺损修补术、气管堵塞术和胎儿镜下胎儿气管球囊阻塞术。理论上讲，在宫内进行膈肌缺损修补术可使肺部有足够的空间进行生长发育，但对有肝膈疝的胎儿不能施行宫内膈肌缺损修补术，因为会因肝脏切除导致脐静脉扭转，造成胎儿死亡。对CDH可以在出生后立即行修补术，其预后依赖于产前诊断CDH的时间以及对肺组织发育不良程度的判断。对于轻中度的CDH患儿，可于新生儿病房内治疗1~3日，待肺发育及肺动脉压稳定后择期行膈肌修补术。对于重度CDH患儿或呼吸窘迫患儿，可以迅速建立气管插管，断脐后再进行后续治疗。

（三）经验总结与关注要点

1. 经验总结

根据报道，并非所有病例都能得到及时正确的诊断，除了与操作者经验有密切关系外，还与膈肌缺损大小、CDH的进展、首次接受超声检查孕周有关。在孕早期，超声下即可显示膈肌的影像，但超声显示膈肌的完整性比较困难，即使较大的膈肌缺损，如果没有腹腔脏器疝入胸腔，目前最好的超声仪器也难以检测出。因此，有些CDH是在孕中期、孕晚期甚至产时因子宫收缩致胎儿腹压明显增高后才能诊断。大部分CDH腹腔脏器突入胸腔的时间是在妊娠10~12周，超声下通过胸腔内有腹腔内容物和心脏、纵隔的移位等进行间接诊断。声像图表现为胸腔内占位性病变，以左侧多见，病变多为混合性。若为胃泡，则显示为一个较大的囊性结构；若为小肠，则显示为不规则的肠管断面，内含有液体。胃泡及肠管均有变形或蠕动现象。胃泡疝入胸腔时，腹腔内常无胃泡显示。胎儿腹围缩小，若腹围小于第5百分位数，加上上述声像图表现，即提示CDH的存在。由于严重的纵隔移位可影响胎儿静脉回流和羊水的吞咽，严重者会出现胎儿水肿、胸水（胸腔积液）、腹水（腹腔积液）和羊水过多。早孕期出现CDH，还可表现为颈部透明层增厚。当超声检测到胎儿呼吸样运动时，会出现羊水流经鼻腔的多普勒波形，严重CDH的胎儿呼出时间明显长于吸入时间，甚至检测不到波形。

2. 关注要点

CDH是一种由于胎儿膈肌缺损或发育不全，腹腔脏器经过缺损处进入胸腔，造成解剖关系异常的疾病。CDH的病因不清，目前研究发现，不同的基因突变参与非综合征型CDH的表型形成。CDH病理生理改变可以用"二次损伤"学说来解释，即胚胎期间形成的膈肌在发育过程中某一部分发育停止或发育不全，导致膈肌缺损为"第一次损伤"；其后在妊娠过程中由于腹腔脏器疝入胸腔造成患侧肺受压，导致肺发育损伤或功能障碍为"第二次损伤"，表现为肺泡数目减少，肺泡壁增厚，间质组织增加，肺泡容气量及气体交换的表面积明显减少等，同时伴有肺血管结构异常，如肺血管数目减少、血管间质增生，肺小动脉中层肌壁肥厚，并延续至周围的肺泡前小动脉，进而导致继发性肺动脉高压。

CDH的主要致死原因是肺发育不良，胎儿肺发育的评估时间在孕32周前，最佳时间为孕24~28周。目前用于评估肺发育和CDH预后的指标主要有以下几个：①肺/头比值变化与肺容积测定和肝膈疝的有无：二维超声检测肺/头比值常作为判断CDH预后的指标，肺/头比值为二维超声平面中病变对侧的肺面积与头围的比值。②实测肺容积与预期肺容积比值：肺部在MRI中呈高密度影像，通常肺容积的概念只是检测的部分肺容积和相应的正常

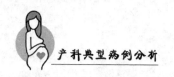

胎儿的预期肺容积的比值，称为实测肺容积与预期肺容积比值。③肺液/脊髓液密度比值：由于脊髓液密度在整个妊娠期相对恒定，故妊娠晚期测定肺液/脊髓液密度比值可作为评估肺发育和成熟度的指标，但目前尚无该指标应用于CDH预后的评估报道。④支气管肺动脉直径和肺血流及其阻力检测：研究表明，单侧CDH胎儿的对侧支气管肺动脉直径较大，而且患侧支气管肺动脉和对侧的直径变化均与新生儿死亡和新生儿是否需要氧疗有关。⑤产前氧合试验：孕妇过度氧合后，血管平滑肌在一氧化氮的作用下，产生肺动脉阻力明显下降，在氧合后肺动脉阻力下降<20%，对于肺发育不良的阳性预测值为79%，阴性预测值为93%，但该试验仅在妊娠晚期应用。所以，在目前来说，肺/头比值和是否存在肝膈疝这两个指标是评估CDH预后比较可靠的指标。

（四）孕产期管理及风险防范

1. 孕产期管理

CDH预后依赖于：①产前诊断CDH的时间，产前诊断越早，预后越差，诊断时间≥孕25周的预后明显改善；②CDH的类型、部位、大小；③疝内容物及多少（胸内有无肝存在）；④心脏的不对称情况；⑤有无合并畸形的存在或染色体异常；⑥双侧肺大小、肺受压程度对肺组织发育不良程度的判断。

右侧CDH预后更差，双侧肠疝几乎均是致死性的，伴发羊水过多者预后更差。因此对于CDH，应该尽早进行产前诊断，产前诊断的目的在于估计胎儿的预后并适时施行宫内治疗。在孕26周前诊断CDH后仔细进行超声检查和核型分析，若合并其他畸形和染色体异常，则可在产前咨询专家，在专家指导下进行下一步治疗的选择；若属于严重畸形或染色体异常，可以终止妊娠；若胎儿形态基本正常，可以采取期待治疗，待分娩后再治疗新生儿；若属于严重的CDH并伴有肝膈疝，则可于孕26~28周行胎儿镜下胎儿气管腔内堵塞术（FETO），并在孕34周取出或刺破气囊。分娩后视新生儿情况决定是否进行进一步的治疗。

2. 风险防范

目前，进行CDH的产前诊断的目的不仅仅在于诊断，更重要的是评估胎儿的预后以及采取何种治疗方案。因此，对于高度怀疑CDH的胎儿应该首先采用超声检查，仔细排查胎儿是否合并其他畸形，同时与肺囊性腺瘤样病变、支气管囊肿、胸腔囊性肿瘤等相鉴别。此外，需引起注意的是，部分病例合并其他器官系统发育异常或染色体异常，虽然染色体异常与膈疝之间的关系尚不明确，但是在考虑保留胎儿之前，建议进行胎儿染色体检查，确定没有明显染色体异常及合并其他器官发育异常后才考虑保留胎儿。

九、胎儿十二指肠闭锁

（一）病历汇报

患者，柳某，26岁。

主诉： 停经7月余，发现胎儿畸形1月余。

现病史： 平素月经规律，自然受孕。孕期定期产检，否认毒物、药物及放射线接触史，NT超声无异常，唐氏筛查低风险，未行无创DNA筛查。孕晚期无头晕、头痛、视物模糊等症状，双下肢轻度水肿。1个月前外院胎儿超声提示双泡征，不排除十二指肠闭锁，后于我院复查胎儿超声亦提示双泡征。2周余前于我院行脐血穿刺完善产前诊断，结果提示"胎儿21-三体综合征"。现无腹痛，无阴道流血、流液，自觉胎动可，因胎儿畸形要求引产入院。自停经以来，患者精神、睡眠可，饮食如常，二便如常，体重增加17 kg。

既往史： 否认高血压、糖尿病、心脏病病史。对头孢类药物过敏，否认食物过敏史。

个人史： 无特殊。

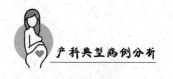

婚育史：孕2产0，自然流产1次。

月经史及家族史：无特殊。

入院查体：T 36.6 ℃，P 80次/分，R 20次/分，BP 105/64 mmHg。神志清，精神可，无贫血貌。心、肺听诊未闻及异常。腹部膨隆如孕周，无压痛及宫缩。专科情况：宫高27 cm，腹围100 cm，胎心率137次/分，无腹痛，无阴道出血、流液等。

辅助检查：胎儿染色体（2018年09月11日，本院）：46，XN，der（21；21）（q10；q10），+21。

入院诊断：①胎儿十二指肠闭锁；②胎儿染色体异常（21-三体综合征）；③孕2产0，宫内孕30^{+6}周，头位。

诊疗经过：患者开具引产证明后入院，完善相关检查，结合患者孕周，入院当日行利凡诺羊膜腔内注射引产术。引产后胎儿尸检证实为十二指肠闭锁。引产后观察24小时出院。

出院诊断：①胎儿十二指肠闭锁；②胎儿染色体异常（21-三体综合征）；③孕2产1，宫内孕30^{+6}周，头位，引产后。

（二）诊治要点

1. 诊治依据

（1）停经7月余，发现胎儿畸形1月余。

（2）1月前外院胎儿超声提示双泡征，不排除十二指肠闭锁，后于我院复查胎儿超声亦提示双泡征。2周余前行脐血穿刺完善产前诊断，结果回示胎儿21-三体综合征。辅助检查：彩超提示胎儿十二指肠闭锁。胎儿染色体（2018年9月11日，本院）：46，XN，der（21；21）（q10；q10），+21。

（3）诊断要点：胎儿十二指肠梗阻（fetal duodenal obstruction，FDO）在产前超声诊断上有典型的表现——胃及十二指肠近端明显扩张（双泡征），其对FDO的诊断具有较高的敏感性及特异性，检出率高达

87%~94%。约65%的FDO胎儿合并染色体异常和（或）其他结构畸形，更有30%的FDO胎儿合并21-三体综合征，因此对于可疑或诊断胎儿FDO的患者，应行胎儿医学超声检查，观察是否合并复杂、致死性的结构畸形，并行介入性产前诊断排除胎儿染色体异常。

2. 鉴别诊断

胎儿FDO应与以下情况进行鉴别：胎儿腹部囊性包块（包括肠源性囊肿、小网膜囊肿、胆总管囊状扩张、腹膜后囊性病变等）、胎儿胃与膀胱、胎儿胃与结肠等形成的假性"双泡征"。主要通过超声探头追踪两者的连续性进行鉴别，若两个回声区不相通，则非FDO形成的"双泡征"。

3. 治疗要点

目前，对于胎儿FDO的治疗方法只有手术，术中才能最后明确诊断。

（三）经验总结与关注要点

1. 经验总结

FDO的产前超声诊断对其预后非常重要。双泡征的发生发展与胎儿吞咽、吮吸、胃部环形肌发育的成熟及胃蠕动功能有关，因此一般多于中孕晚期或晚孕期才会出现典型的双泡征征象。导致FDO的常见疾病包括十二指肠闭锁、十二指肠狭窄、环状胰腺及肠旋转不良等，可单一存在，也可两种疾病同时存在，超声一般很难直接诊断FDO的病因。FDO约有50%伴有羊水过多，羊水过多出现的时间及严重程度与FDO的严重程度及是否伴有其他影响羊水量的畸形有关。如胎儿合并泌尿系统畸形，羊水量可正常甚至过少。因此对于可疑或诊断胎儿FDO者，通过胎儿医学超声了解有无并发畸形，行介入性产前诊断进行胎儿染色体核型分析甚至基因组高分辨率染色体微列阵分析，对预后不良的疾病进行早期干预，可以减少缺陷儿的出生。经产前超声诊断先天性FDO的患儿，建议进行包括超声科、遗传科、产科、新生儿外科在内的胎儿医学多学科会诊咨询，了解患儿的孕期监测、出生后治疗方案及预后，并选择有新生儿外科治疗技术的医院分娩，使患

儿早期接受治疗，这些均有助于提高FDO患儿的治疗效果，降低术后并发症的发生，减少术后患儿的病死率。

2. 关注要点

产前超声检查对于胎儿FDO的诊断至关重要，注重以下几方面可有助于减少FDO的漏诊：注重中晚孕期胎儿消化系统全面仔细扫查，当反复多次动态观察胃泡持续小或不显示，肠管扩张，尤其呈持续性进行性扩张时，排除其他因素后，应怀疑胎儿消化道闭锁可能；注重羊水量异常，羊水过多及过少时应注意排除胎儿消化道闭锁，消化道闭锁部位越低，出现羊水过多概率越低，时间越晚；胎儿消化道闭锁声像一般出现在中孕后期及晚孕期，因此晚孕期一定要复查产前超声，以减少漏诊；超声发现胎儿畸形时，应仔细系统检查胎儿有无消化道畸形。

（四）孕产期管理及风险防范

1. 孕产期管理

单纯的FDO是可治愈的，孕期的处理取决于胎儿是否合并其他复杂、致死性畸形和（或）染色体异常。如胎儿合并复杂、致死性畸形和（或）染色体异常，可根据患者意愿终止妊娠。如为单纯的FDO，可在进行超声科、遗传科、产科、新生儿外科等胎儿医学多学科会诊后，与家属充分沟通病情及预后，在超声动态监测下继续妊娠，并在分娩后使患儿尽快得到救治。对于外院超声可疑胎儿消化系统畸形的病例，应该由具有产前诊断资质的医院行胎儿医学超声会诊明确诊断，不可根据一次超声诊断做出终止妊娠的决定。FDO常合并羊水过多，易发生胎膜早破，从而导致流产、早产、胎盘早剥、脐带脱垂、胎死宫内、产后出血等，危及母儿生命，应在超声下动态监测羊水量，必要时行羊膜腔穿刺羊水减量术减轻宫腔压力。手术是先天性FDO的唯一治疗方法，同时术中也可以进一步明确诊断。一旦确诊FDO，即便不能明确病因，也应尽早手术治疗，术中在全面探查的基础上，根据不同的病理类型选择不同的手术方式。

2.风险防范

产前超声一旦出现"双泡征",就要高度怀疑FDO,但引起FDO的病因除了十二指肠狭窄和闭锁外,还包括环状胰腺、肠旋转不良等,产后应对患儿进一步检查后尽早手术治疗。胎儿十二指肠闭锁的超声表现为胃及十二指肠近端明显扩张(双泡征),但如若胎儿宫内呕吐可致胃大小暂时正常,应注意鉴别。典型的"双泡征"多于中孕晚期及晚孕期出现,应重视孕晚期羊水过多,即使孕中期胎儿畸形筛查未发现异常,也应动态监测羊水量,并完善胎儿医学超声,以免漏诊,羊水量正常也不能完全排除胎儿消化系统畸形。

十、胎儿水肿

(一)病历汇报

患者,32岁。

主诉:停经7月余,发现胎儿水肿1周。

现病史:平素月经规律。LMP:2018年06月29日。EDC:2019年04月05日。孕期定期产检,行NT超声、唐氏筛查均未提示明显异常,2018年12月21日在当地医院查四维彩超示宫内孕,单活胎,头位,胎儿左侧胸腔积液(范围约30 mm×10 mm×8 mm);胎儿左心室强回声光点,建议产前诊断、定期复查彩超。1周前复查彩超示宫内孕,单活胎,臀位,胎儿左侧胸腹腔积液(范围约69 mm×52 mm),腹腔少量积液,胎儿水肿;羊水过多(深度约82 mm),脐带绕颈1周。孕中晚期无头晕、头痛、眼花、胸闷等不适,近1周出现双下肢及腹部水肿,休息后缓解不明显,无下腹痛,无阴道流液、出血。为进一步治疗,遂就诊于我院,门诊以"①胎儿胸、腹腔积液、胎儿水肿;②羊水过多;③孕2产1,宫内孕30^{+6}周"之诊断收住院。自停经以来,精神可,饮食、睡眠好,大小便正常,孕期体重增加20 kg。

既往史、个人史：无特殊。

婚育史：23岁结婚，配偶体健，夫妻关系和睦。孕2产1，顺产1子，体健。

月经史、家族史：无特殊。

查体：T 36.3 ℃，P 88次/分，BP 128/72 mmHg，R 21次/分。心、肺听诊未闻及异常，腹膨隆，腹软，四肢肌力、肌张力正常，神经系统检查无阳性体征，双下肢轻度指凹性水肿。专科情况：宫高37 cm，腹围111 cm，估计胎重4 300 g，胎心率140次/分。骨盆外测量：经产妇未测。阴道无出血、无流液。

入院诊断：①胎儿水肿；②胎儿胸、腹腔积液；③孕2产1，宫内孕30^{+6}周；④羊水过多。

诊疗经过：

（1）入院完善相关检查，复查实时三维超声及生长发育血流检测评估胎儿情况，彩超结果提示：①宫内孕，单活胎。②胎儿水肿：左侧胸腔大量积液，腹腔少量积液，皮肤水肿（头皮厚约15.6 mm，胸壁厚约14.9 mm，腹壁厚约9.5 mm）。

（2）完善优生四项、细小病毒、巨细胞病毒、风疹病毒、梅毒、单纯疱疹病毒、弓形虫检查，以及母体外周血查抗体效价等，未见明显异常。

（3）请多学科会诊：

经小儿外科、新生儿科、遗传科、超声科、产科等多学科会诊后，于2019年2月2日行超声引导下胎儿左侧胸腔–羊膜腔分流术；同时取20 mL羊水行胎儿染色体检查；抽取10 mL胸水，查胸水常规及胸水生化未见明显异常；术后给予抗生素预防感染24小时。

（4）术后复查彩超：胎儿左侧胸腔积液较前减少；皮肤水肿未见明显改善。羊水全基因产前诊断结果未见明显异常，定期产检。

（5）2019年03月12日患者因"间断胸闷6天、加重1天"再次入院，入院行NST检查提示变异减速，彩超结果提示：①宫内妊娠，晚孕，单活胎，臀位。②胎儿水肿：右侧少量胸腔积液；腹腔少量积液；皮肤水肿。③胎盘厚约60 mm。④羊水过多。向家属交代目前病情，给予地塞米松促胎肺成熟后行子宫下段剖宫产术，胎儿娩出后立即夹闭引流管。新生儿Apgar评分1分钟10分，5分钟10分，10分钟10分；新生儿出生后送至NICU对症支持治疗、吸氧等。出生3天后出现发热38.6 ℃，血常规示白细胞、中性粒偏高，给予抗生素抗感染治疗。出生后7天，体温恢复正常。出生后12天呼吸平稳，血氧饱和度等各指标可，大小便正常，喂养耐受，复查胸、腹腔积液减少，皮肤水肿逐渐减轻，结合家属意见，办理出院。

出院诊断：①胎儿水肿；②胎儿胸腹腔积液；③胎儿胸腔–羊膜腔分流术后；④孕2产1，宫内孕36^{+4}周，剖宫产分娩；⑤羊水过多。

新生儿出生后1月、3月、6月随访，一般情况可，胸、腹腔积液消失，皮肤水肿逐渐消退。

（二）诊治要点

1. 诊断依据

（1）停经7月余，发现胎儿水肿1周。

（2）孕期定期产检，行NT超声、唐氏筛查均未提示明显异常，当地医院查四维彩超提示：胎儿胸腔积液（范围约69×52 mm）、腹腔少量积液、胎儿水肿；羊水过多（深约82 mm）。

（3）查体：腹软、无压痛及反跳痛，腹部膨隆如孕周。双下肢水肿，指凹征。

2. 诊断要点

（1）超声检查：是专科检查的首选方法，是诊断胎儿水肿的重要方法，可较为准确的检测出水肿的部位、程度及胎儿其他部位血流情况，如脐动脉血流、大脑中动脉血流、静脉导管血流等情况，超声的动态监测为胎儿水肿的发现和监护带来很大益处。

（2）磁共振：MRI可更立体全面评估胎儿全身情况，更早发现水肿部

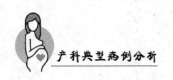

位及并发其他部位器质性病变，由于MRI并非孕期首选检查方式，往往在超声发现问题时进一步通过MRI全面评估。

（3）母体血清学检查：包括血常规和胎儿血型，完善地中海贫血基因或血红蛋白电泳，行Kleihauer–Betke检测，以及母血弓形虫病、风疹、巨细胞病毒、单纯疱疹病毒、细小病毒B19、梅毒检查。

（4）羊水或脐带血检测：根据孕周及水肿程度不同选择羊水穿刺或脐带血穿刺进行胎儿染色体核型分析、染色体微阵列、羊水外显子测序或单基因检测。

3. 鉴别诊断

双胎其一胎儿水肿者应与单绒双羊复杂双胎合并症鉴别诊断，以免误诊。

（1）双胎输血综合征：是单绒毛膜双羊膜囊双胎妊娠的严重并发症。因双胎共用的胎盘上存在两个胎儿动脉间、静脉间及动静脉间的吻合。最终供血儿会出现低血容量贫血，受血儿出现水肿、心衰等，但是诊断TTTS必须存在两者羊水量较大的差异（受血胎儿羊水最大深度＞80 mm，供血胎儿最大羊水深度＜20 mm）。

（2）双胎反向动脉灌注序列征：是单卵双胎的独特并发症。正常胎儿被称为泵血胎儿，为自己和无心胎儿提供血液循环，无心胎儿为受血儿，受血儿为无心畸形或仅有心脏痕迹或无功能的心脏，同时可出现受血胎儿皮肤水肿的情况。

4. 治疗要点

胎儿水肿一经发现，应及时转诊至具有丰富经验的母胎医学中心进行产前诊断。

（1）询问孕妇病史，检测血常规和胎儿血型，完善地中海贫血基因或血红蛋白电泳，行Kleihauer–Betke检测，以及母血弓形虫、风疹、巨细胞病毒、单纯疱疹病毒、细小病毒B19、梅毒等检查。

（2）完善胎儿解剖结构的超声检查及胎儿超声心动图检查，测量大脑中动脉舒张期血流峰值速度、胎盘厚度及羊水量。

（3）根据孕周及是否合并其他部位积液，决定治疗方案，如胸腔积液，可选择胎儿胸腔-羊膜腔分流术（TAS），但需行脐带血穿刺术或羊水穿刺术，行染色体核型分析、染色体微阵列、羊水外显子测序或单基因检测，排除染色体异常和单基因疾病。对于胎儿胸腔积液的病例可同时行胎儿胸腔积液抽吸术，抽取胸腔积液行淋巴计数、生化及病毒学检查。

排查胎儿重大畸形及染色体异常等原因引起的胎儿水肿，其余病例根据孕周及水肿严重程度给予动态监测及宫内干预治疗，为延长孕周及胎儿出生后救治提供机会。本病例为晚孕期发现胎儿水肿伴大量胸腔积液，经排查无染色体异常、代谢疾病及其他病毒感染等，给予胎儿胸腔-羊膜腔分流术，术后定期复查，严密监测胎儿水肿、胸腔积液进展情况及血流情况，因胎儿窘迫，给予促胎肺成熟后急诊行剖宫产术，胎儿娩出时夹闭引流管送至NICU严密监护，各项指标平稳后出院观察随访。

（三）经验总结与关注要点

1. 经验总结

胎儿水肿是指胎儿软组织水肿及体腔积液，超声表现为两处及以上的胎儿体腔异常积液，包括胸腔积液、腹腔积液、心包积液及皮肤水肿，部分胎儿还并发羊水过多或胎盘增厚（妊娠中期胎盘 >4 cm 或妊娠晚期胎盘 >6 cm）。胎儿水肿包括免疫性胎儿水肿与非免疫性胎儿水肿（NIFH）。免疫性胎儿水肿是指孕妇对胎儿遗传的父系来源红细胞抗原产生的免疫反应，母体抗体穿过胎盘与胎儿红细胞上的抗原结合，导致溶血、胎儿水肿甚至死亡。非免疫性水肿的病因主要有：胎儿心血管异常、染色体异常（21-三体综合征、18-三体综合征、Turner综合征等）、胎儿贫血（地中海贫血、母胎输血综合征）、感染（微小病毒、巨细胞病毒、梅毒、弓形虫等）、胎儿胸腔结构异常（先天性囊性腺瘤样畸形、隔离肺、转移性胸部肿瘤）、双胎输血综合征、泌尿或消化系统结构异常、胎盘和脐带占位、

胎儿肿瘤（淋巴管瘤、血管瘤、畸胎瘤）、先天性代谢异常等。由于妊娠前和分娩后注射抗D免疫球蛋白、大脑中动脉血流监测和宫内输血等干预措施的广泛使用，胎儿水肿治疗的成功率大为提高。

2. 关注要点

胎儿水肿根据孕周及水肿程度给予动态监测或胎儿宫内干预，具体如下：

（1）羊水穿刺产前诊断或脐带血静脉穿刺术：部分胎儿水肿与胎儿染色体异常相关，胎儿水肿一经发现，应及时转诊行羊水或脐血染色体、基因检查，以进一步查明病因。

（2）胸腔积液穿刺术或胸腔-羊膜腔分流术：水肿胎儿多合并胸腔积液，根据孕周及胸腔积液量和进展速度不同，可给予胸腔积液穿刺抽液或胸腔-羊膜腔分流术。

（3）射频减胎术：对于双胎中水肿胎儿染色体异常、并发重大畸形（如心脏畸形等），单绒双羊双胎复杂并发症如TTTS、TRAP等导致的胎儿水肿，在水肿胎儿生存价值较低时可给予选择性射频减胎术。

（4）药物治疗：排除孕龄接近足月、产妇禁忌证等，对于存在心律失常、心房扑动、心房颤动者可给予地高辛或氟卡尼等抗心律失常药物治疗。

（5）宫内输血：针对母婴溶血或微小病毒感染导致的胎儿贫血，排除禁忌时可给予胎儿宫内输血治疗，纠正胎儿贫血。

（6）胎儿镜胎盘血管交通支激光电凝术：针对TTTS或TRAP导致的胎儿水肿，可行胎儿镜激光电凝阻断血管交通支。

（7）终止妊娠：当出现母体镜像综合征（母体水肿、高血压、蛋白尿等情况）、单胎胎儿染色体异常、胎儿合并重大畸形、胎儿宫内干预治疗失败、胎儿重度贫血等，可终止妊娠。

（8）定期监测随访：胎儿无论是否进行产前干预，均应定期行超声或MRI检查，监测各项指标变化，及时了解病情进展，给予及时处理。

（四）孕期管理及风险防范

当妊娠期间出现胎儿水肿时，应积极转诊至具有丰富经验的母胎医学中心进行诊治，同时应仔细监测母体镜像综合征等并发症的发生，对于胎儿重大畸形、染色体异常或合并严重母体并发症者，可考虑终止妊娠，其余病例根据孕周及水肿严重程度给予动态监测及宫内干预治疗，为延长孕周及胎儿出生后救治提供机会，对于双胎行减胎术者应监测凝血功能同时预防感染、流产、早产的发生。胎儿合并胸腔积液者给予胸腔-羊膜腔分流术并非剖宫产指征，患者应至具有丰富经验的母胎医学中心或具有新生儿救治能力的三级医院分娩，无论顺产或剖宫产，胎儿娩出时都应及时夹闭导管送至NICU进一步评估。

第二节　胎儿宫内治疗

一、胎儿贫血及宫内输血

（一）病历汇报

患者，郭某，41岁。

主诉： 停经5月余，发现胎儿腹腔积液18天。

现病史： 平素月经规律。LMP：2018年09月18日。EDC：2019年06月25日。停经45天查尿妊娠试验阳性，停经后未出现明显早孕反应，停经4个月时自觉胎动，活跃至今。停经3月时建立围保，定期产检，行NT超声、唐氏筛查均未提示明显异常。18天前于当地医院行四维超声检查提示腹腔积液（4 mm）。未治疗。3天前于外院复查超声提示胎儿大量腹腔积液（较

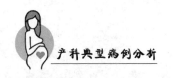

宽处可达28 mm）。2天前就诊于我院，多学科会诊后怀疑胎儿乳糜腹和重度贫血可能。门诊以"孕5产2，宫内孕22^{+3}周，胎儿重度贫血"之诊断收住院。

既往史、个人史、月经史及家族史：均无特殊。

婚育史：23岁结婚，33岁离异，孕5产2，顺产育有1男、1女，均体健，人流1次，自然流产1次。

入院查体：T 36.2 ℃，P 79 次/分，R 18次/分，BP 115/76 mmHg。神志情，精神可。

专科检查：腹部膨隆如孕周，未触及明显宫缩，阴道无出血及流液。

辅助检查：超声（2019年02月22日）提示胎儿腹腔内可见游离液性暗区，最深处约22 mm，肝周约5.89 mm。大脑中动脉：Vp 53 cm/s，RI 0.82。脐血流：RI 0.72，S/D 3.53。静脉导管A波正向，PI 0.95。宫内妊娠，中孕，单活胎；胎儿大脑中动脉流速达1.90 Mom值（考虑重度贫血）；胎儿腹腔积液；胎盘厚。

入院诊断：①胎儿重度贫血；②孕5产2，宫内孕22^{+3}周。

诊治经过：入院后积极完善相关化验检查，我院超声（2019年02月26日）提示：①宫内妊娠，中孕，单活胎；②胎儿大脑中动脉流速达1.67 Mom值（考虑中、重度贫血）；③胎儿心包腔积液；④胎儿三尖瓣轻度返流；⑤胎儿腹腔积液；⑥胎盘厚。遂于2019年2月28日在彩超引导下行羊水穿刺术+脐带穿刺术+胎儿宫内输血术+羊水取样术。术中抽取40 mL羊水送全基因组芯片检测及细小病毒脱氧核苷酸检测，抽出脐血2 mL送血常规、血型及抗体检测，血常规检查回示血红蛋白81g/L，血细胞比容25.7%。缓慢向胎儿脐静脉内输O型RH阴性辐照去白悬浮红细胞21 mL，输血速度为3 mL/min，术后测大脑中动脉PSV流速为25 cm/s（0.85 Mom），术后胎心率142次/分，心律规整。术后给予预防感染、解痉、抑制宫缩、保胎等药物对症治疗，好转出院。

出院诊断：①胎儿重度贫血；②孕5产2，宫内孕23^{+4}周。

出院后规范产检，定期围保，孕晚期超声未见明显异常，2019年6月20日于我院行剖宫产术，以头位助娩一活女婴，清理呼吸道后哭声好，评10分。

（二）诊治要点

1. 诊断依据

（1）停经5个月，发现胎儿腹腔积液18天。

（2）彩超胎儿大脑中动脉血流峰值增高大于1.5 Mom，胎儿腹腔积液。

2. 诊断要点

胎儿贫血可用血红蛋白浓度和血细胞比容来定义。血红蛋白浓度低于平均值 2 个或以上标准差时诊断为胎儿贫血，根据不同孕周血红蛋白浓度中位数的倍数（Mom），胎儿贫血的严重程度分为轻度（Mom 0.83~0.65）、中度（Mom 0.64~0.55）、重度（Mom<0.55）。临床上可通过羊水胆红素测定（ΔOD450）、胎儿血液采样和多普勒MCA（大脑中动脉）普勒来筛查胎儿贫血，后者临床应用广泛。将 MCA–PSV（大脑中动脉收缩期峰值流速）大于 1.5Mom 作为筛查严重胎儿贫血的标准。

3. 治疗要点

胎儿贫血是一种罕见但危及生命的疾病。美国和许多其他国家，红细胞同种免疫一直是胎儿贫血的最常见原因。造成胎儿贫血的其他原因包括细小病毒感染和其他少见疾病。临床上常常根据病史、抗体效价、超声检查以及羊水检查做出宫内输血决定。

（1）穿刺脐带血管后，先抽取少量胎血查血常规，而后输血。据估计，胎儿–胎盘循环血量为 100~110 mL/kg。每次输血量一般为 20~110 mL。国外专家提出最佳输血量为 20 mg/kg，若超过这一输血量，胎儿存活率下降。水肿胎儿较非水肿胎儿可耐受较大的输血量。有人用输血后血细胞比容接近或超过 0.4，或者以胎儿血红蛋白达到或等于 150 g/L 作为结束输血的指标。亦可用公式计算，如：输血量= ［（HCT_3 –HCT_1）÷HCT_2］ × 胎

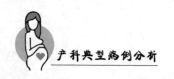

儿估重（kg）×胎儿–胎盘循环血量（150 mL/ kg）。HCT_1是输血前血细胞比容，HCT_2为供血的血细胞比容，HCT_3为拟达到的HCT值。腹腔输血速度5~10 mL/ min，脐静脉输血速度2~5 mL/min。输血最早可从妊娠18周开始，34周结束。间隔1~4周，视胎儿贫血程度，血细胞比容下降情况以及有无水肿而定。可根据前次输血后血常规情况决定输血间隔。输血的次数视胎儿贫血纠正情况、孕周而定。

（2）腹腔内输血量的计算公式要考虑到不会导致腹内压过高而脐静脉血流量降低的最大红细胞输入量。简单的公式为孕周减去 20 然后乘以10。例如，孕30周的胎儿可接受100 mL血［（30–20）× 10 = 100 mL］，一般速度控制在5~10 mL/min，腹腔内血液可经7~10天吸收。

（三）经验总结与关注要点

（1）超声多普勒测量大脑中动脉收缩期峰值速度（MCA–PSV）为检测胎儿贫血的首选方案。

（2）建议对有贫血胎儿风险的患者进行 MCA–PSV 评估（MCA–PSV 评估的规范技术包括在大脑中动脉的起始部测量，理想条件为零度，无角度校正）。

（3）建议为被认定为严重贫血的高度风险（MCA–PSV > 1.5 Mom 或水肿）的胎儿采集血样时应做好宫内输血的准备，除非该孕周的分娩风险小于操作风险。输血指征可参考以下检查：①母亲血清抗体效价。Rh血型不合，母亲血清抗体效价在 1∶32 以上；ABO血型不合者，抗体效价在 1∶512 以上往往提示胎儿溶血严重；羊水胆红素测定（ΔOD450）值大于0.3提示胎儿宫内严重溶血。②超声检查：胎儿由于严重贫血可出现腹水、水肿、心脏扩大，从而使心胸比值增大，胎盘增厚；脐血血细胞比容小于0.3。

（4）建议被认定为严重贫血高风险的胎儿转诊到有侵袭性胎儿宫内治疗技术的中心。

（5）MCA–PSV 可用于确定贫血胎儿再次输血的时间，也可以用于胎儿血红蛋白预期下降预测。

（6）建议存在胎儿贫血风险的孕妇在孕 37~38 周分娩，除非有临床指征需提前分娩。

（四）孕产期管理及风险防范

每周复查抗体效价，做超声检查以及羊水检查，严密监测胎心胎动，专家建议孕 37~38周计划分娩。因此，大多数临床医生进行最后一次胎儿采血和输血的时间不晚于孕 34~35周，胎儿出生后及时查血常规，必要时转 NICU治疗。

二、多胎妊娠氯化钾减胎术

（一）病历汇报

患者，吕某，34岁。

主诉：停经4个月，发现双胎之一染色体异常1天。

现病史：患者平素月经规律，末次月经2018年11月07日。停经30余天尿妊娠试验阳性，无明显早孕反应。停经3个月建立围保，NT检查提示双胎妊娠，双绒双羊，F1 NT值8.9 mm，F2 NT值1.7 mm；绒毛活检提示F1 21-三体综合征，F2染色体核型正常。为进一步治疗，门诊入院。无头晕、头痛、心慌病史。大便正常，每日一次，小便量少、色深，睡眠好。

既往史：既往体健。

个人史：否认外地久居史，否认血吸虫疫水接触史。否认毒物、放射性物质、结核患者接触史。无烟酒嗜好。

婚育史：28岁结婚，丈夫体健，夫妻关系和睦，孕1产0。

月经史：13岁月经初潮，周期30天，经期7天，末次月经2018年10月10日，经量中等，色暗红，无痛经史。

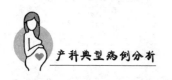
家族史：父母体健，1妹健康。否认家族有双胎、畸形及遗传病史。

入院查体：生命体征平稳，心、肺听诊未及明显异常，腹部膨隆如孕周。

专科检查：宫底脐耻之间，无阴道流血、流液。

辅助检查：NT检查（我院）提示双胎妊娠，双绒双羊，F1 NT值8.9 mm，F2 NT值1.7 mm。绒毛活检（我院）提示F1 21-三体综合征，F2染色体核型正常。

入院诊断：①双胎之一染色体异常；②双胎（双绒双羊）；③孕2产0，宫内孕15^{+6}周。

诊治经过：入院完善血常规、凝血功能、肝肾功能、血型〔A型，Rh（+）〕及心电图等一般检查，积极联系超声科行经腹氯化钾减胎术，术后复查彩超正常胎儿未见明显异常，复查血常规、凝血功能、肝肾功能及电解质未见明显异常后出院。

（二）诊治要点

1. 诊断依据

（1）停经4月余，发现双胎之一染色体异常1天。

（2）辅助检查：NT检查提示双胎妊娠，双绒双羊，F1 NT值8.9 mm，F2 NT值1.7 mm，绒毛活检提示F1 21-三体综合征，F2染色体核型正常。

2. 诊断及减胎要点

（1）超声确认胚胎数目、绒毛膜性，三胎妊娠的处理要根据患者的情况及意愿而定；超过三胎的妊娠必须减至单胎或双胎，避免三胎或以上的妊娠分娩。

（2）早孕期间行产前诊断，考虑有异常。

（3）一胎胎儿致死畸形或者染色体异常；母体合并症，无法耐受多胎妊娠。

3. 减胎技巧

（1）根据穿刺路径不同分为：

1）经宫颈途径：1986 年，Dumez等在B超引导下经宫颈采用吸引的方法除去胚胎，但此法术后流产率高、并发症多，逐渐被经阴道和经腹部途径替代。

2）经阴道途径：经阴道途径的减胎术多适用于6~11孕周的早期妊娠，其分辨率高、穿刺距离短、穿刺目标更准确、操作方便，且术后流产、感染及胎膜早破等发生率低，在临床得到了广泛使用和推广。

3）经腹部途径：中、晚期妊娠的多胎妊娠减胎术以经腹部途径的化学方法为主。妊娠中期进行选择性减胎并不影响患者的妊娠结局。孕中期行经腹减胎术的对照研究发现，经腹减胎术后未见致胎儿畸形，不影响胎儿的生长发育，亦未见术后并发症等，认为其安全有效，可改善妊娠结局。但也有学者认为，单卵多胎行减胎术时，注入胎心的药物有可能通过胎盘的循环影响另一活胎，导致该胎儿死亡或并发畸形。

（2）根据穿刺方法不同分为：

1）机械破坏法：术中反复穿刺胚胎，直到心跳停止。此法操作时间相对较长，对子宫壁刺激较大，并发症多，目前较少使用。

2）胚芽抽吸法：用负压注射器抽吸胚胎组织，确认胚胎组织被完全吸出，或虽未完全吸出但胎心搏动消失即可。

（3）注射药物法：穿刺成功后注射 2~5 mL 10%KCl溶液或生理盐水于胎儿心腔内致胎心停跳。一般每次操作中减灭的胚胎数以不超过3个为宜，根据患者意愿及情况保留 1~2 个胚胎。妊娠早期多胎妊娠减胎术采用物理和化学方法均可。物理方法是指机械破坏法和胚胎抽吸法，还包括中晚期的脐带热凝法等，不借助药物作用，采用机械性手段达到减胎的目的。化学方法是指穿刺胎儿心脏、头颅或脐带等部位并向内注射药物而使胚胎死亡的方法，常用药物有10%~15% KCl溶液或高张盐水等，适合于任何孕周。大量临床对照试验显示，物理方法的妊娠结局更好，故推荐使用。

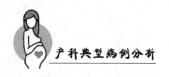

（三）经验总结与关注要点

1. 处理原则

彩超确定绒毛膜性，有减胎指征。减胎时无法选择性别。一般选择位置靠上、近腹壁侧，因减近宫颈处胎儿时流产率高；24周后胎儿较大，且减胎后流产率增高，因此，一般减胎在11~24周。如确认一胎儿染色体异常或严重畸形，可在较晚孕周，估计保留胎儿存活时进行。双胎无特殊异常者，可于术前或减胎6~8周后做胎儿遗传学检查，排除常见的胎儿染色体异常。减胎术后3天复查彩超，复查血常规、凝血功能、肝肾功能及电解质。术后当日严格卧床，如无宫缩及阴道流液、流血，次日可下床超声检查保留胎儿情况；无特殊情况术后第二日出院（当日不算）；回家后仍需注意休息，观察有无宫缩及阴道流液、流血，以及发热情况；如有上述情况及时就诊。

2. 分娩方式选择

氯化钾减胎术针对双绒双羊的双胎，并非剖宫产指征，依据胎儿后期情况，及母体情况综合评估，可适当放宽剖宫产指征。

3. 围分娩期处理

定期围保，建议2周检查1次，依据情况决定终止妊娠时机。

（四）孕产期管理及风险防范

减胎后按正常孕妇产检流程定期围保，监测胎心胎动。

三、宫内引流术

（一）病历汇报

患者，朱某，35岁。

主诉：停经7月余，发现胎儿左侧胸腔积液17天。

现病史：平素月经规律。LMP：2018年12月26日。EDC：2019年10月03日。停经35天查尿妊娠试验阳性，停经5个月时自觉胎动，活跃至今。孕期规范产检，于当地建立围保，NT超声、四维超声、糖耐量检查均未见明显异常。因年龄高危，于妊娠19周行羊水穿刺未见异常。17天前于当地医院行超声检查提示胎儿左侧胸腔内可见范围约38 mm×13 mm的液体，未处理。现我院复查超声提示：①宫内中孕，单胎存活；②胎儿脐带绕颈两周；③胎儿左侧胸腔大量积液，伴有心脏受压。孕期无头痛、视物不清，无胸闷气短、咳嗽咳痰，无腹痛腹胀，无阴道流血、流液等症状。门诊以"①孕1产0，宫内孕29^{+5}周；②胎儿左侧胸腔大量积液"为诊断收入院。自停经以来，精神可，饮食、睡眠可，大小便正常，孕期体重增加12 kg。

既往史：孕1产0。否认高血压、心脏病、脑血管疾病史。

个人史、婚育史及家族史：均无特殊。

入院查体：

（1）一般查体：T 36.3 ℃，P 80次/分，BP 110/60 mmHg，R 18次/分。无贫血貌，心、肺听诊未闻及异常，腹膨隆，腹软，四肢肌力、肌张力正常，神经系统检查无阳性体征，无双下肢水肿。

（2）产科查体：宫底约在脐与剑突之间，未扪及宫缩，胎心率152次/分，无阴道流血、流液。

辅助检查：

（1）四维彩超（我院2019年07月22日）：①宫内晚孕，单活胎，头位；②胎儿脐绕颈两周；③胎儿左侧胸腔大量积液，心脏受压向右侧偏移，胎儿多普勒血流监测未见异常。

（2）心电图：正常。

（3）血常规：血红蛋白112 g/L，血小板220×10^9/L。

（4）血型：A型，Rh（+）。

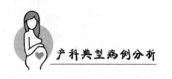

（5）尿常规、肝功能、肾功能、凝血功能等：无明显异常。

入院诊断：①孕1产0，宫内孕29^{+5}周；②胎儿左侧胸腔大量积液；③脐带缠绕。

诊疗经过：入院后完善相关检查，四维超声提示胎儿左侧胸腔积液，未见胸腔肿瘤、膈疝、先天性心脏病等结构异常。完善血型、TORCH、B19病毒等均未见明显异常，排除胎儿免疫性水肿、宫内病毒感染等。于入院第2天在局麻和超声引导下行胎儿胸腔-羊膜腔分流术，术程顺利，超声查看胎儿心脏搏动正常。术中留取积液送检，结果显示"原发性胸腔积液"。术后予以预防感染、抑制宫缩、保胎等对症支持治疗。术后24小时复查超声提示：①胎儿左侧胸腔置管术后；②胎儿左侧胸腔内未见明显积液，置管位置正常。后出院，不适随诊。

出院诊断：①胎儿左侧胸腔大量积液；②胎儿胸腔-羊膜腔分流术后；③孕1产0，宫内孕30^{+5}周；④脐带缠绕。

妊娠结局：术后每2周定期复查彩超，胎儿发育正常，引流管位置好，引流效果确切，羊水量正常。妊娠33^{+1}周，复查彩超提示羊水过少，胎儿监护频发变异减速。行剖宫产终止妊娠，术前已行促胎肺成熟治疗。术中剖娩一活男婴，体重1 970 g，Apgar评分，1分钟、5分钟、10分钟均评9分（皮肤颜色扣1分），转入NICU继续对症治疗，给予新生儿持续胸腔闭式引流，同时予以呼吸辅助通气等对症治疗，共住院31天，痊愈出院。

（二）诊治要点

1. 诊断依据

（1）停经7月余，发现胎儿左侧胸腔积液17天。

（2）17天前于当地医院行超声检查提示胎儿左侧胸腔内可见范围约38 mm×13 mm的液体，未治疗。我院复查超声提示：①宫内中孕，单胎存活；②胎儿脐带绕颈两周；③胎儿左侧胸腔积液，心脏受压向右侧偏移。

2.诊断要点

主要通过超声检查及胸水检查，表现为四腔心平面可见胎肺周围的单侧或双侧无回声区，但超声对于胸腔积液的定量并不准确，大量的胸腔积液常伴有肺明显受压，以及纵隔移位和横隔下移。动态超声监测可评估预后并指导胸腔穿刺抽液，积液的外观、细胞学常规、生化免疫学、病原体镜检及培养等可明确积液性质。

3.鉴别诊断

原发性胸腔积液又称先天性乳糜胸（Congenital chylothorax，CCT），系淋巴系统先天性发育结构异常，胸导管缺如或胚胎期胸导管的连接部分未能很好完成，致胸导管狭窄梗阻，淋巴管广泛扩张和破裂，乳糜液从淋巴管溢出而致，常合并染色体异常及其他先天性畸形。

出现胸腔积液需与继发性胸腔积液相鉴别。继发性胸腔积液大多合并先天性心脏病、染色体异常、宫内感染、先天性肿瘤、胎儿上腔静脉血栓及其他发育异常（如原发性肺淋巴管扩张等），产前的胸腔穿刺是确诊原发性胸腔积液的必要手段，如果积液中甘油三酯水平＞1.1 mmol/L，细胞计数＞1 000/mL并且淋巴细胞百分比＞80%，可以诊断为原发性胸腔积液。

4.治疗要点

胎儿胸腔积液的治疗取决于孕周、积液量、病情进展情况，以及是否存在胎儿水肿、羊水过多、纵隔偏移等。对于妊娠24~32周之间诊断的病例，可以实施胎儿胸腔穿刺术、胸腔-羊膜腔分流术、胸腔-母体皮下引流术等。胸腔-羊膜腔分流术可以持续降低胎儿胸腔压力，促使肺组织扩张从而大大降低原发性胎儿胸腔积液的死亡率。如果存在胎儿水肿、纵隔移位及肺不张，建议立即实施胸腔-羊膜腔分流术。胸腔-羊膜腔分流术可以使用 Harrison双猪尾导管或 Rocket导管，放置导管前需要应用抑制宫缩的药物，放置导管后需要在羊膜腔内注射抗生素，建议每1~2周进行一次超声监测。为预防感染，当胎儿肺脏完全复张后，建议将导管取出。

胸腔-羊膜腔分流术的主要并发症包括感染、出血、胎膜早破、早产及

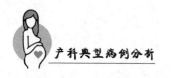

胎儿损伤等。

（三）经验总结与关注要点

胎儿胸腔积液（fetal hydrothorax，FHT）是胎儿胸膜腔内液体积聚的一种先天性疾病，根据是否合并胎儿结构或染色体异常，可分为原发性胸腔积液和继发性胸腔积液两种类型。原发性胸腔积液，又称先天性乳糜胸（Congenital chylothorax，CCT），其形成由3个基本的病理生理学机制导致，即胸膜的滤过压力增高，淋巴引流受阻及淋巴管通透性增加。其发病率为1/15 000，男女比例约为2∶1，可发生于单侧或双侧，围生期的死亡率为2%~53%。而继发性胸腔积液大多合并先天性心脏病、染色体异常（如Down综合征、Turner综合征或Noonan综合征等）、宫内感染（如感染弓形体病毒、风疹病毒、巨细胞病毒、梅毒螺旋体、单纯疱疹病毒及微小病毒B19等）、先天性肿瘤、胎儿上腔静脉血栓及其他发育异常（如原发性肺淋巴管扩张等）。

超声是最常用的检查手段，原发性胸腔积液的经典超声影像是压缩肺周围的无回声区。如果积液量较大，还可以见到不同程度的肺不张，纵隔偏向健侧胸腔；膈肌变平或倒置，呈"反抛物线"状；心脏向健侧转位，体积小于正常孕周。根据临床病理发展过程，原发性胸腔积液可分为三种类型：消退型、稳定型及进展型；也有学者为了方便统计研究，根据超声影像，将其分为轻度（肺周积液深度<1 cm）、中度（肺周积液深度>1 cm）、重度（肺周积液深度>1 cm，并伴有肺不张、纵隔偏移、膈肌反向等）。

由于宫内分流术仅能解决积液，以及积液导致的周围脏器受压等问题，疾病的最终预后与原发病的性质及发生时间相关，因此在进行宫内分流术之前，需要对原发疾病进行充分评估。

（四）孕产期管理及风险防范

对于单侧的、轻度、无肺不张的病例，可以每1~2周行一次超声检查，期待积液自行消退；对于妊娠24周前诊断的胎儿胸腔积液，可以选择终止妊娠；而对于妊娠32周后诊断的病例，建议观察，适时终止妊娠，产后行胸腔穿刺术；对于妊娠24~32周之间诊断的病例，可以实施胎儿胸腔穿刺术、胸腔–羊膜腔分流术、胸腔–母体皮下引流术等。

四、射频消融减胎术

（一）病历汇报

患者，胡某，21岁。

主诉： 停经4月余，发现双胎之一畸形1月余。

现病史： 平素月经规律。LMP：2019年05月29日。EDC：2020年03月04日。停经36天自测尿妊娠试验阳性，停经50天于当地医院行超声检查提示宫内早孕、双胎（未见单）。孕期规范产检，于当地建立围保。1月余前于当地医院行NT超声检查提示：F1如孕12周0天，F2如孕10周6天（单绒双羊）；F2露脑畸形，颈后透明层增厚。遂就诊于我院行NT检查示：①宫内早孕，双活胎；②F1存活，胎儿结构异常，考虑羊膜带综合征并心脏外翻、露脑畸形；胎儿颈背部水囊瘤；静脉导管A波反向；脐带边缘附着；③F2 NT 1.9 mm，结构未见异常。未治疗，孕期无头痛、视物不清，无胸闷气短，无咳嗽咳痰，无腹痛腹胀，无阴道流血、流液等症状。现为进一步治疗来院，门诊以"①孕1产0，宫内孕18^{+4}周，双胎，单绒双羊；②F1发育畸形，要求减胎"为诊断收住院。自停经以来，精神可，饮食、睡眠可，大小便正常，孕期体重增加3 kg。

既往史： 孕1产0。否认高血压、心脏病、脑血管疾病史。

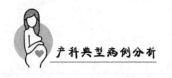

个人史、婚育史及家族史：无特殊。

入院查体：

（1）一般查体：T 36.2 ℃，P 100次/分，BP 96/74 mmHg，R 23次/分。无贫血貌，心、肺听诊未闻及异常，腹膨隆，腹软，四肢肌力、肌张力正常，神经系统检查无阳性体征，无双下肢水肿。

（2）产科查体：宫高22 cm，腹围87 cm，未扪及宫缩，胎心率155次/分、146次/分，无阴道流血、流液。

辅助检查：

（1）NT检查：2019年08月21日外院NT检查提示F1如孕12周0天，F2如孕10周6天（单绒双羊）；F2露脑畸形，颈后透明层增厚。2019年08月26日我院NT超声检查提示：①宫内早孕，双活胎；②F1存活，胎儿结构异常，考虑羊膜带综合征并心脏外翻、露脑畸形；胎儿颈背部水囊瘤；静脉导管A波反向；脐带边缘附着；③F2 NT 1.9 mm，结构未见异常。

（2）血常规：血红蛋白109 g/L，血小板278×10⁹/L。

（2）血常规：血红蛋白109 g/L，血小板278×10^9/L。

（3）凝血功能：APTT 27.50 s；FDP 5.20 μg/ mL；D-二聚体 1.32 mg/L。

（4）尿常规：未见明显异常。

（5）肝肾功能：无明显异常。

入院诊断：①孕1产0，宫内孕18⁺⁴周，双胎，单绒双羊；②F1发育畸形。

诊疗经过：入院后完善相关入院检查，排除手术禁忌证后于入院第3天局麻下行"羊水穿刺术+羊水取样术+射频消融减胎术"，手术过程顺利，术中抽取保留胎儿羊水送染色体检查。术后给予保胎、预防感染等治疗。术后复查超声提示：宫内可见两个胎儿回声，为单绒毛膜囊双绒毛膜双胎，右侧为F1，射频减胎术后；左侧为F2，存活，胎盘附着于子宫后壁。血常规、凝血功能、肝肾功能未见明显异常，术后第3天出院。羊水穿刺检查未见明显异常。

出院诊断：①孕1产0，宫内孕19⁺²周，双胎，单绒双羊；②F1发育畸形，射频减胎术后。

（二）诊治要点

1. 诊断依据

（1）停经4月余，发现双胎之一畸形1月余。

（2）超声提示：宫内孕，双活胎，单绒双羊，一胎发育畸形（见辅助检查）。

2. 诊断及减胎要点

减胎方法的选择取决于双胎绒毛膜性。绒毛膜性质决定了处理原则和具体方法，这是评估的第一要素。其次分别是胎儿异常的种类和严重程度、是否对正常胎儿造成影响、产前诊断结果如何、减胎手术或期待治疗的风险及预后。选择性减胎旨在减灭畸形胎儿，保留正常胎儿。单绒毛膜双胎由于存在双胎间胎盘血管吻合，需采用激光凝固胎盘血管术、脐带双极电凝术、射频消融术、脐带血管结扎术等特殊的血管阻断方法进行选择性减胎。

3. 鉴别诊断

（1）双胎输血综合征（TTTS）：双胎输血综合征是双胎妊娠的一种严重并发症，围产儿死亡率极高，TTTS绝大多数都发生在双羊膜囊单绒毛膜双胎（MCT）。MCT胎盘存在表层以及深层血管吻合，有4种血管连接方式：①毛细血管的表浅吻合；②大血管间的动脉吻合；③大血管间的静脉吻合；④绒毛毛细血管吻合。供血胎儿由于不断地向受血胎儿输血，处于低血容量、贫血状态，胎儿发育迟缓，少尿，羊水少。受血胎儿则高血容量，尿量增加引起羊水增多，胎儿个体较大，其心、肝、肾等脏器增大，红细胞增多，血细胞比容增高，胎儿可出现水肿。

（2）双绒双羊合并一胎畸形：主要通过孕早期（孕13周之前）超声鉴别其绒毛膜性。

（3）无心畸胎序列征：又称双胎动脉反向灌注综合征、无心畸形、

无头畸形、假心脏畸形、无头无心畸形，是单卵双胎的独特并发症。正常胎儿被称为"泵"血胎儿，为自己和无心胎儿提供血液循环；无心胎儿为受血儿，受血儿为无心畸形，或仅有心脏痕迹或无功能的心脏。单卵双胎（单绒毛膜囊双羊膜双胎或单绒毛膜囊单羊膜囊双胎），双胎中一胎形态、结构发育正常；另一胎儿出现严重畸形，以身体上部严重畸形为主，可表现为无头、无双上肢、胸腔发育极差，可有微弱胎心搏动或无胎心搏动。

3. 治疗要点

单绒毛膜双胎妊娠中，早产、流产、胎儿发育异常及围产期死亡率均较高，其中胎儿结构发育异常的发生率是双绒毛膜双胎妊娠的3倍，是单胎妊娠的5倍。因此，为了改善此类胎儿的预后，常采用血管阻断的选择性减胎术治疗。

术前采用超声定位胎盘、拟减目标胎儿及保留胎儿的位置。患者取仰卧位，2块电极板分别置于臀部或大腿外侧。必要时给予患者适量的镇静剂，穿刺部位行局部麻醉。于超声引导下，将射频消融电极经皮穿刺进入拟减胎儿腹腔内，使穿刺针针尖位置靠近拟减灭胎儿的脐带附着处，展开伞形针芯，超声再次确定穿刺针位置，以20 W的初始能量发射射频，每分钟增加5~10 W，达到设定温度（100 ℃左右），维持此温度至脐带血流消失，提示手术成功。术中实时监测保留胎儿的心搏及多普勒血流。

术后应密切监测孕妇及胎儿的生命体征；适当使用宫缩抑制剂或抗生素；注意早产、胎膜早破、胎盘早剥、羊水渗漏、宫内感染、胎死宫内等并发症；注意有无腹痛、阴道出血或异常分泌物、发热等。患者术后复查时应检查孕妇电极板附着处有无灼伤；术后24小时复查超声，确认拟减目标胎儿无血流灌注，并了解保留胎儿的宫内情况，如拟减目标胎儿复现血流灌注，可于24小时后酌情再次行其他方法进行减胎，如双极电凝法、胎儿镜下脐带结扎法等；复查凝血功能、血常规、肝肾功能及电解质，了解有无腹痛，阴道流血、流液及阴道异常分泌物；根据具体病情，每1~2周复查超声，必要时完善胎儿头部磁共振检查。

（三）经验总结与关注要点

双胎妊娠时，有一胎异常的孕妇往往需要面对艰难的选择，期待治疗、终止妊娠还是选择性减胎，多时候需要医生和患者根据实际情况做出个体化的选择。

1. 射频消融减胎术的适应证

（1）单绒毛膜多胎妊娠者（≥3胎）或绒毛膜性不确定者建议实施射频消融减胎术，减至单胎或双胎。

（2）双胎反向动脉灌注序列征（TRAP）Ⅰb~Ⅱb期，即无心胎与泵血胎腹围比值≥50%或（和）泵血儿受累症状。

（3）单绒毛膜双胎其中一胎合并致死性畸形。

（4）选择性生长受限Ⅱ型与Ⅲ型。在序贯的超声随诊过程中，当出现静脉导管搏动指数（PI）升高＞2个标准差或静脉导管血流A波反向等危及胎儿生命的多普勒信号时，需结合患者本人意愿及所处单位的医疗水平及伦理，实施减胎术或终止妊娠。

（5）双胎输血综合征（TTTS）。对于TTTS中一胎儿合并致死性畸形、两脐带插入部紧邻而无法实施胎儿镜下激光凝结术操作等情况者，可实施射频消融减胎术；而对于TTTS Ⅳ期，合并胎儿水肿或严重的心功能异常者，建议转到经验丰富的胎儿治疗中心实施胎儿镜下激光凝结术；不具备转院条件者，也可考虑射频消融减胎治疗。

2. 射频消融减胎术的禁忌证

（1）泌尿生殖系统感染。

（2）先兆流产。

（3）胎动频繁、胎儿位置、胎盘位置等因素造成穿刺困难。

（4）母体合并严重的内外科疾病、凝血功能、肝功能异常等。

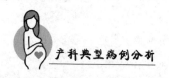
3. 减胎时机的选择

根据病情不同，建议尽早（妊娠超过14周，但不应超过26周）实施射频消融减胎术。具体手术时机的选择要根据临床情况综合决定。虽然大量研究显示减胎时间越早，对孕妇的刺激越小，操作越容易，残留的坏死组织越少，越安全，妊娠结局越优；但是过早地实施减胎术不能完全排除保留胎儿的结构及染色体异常。另外，有文献报道，对于一些特定的疾病如双胎反向动脉灌注序列征，妊娠19周以内行射频消融减胎术，会增加泵血儿胎死宫内的风险。

4. 术后常见并发症的预防与处理

（1）出血：手术操作时在超声引导下尽量避开血管及胎盘。术后近期出血可能是由于穿刺造成血管损伤，若盆腹腔出血较多，观察血红蛋白下降明显，应立即行腹腔镜甚至开腹止血。对于胎盘增厚者，需密切动态观察超声，复查血常规，如高度怀疑胎盘早剥，应及时终止妊娠。

（2）感染：感染可致胎膜早破及保留胎儿死亡。在减胎术中应注意严格无菌操作，合理应用抗生素预防感染。术后出现发热等感染症状，合理应用抗生素，有宫内感染证据及感染症状加重者，应适时终止妊娠。

（3）流产和早产：流产和早产是射频消融减胎术的常见并发症，因此术后需要对减胎患者加强管理，增加产检次数，尽量延长孕周，减少流产和早产的发生，改善新生儿预后。

（4）羊水渗漏：少数患者无胎膜早破证据，仅超声提示羊水过少，可于术后1周适当进行补液对症治疗，必要时行羊膜腔灌注，以延长孕周。

（5）凝血功能异常：极少数患者胎儿死亡后释放大量凝血活性物质，诱发母体产生DIC反应，往往起病紧急，临床表现各异，因此减胎术后需定期复查凝血功能。

（四）孕产期管理及风险防范

对于双胎妊娠的管理，妊娠早期超声检查绒毛膜性非常重要，检查的最佳时期为妊娠11~13周。双绒毛膜双羊膜囊双胎发生复杂性双胎的概率很小，单绒毛膜双羊膜囊双胎发生复杂性双胎的概率大，孕期一定要严密监测。对于单绒毛膜双羊膜囊双胎，从妊娠16周开始，每2周进行一次常规超声检查；双绒毛膜双羊膜囊双胎，可在18~24周每3~4周进行一次。超声检查目的主要是了解胎儿宫内生长发育、血流、心脏功能情况，以及有无TTTS及TRAP综合征（无心畸胎）等，一旦发生，早期治疗。母胎医学中心对于双胎妊娠诊断为TTTS、TRAP综合征（无心畸胎）及选择性胎儿生长受限的孕妇，从妊娠16周开始，每2周进行一次常规超声检查及血流监测，对于未发生并发症的孕妇，可适当延长监测时间。对于没有合并症的单绒毛膜双羊膜囊的双胎妊娠，行一个疗程的糖皮质激素促胎肺成熟后，可于36周终止妊娠，通常不超过37周；对于双绒毛膜双胎，一般建议37周后终止妊娠；对于严重的胎儿选择性生长受限及TTTS，要根据病情严重程度、所在医院医疗情况及胎儿治疗中心围产水平决定适当的分娩时机。

积极筛查、监测与治疗复杂性双胎，对于减少母儿并发症，改善围产儿预后有积极的作用。

五、胎儿镜激光血管凝结术

（一）病历汇报

患者，朱某，21岁。

主诉： 停经5月余，腹胀10余天。

现病史： 平素月经规律。LMP：2019年02月05日。EDC：2019年11月02日。停经20余天查血HCG阳性，孕早期超声检查提示单绒双羊双胎妊娠，孕4个月时自觉胎动，活跃至今。孕期定期围保，NT未见明显异常，未行无创DNA检查。10余天前无明显诱因出现腹胀，无腹痛、恶心、呕吐等不适，无阴道流血、流液等不适。遂于当地医院行超声检查提示：中孕、双

胎存活、羊水多，建议上级医院就诊。我院复查超声提示单绒毛膜双羊膜囊双胎：①宫内妊娠、中孕、双活胎；②F1羊水过少、F2羊水过多；③F1各参数小于-2SD，两胎儿体重相差31%；④F2三尖瓣反流，大脑中动脉峰值流速达1.2Mom，RI阻力降低；⑤F1膀胱未见显示。考虑TTTS Ⅲ期。门诊以"①孕1产0，宫内孕22周，单绒双羊；②TTTS Ⅲ期"为诊断收入院。自停经以来，精神可，饮食、睡眠可，大小便正常，孕期体重增加10kg。

既往史： 孕1产0。否认高血压、心脏病、脑血管疾病史。

个人史、婚育史及家族史： 均无特殊。

入院查体：

（1）一般查体：T 36.4 ℃，P 96次/分，BP 127/82 mmHg，R 24次/分。无贫血貌，心、肺听诊未闻及异常，腹膨隆，腹软，四肢肌力、肌张力正常，神经系统检查无阳性体征，无双下肢水肿。

（2）产科查体：宫底位于脐耻之间，未扪及宫缩，胎心率150、125次/分，无阴道流血、流液。

辅助检查： 2019年07月09日我院超声提示为单绒毛膜双羊膜囊双胎，胎盘附着于子宫后壁，位置不低，右上为F1，左下为F2。F1：双顶径42 mm，头围164 mm，小脑横径21 mm，腹围136 mm，股骨长34 mm，肱骨长30 mm。膀胱未见显示。心胸比（横径）14/31，心率151次/分。静脉导管A波正向，PI 0.72。三尖瓣未见明显反流。脐动脉频谱：RI 0.72，S/D 3.54。大脑中动脉：PS 27 cm/s，RI 0.87，PI 2.11。F2：双顶径51 mm，头围181 mm，腹围162 mm，股骨长39 mm，肱骨长36 mm。膀胱可显示。心胸比（横径）20/45，心率158次/分。静脉导管A波正向，PI 0.58。三尖瓣可见反流，反流面积（A）0.26 cm^2，最高流速（PK）1.31m/s，时间持续整个收缩期。脐动脉频谱：RI 0.76，S/D 4.11。大脑中动脉：PS 34 cm/s，RI 0.75，PI 1.49。羊水最大深度145 mm，内透声可。体重452 g±66 g。头颅皮下组织稍厚，约2.6 mm。提示：①宫内妊娠，中孕，双活胎；②F1羊水过少，F2羊水过多；③F1各参数小于-2SD，两胎儿体重相差31%；④F2三尖瓣反流，大脑中动脉峰值流速达1.2 Mom，RI阻力降低；⑤F1膀胱未见显示。考虑TTTS Ⅲ期。

血常规、尿常规、凝血六项、肝肾功能未见明显异常。

入院诊断：①孕1产0，宫内孕22周，单绒双羊；②TTTS Ⅲ期。

诊疗经过：入院后完善相关检查，排除手术禁忌证后于入院第2天腰麻下行"胎儿镜下胎盘血管吻合支激光凝固术+羊水穿刺术+羊水减量术"，阻断两胎儿吻合支的血流供应，术中留取羊水30 mL送染色体核型及全基因组芯片检查。手术过程顺利，术毕缓慢放出羊水约1 000 mL，超声检查羊水深度约11 cm，两胎儿心率正常，宫颈管长度36 mm。术毕安返病房，予以预防感染、保胎等对症支持治疗。术后7天复查胎儿生长发育超声提示：①TTTS激光消融术后。②宫内妊娠，中孕，双活胎；③F1羊水过少，F2羊水多；④F1各参数小于-2SD，体重小于第十百分位数，两胎儿体重相差24%；⑤F2三尖瓣反流。考虑TTTS（Ⅲ期）并sIUGR（Ⅰ型）。术后10天复查超声提示：宫内妊娠，为单绒毛膜双羊膜囊双胎，胎盘附着于子宫后壁，羊水最大深度分别64 mm、71 mm。出院。嘱患者出院后至少每周行超声评估一次。

出院诊断：①TTTS Ⅲ期，胎儿镜下胎盘血管吻合支激光凝结术后；②孕1产0，宫内孕23^{+3}周，单绒双羊。

（二）诊治要点

1. 诊断依据

（1）停经5月余，腹胀10余天。

（2）10余天前无明显诱因出现腹胀，超声提示为单绒毛膜双羊膜囊双胎。①宫内妊娠，中孕，双活胎；②F1羊水过少，F2羊水过多；③F1各参数小于-2SD，两胎儿体重相差31%；④F2三尖瓣反流，大脑中动脉峰值流速达1.2 Mom、RI阻力降低；⑤F1膀胱未见显示。考虑TTTS Ⅲ期。

（3）查体：宫底位于脐耻之间，未扪及宫缩，胎心率分别为150次/

分、125次/分，无阴道流血、流液。辅助检查：见上述超声结果。

2.诊断要点

双胎输血综合征（twin-to-twin transfusion syndrome，TTTS）是单绒毛膜双羊膜囊双胎妊娠的严重并发症。诊断标准为：单绒毛膜性双胎超声检查中，一胎儿出现羊水过多（孕20周前羊水最大深度>80 mm，孕20周后羊水最大深度>100 mm），同时另一胎儿出现羊水过少（羊水最大深度<20 mm）。具体分期如下：

Ⅰ期：受血儿羊水过多（孕20周前羊水最大深度>80 mm，孕20周后羊水最大深度>100 mm），同时供血儿羊水最大深度<20 mm。

Ⅱ期：超声检查观察60分钟，供血儿的膀胱仍不显示。

Ⅲ期：任一胎儿出现多普勒血流异常，如脐动脉舒张期血流缺失或倒置，静脉导管血流、大脑中动脉血流异常或脐静脉出现搏动。

Ⅳ期：任一胎儿出现水肿。

Ⅴ期：一胎儿或两胎儿发生宫内死亡。

3. 鉴别诊断

（1）多胎妊娠：多胎妊娠早期B超检查可以看出。另外多胎妊娠的早孕反应较重，腹部增大较快，中晚孕期在不同部位听到多个频率不同的胎心，同时计数1分钟，胎心率相差10次以上，或两胎心音之间隔有无音区。

（2）无心畸胎序列征（acardiac twins sequence）：是单卵双胎的独特并发症。正常胎儿被称为"泵"血胎儿，为自己和无心胎儿提供血液循环，无心胎儿为受血儿，受血儿为无心畸形，或仅有心脏痕迹或无功能的心脏。双胎中一胎形态、结构发育正常，另一胎儿出现严重畸形，以身体上部严重畸形为主，可表现为无头、无双上肢、胸腔发育极差，可有微弱胎心搏动或无胎心搏动。

4. 治疗要点

胎儿镜激光治疗技术是双胎输血综合征的首选治疗方式，自20世纪90年代，人们就开始对胎儿镜宫内治疗进行探索，目前胎儿镜激光凝固胎盘血管交通支治疗双胎输血综合征是胎儿镜技术中最为广泛应用的技术之一。

入院后进行了详细的胎儿状态评价，向患者及其家属进行详细的讲解，提供治疗的方案。根据双胎输血综合征的治疗共识和指南，我们推荐进行胎儿镜胎盘血管吻合支激光凝结术治疗，告知患者及其家属此治疗的优势和缺点、预期效果和并发症风险，并告知其他备选治疗方案，包括选择性减胎术、羊水减量术等。

本例患者选择"胎儿镜下胎盘血管吻合支激光凝结术"治疗，血管凝结术后行羊水减量术，恢复受血儿羊水深度至11 cm。

术后应每周复查超声了解胎儿的生长发育、羊水情况、胎儿各种血流多普勒情况、胎儿心脏功能、宫颈长度、是否存在双胎贫血-红细胞增多序列征等。定期检查凝血功能及血常规，注意腹痛、阴道流血及阴道分泌物。分娩后应检查胎盘、脐带，确认胎盘绒毛膜性质与手术效果，条件允许者可行胎盘血管灌注进一步确认手术效果。随访新生儿。

（三）经验总结与关注要点

双胎输血综合征是单绒毛膜双羊膜囊双胎妊娠的严重并发症。两个胎盘之间存在血管吻合包括动脉间吻合、静脉间吻合及动静脉吻合3种。有10%~15%的单绒毛膜多胎妊娠发生TTTS。受血胎儿表现为循环血量增加，羊水过多，心脏扩大或心衰伴有水肿；而供血胎儿表现为循环血量减少，羊水过少，生长受限。有时供血儿出现羊水严重过少，被挤压到子宫的一侧，成为"贴附儿"（stuck-twin）。如果不适时进行干预，严重TTTS的病死率高达80%~100%。

1. 胎儿镜激光手术的适应证与禁忌证

（1）适应证：①Quintero分期Ⅱ~Ⅳ期。②Quintero分期Ⅰ期，孕妇腹胀症状进行性加重以及羊水异常有加重趋势者，需要严密观察，酌情处理，可以参考胎儿心功能费城儿童医院CHOP评分等TTTS补充评估系统进行

手术指征判断；③妊娠18~26周。

（2）禁忌证：①孕妇存在各系统特别是泌尿生殖系统的急性感染。②先兆流产者应慎行胎儿镜手术；③其他手术禁忌证。

2.胎儿镜手术操作过程

（1）选择穿刺位置：①确定胎盘位置，穿刺点应在条件允许情况下远离胎盘及子宫下段。②确定胎儿脐带胎盘插入位置，穿刺位置尽量暴露两个脐带插入点及其之间区域。③确定供血胎儿位置，穿刺位置尽量暴露供血胎儿长轴。④超声实时引导，尽可能避开胎盘及孕妇腹壁血管。

（2）选择手术设备：前壁胎盘建议使用弧形胎儿镜或30°胎儿镜等。

（3）麻醉：根据情况可以选择局部麻醉或椎管内麻醉。

（4）操作方法：①麻醉完成后，在选定穿刺部位做皮肤切口。②超声引导下在皮肤切口处置入穿刺套管。③必要时羊水取样进行产前诊断。④置入胎儿镜进入受血胎儿羊膜腔。⑤胎儿镜下寻找两胎儿间的隔膜、双胎脐带胎盘插入部位、供血胎儿以及血管交通支（动脉-动脉交通支、动脉-静脉交通支、静脉-静脉交通支）。

（5）观察确定血管交通支：①尽量对所有通过两胎儿之间隔膜的血管进行全程循迹观察，尽量找到其起源的脐带插入点。②确定是否与对侧脐带插入点发出的血管存在交通。③注意是否存在胎膜部位的血管交通支。

（6）激光导丝通过胎儿镜鞘进入羊膜腔，激光输出功率为40 W。激光凝固距离目标位置为1 cm左右，凝固血管长度1~2 cm，激光照射尽量保持垂直于目标位置。

（7）寻找目标血管并进行激光凝固：下列是常见的3种激光凝固血管交通支的技术，具体优劣尚有争议，建议根据具体情况及术者掌握技术情况选择手术治疗方式。①非选择性血管交通支凝固术（NSLCPY）：技术要点为使用激光凝固通过两胎儿之间隔膜的全部血管。②选择性血管交通凝固术（SLCPV）：技术要点为对经胎儿镜确定为双胎之间血管交通支的血管，根据其类型有序、依次进行激光凝固。首先是动脉-静脉交通支（供血儿动脉至受血儿静脉），然后是静脉-动脉交通支（供血儿静脉至受血儿动脉），最后是动脉-动脉交通支和静脉-静脉交通支。③Solomon技术：在选择性血管交通支凝固术之上发展而来，在选择性血管凝固的基础上，对凝固点之间的胎盘区域进行连续线状激光凝固，并连接各个凝固点。

（8）详细记录术中所见的胎盘及其表面血管形态、交通支类型和数量、凝固次序等。

（9）测量宫颈长度，并根据孕妇具体情况，考虑是否行宫颈环扎术。

4.胎儿镜术后监测内容

（1）术后24小时复查超声确定手术治疗效果：TTTS病情是否恢复或进展、胎儿血流多普勒、胎儿是否存活、宫颈长度及形态。

（2）术后每周复查超声了解胎儿生长发育、羊水情况、胎儿各种血流多普勒情况、胎儿心脏功能、宫颈长度、是否存在双胎贫血-红细胞增多序列征（TAPS）和TTTS复发等。

（3）定期检查凝血功能及血常规，注意观察有无腹痛、阴道流血及阴道分泌物。

（4）普通专科检查。

（5）分娩后处理：检查胎盘、脐带（如果有一胎胎死宫内，需要检查死胎），确认胎盘绒毛膜性质与手术效果，条件允许者可行胎盘血管灌注进一步确认手术效果。

（6）随访新生儿。

5.胎儿镜术后常见并发症的预防与处理

（1）出血：手术操作时在超声引导下尽量避开血管。术后近期出血可能是由于穿刺造成的血管损伤，若盆腹腔出血较多，观察血红蛋白下降明显，应立即行腹腔镜甚至开腹止血。

（2）感染：手术时通过腹部进入宫腔，可能出现术后感染，感染可致胎膜早破及流产。在术中应严格注意无菌操作，合理应用抗生素预防感染。术前应充分准备及消毒，保持穿刺点及外阴、阴道清洁，特别对术前

有阴道出血者应提前应用抗生素预防感染，术后出现阴道出血者需加强管理，一旦出现发热症状，合理应用抗生素。胎膜早破是胎儿镜宫内治疗的主要并发症。

（3）流产与早产和未足月胎膜早破：随着胎儿镜治疗操作技术的成熟，以及学习曲线的原因，总的流产率趋于稳定，若出现流产、早产迹象，应卧床休息、保胎、对症治疗，提高胎儿存活率；如出现早产胎膜早破，同普通双胎妊娠处理。

（4）一胎胎死宫内后凝血功能障碍：凝血功能障碍可发生在一胎胎死宫内后，尤其是未行血管凝固的胎儿或有血管交通支残留的胎儿，死亡胎儿释放大量凝血活性物质，可发生胎儿血管栓塞综合征引起血栓形成及DIC，需定期复查凝血功能及血常规，早期发现和预防DIC。

（四）孕产期管理及风险防范

对于双胎妊娠的管理，妊娠早期超声检查绒毛膜性非常重要，检查的最佳时期为妊娠11~13周。单绒毛膜双羊膜囊双胎发生复杂性双胎的概率大，孕期一定要严密监测。母胎医学中心对于双胎妊娠诊断为TTTS、TRAP综合征（无心畸胎）及选择性胎儿生长受限的孕妇，从妊娠16周开始，每2周进行一次常规超声及血流监测检查；对于未发生并发症的孕妇，可适当延长监测间隔时间。由于妊娠18周之前羊膜和绒毛膜没有完全贴合，出现胎膜破裂和流产的风险较高，而妊娠26周之后胎儿所占羊膜囊空间较大，进行胎儿镜操作受限，并且由于孕周较大，胎盘血流改变，对胎儿有效循环影响较大，故手术时间常定于妊娠18周到妊娠26周。对于没有合并症的单绒毛膜双羊膜囊的双胎妊娠，行一个疗程的糖皮质激素促胎肺成熟后，可于36周终止妊娠，通常不超过37周；对于严重的胎儿选择性生长受限及TTTS，要根据病情严重程度、所在医院医疗水平及胎儿治疗中心围产水平决定适当的分娩时机。